고용량 비타민 C 정맥주사요법의 이론과 적용

# 비타민 C와 암

곽상준 지음

## 비타민 C와 암 | 고용량 비타민 C 정맥주사요법의 이론과 적용 |

**1판 1쇄 발생** 2025년 7월 17일
　**2쇄 발생** 2025년 9월 10일

**지 은 이** 곽상준
**펴 낸 이** 김승환
**디 자 인** 이영진, 김연정
**출판등록** 제22-2575호

**펴 낸 곳** 도서출판 엠디월드(MDworld medical book co., Ltd)
**주　　소** 서울시 동대문구 천호대로25길 45
**전　　화** 02-3291-3291
**팩　　스** 02-3291-3455
**이 메 일** gomdbook@hanmail.net
**홈페이지** www.mdworld.co.kr
**I S B N** 979-11-93663-14-1
**정　　가** 23,000원

※ 잘못된 책은 교환하여 드립니다.
※ 이 책의 일부 혹은 전부를 사전 승인없이 무단으로 복제하는 것을 금하며, 이를 위반 시 처벌을 받게 됩니다.

# VITAMIN C

고용량 비타민 C 정맥주사요법의 이론과 적용

# 비타민 C와 암

곽상준 지음

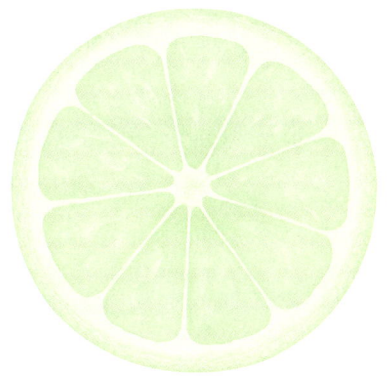

# CANCER

## 추천사

　대한민국에 비타민 C 치료가 소개된 지는 수십 년이 되었지만, 그 본질과 임상 적용은 여전히 오해와 혼란이 많습니다. 드디어 비타민 C에 대한 진중한 필체의 과학적 기본과 안전하고 효과적인 치료 지침을 존경하고 사랑하는 곽상준 원장님이 혼신의 노력과 아름다운 재능으로 정리해 주셨습니다. 부디 이 책이 여전히 미완인 비타민 C 치료를 완성하는 디딤돌과 등불이 되기를 진심으로 소망합니다.

　　　　　　　　　　　　　　　　　　**_어해용** 대한임상암대사의학회 회장

　곽상준 선생님의 깊은 연구와 임상 경험이 담긴 『비타민 C와 암』은 비타민 C를 통한 암 치료의 과학적 근거와 실제 적용법을 쉽고 명확하게 정리한 책입니다. 환자, 가족, 의료진 모두에게 신뢰할 수 있는 지침서로, 암 치료의 새로운 희망을 찾고자 하는 분들께 꼭 추천드립니다.

　　　　　　　　　　　　　　　　　　**_최세환** 대한정주의학회 회장

　암 치료 패러다임이 급변하는 오늘, 『비타민 C와 암』은 고용량 비타민 C 요법을 근거 중심으로 정리해 통합의학적 치료의 실천적 지침을 제시합니다. 저자 곽상준 원장은 풍부한 임상 경험과 최신 연구를 토대로 실제 프로토콜, 주의사항, 표준 치료와의 조화 방안을 구체적으로 풀어냈습니다. 환자의 삶의 질을 중시하는 모든 임상의에게 깊은 통찰과 실전 가이드를 제공할 이 책을 자신 있게 추천합니다.

　　　　　　　　　　　　　　　　　　**_김갑성** 대한영양제처방학회 회장

"감기엔 비타민 C 드세요"는 약국에서 제가 가장 자주 했던 멘트입니다. 하지만 이 책을 읽고 비타민C의 놀라운 효능이 그런 말로는 다 설명할 수 없다는 걸 알게 되었습니다. 193만 명이 구독하는 약사 유튜버인 저도 놀란 비타민 C의 진짜 얼굴, 꼭 읽어보시길 추천드립니다.

_**고상온**, 『약사가 들려주는 약 이야기』 운영자 (유튜브 구독자 193만 명)

곽상준 선생님이 이번에 『 비타민 C와 암 』이란 책을 출간했습니다. 그는 누구보다도 오랫동안 비타민 C 치료를 해오신 의사로서 본인의 경험을 바탕으로 방대한 자료를 잘 분석해서 일반인이나 의료진이 읽기 편하게 써주셨습니다. 많은 분들이 이 책을 통해서 큰 도움을 받으시기를 바랍니다.

_**염창환** 대한비타민연구회 회장

우리는 뭔가 궁금한 게 있으면 ChatGPT를 검색하거나 전문가에게 질문합니다. 고용량 비타민C 정맥주사요법에 대해 궁금하거나 새로운 지식을 알고 싶다면 곽상준 선생에게 질문하면 쉽게 해결됩니다. 곽상준 선생의 해박한 지식과 풍부한 임상경험이 농축된 이 책을 모든 사람에게 추천합니다.

_**김진목** 대한통합암학회 이사장

## 저자 서문

❝ 지난 15년간 고용량 비타민 C 정맥주사요법을 암 환자 진료에 적용하고, 대한임상암대사의학회 활동을 통해 여러 의사 선생님들과 함께 공부하며 경험을 나누는 과정은 끊임없는 탐구와 배움의 연속이었습니다. 돌이켜 보면 힘든 투병 과정 속에서도 희망을 잃지 않고 새로운 치료법에 기꺼이 동참해 주셨던 환자분들이야말로 저의 가장 큰 스승이셨고, 열정적으로 함께 고민하고 길을 찾아 나섰던 동료 의사 선후배님들은 살아 있는 교재였습니다.

통합 종양학이라는 넓고도 깊은 바다를 항해하는 동안 고용량 비타민 C 정맥주사요법은 때로는 길을 잃지 않도록 방향을 잡아주는 나침반이 되어 주었고, 때로는 암이라는 거대한 빙산의 숨겨진 면모를 들여다볼 수 있는 예리한 도구가 되어 주었습니다. 고용량 비타민 C 정맥주사요법을 처음 접하고 관련 논문을 탐독하며, 선구자들의 조언을 구하고, 실제 임상에서 조심스럽게 적용하며 환자분들과 희로애락을 함께했던 시간들 그리고 그 경험을 바탕으로 동료 의사들과 치열하게 토론하고 소통했던 모든 과정은 단순히 의학적 지식을 쌓는 것을 넘어 삶 자체를 풍요롭게 만드는 소중한 자양분이 되었습니다.

고용량 비타민 C 정맥주사요법은 아직 정립된 교과서가 없는 분야입니다. 지금 이 순간에도 세계 곳곳의 연구실과 병원에서는 새로운 연구 결과들이 계속 발표되고 있으며 그 기전과 효과, 안전성에 대해서는 여전히 밝혀지지 않은 부분이 많습니다. 마치 거대한 퍼즐을 하나씩 맞춰나가듯, 끊임없이 최신 지견을 추적하고 임상 경험과 접목하며 그 실체에 다가가는 도전적이면서도 매력적인 분야입니다. 우리는 조심스럽게 희망을 이야기하지만, 동시에 과학적 근거의 한계와 불확실성을 항상 염두에 두고 신중하게 나아가야 합니다.

이 책 『비타민 C와 암』은 지난 임상 경험과 학회 활동을 통해 축적된 지식과 고민을 바탕으로, 고용량 비타민 C 정맥주사요법을 안전하고 효과적으로 적용하고자 하는 모든 분들을 위한 안내서를 만들고자 하는 마음에서 시작되었습니다. 특히 통합의학적 암 치료에 관심을 가지고 고용량 비타민 C 정맥주사요법을 실제 임상에 도입하려는 의료진과 암이라는 힘든 여정 속에서 희망의 끈을 놓지 않고 새로운 가능성을 찾고자 하는 환자와 가족분들께 실질적인 도움을 드리고자 노력했습니다.

부디 이 책이 독자 여러분 각자의 필요에 맞는 길잡이가 되어 주기를 바랍니다. 일반 독자분들께는 비타민 C에 대한 올바른 이해를 돕고 암과의 싸움에서 균형 잡힌 관점을 갖는 데 보탬이 되길 바라며, 전문가분들께는 고용량 비타민 C 정맥주사요법을 근거에 기반하여 안전하고 효과적으로 활용하는 데 든든한 동반자가 되었으면 합니다.

물론 한 권의 책에 고용량 비타민 C 정맥주사요법의 모든 것을 담아낼 수는 없습니다. 연구는 계속 진행 중이고 지식은 끊임없이 업데이트될 것입니다. 초판의 부족한 점들은 향후 개정판을 통해 꾸준히 보완하고 발전시켜 나갈 것을 약속드립니다.

이 책이 나오기까지 귀한 임상 경험을 공유해주시고 조언을 아끼지 않으신 대한임상암대사의학회 어해용 회장님, 이영실 부회장님, 이재환 법제이사님 그리고 늘 배움과 영감을 주시는 환자분들과 동료 의료진분들께 깊은 감사의 마음을 전합니다. 마지막으로, 이 모든 여정을 가능하게 한 가장 든든한 지지자인 아내 연희에게, 그리고 존재만으로도 힘이 되어주는 사랑하는 딸 서하에게 이 책을 바칩니다.

저자 곽상준

## 이 책을 읽는 법

이 책 『비타민 C와 암』은 암과 싸우고 계신 환자분들, 그 곁을 든든히 지키고 있는 가족분들, 그리고 환자들을 위해 최선을 다하시는 의료 전문가 여러분 모두를 위해 썼습니다. 고용량 비타민 C정맥주사(IVC) 요법에 대한 정확한 과학적 정보와 최신 연구들을 알기 쉽게 전달해서, 여러분이 암치료라는 어려운 여정을 걷는 동안 현명한 결정을 내리는 데 조금이나마 힘이 되기를 바랍니다. 이 책은 크게 두 부분으로 나누어 독자층에 따라 쉽게 찾아 읽으실 수 있게 구성했습니다.

### I부. 일반 독자 편 - 비타민 C와 암 이해하기 (1장 ~ 5장)

이 부분은 암을 처음 접한 환자나 가족, 그리고 비타민 C에 대해 쉽고 편안하게 배우고 싶은 모든 분을 위한 챕터입니다. 비타민 C가 무엇인지, 우리 몸에서 무슨 일을 하는지 기초부터 시작해, 암이라는 질병의 핵심 개념과 비타민 C가 어떻게 암에 영향을 줄 수 있는지에 대한 다양한 가설과 흥미로운 역사 이야기들을 친절한 설명으로 들려드립니다. 또한 실제 환자분들의 진솔한 경험담(4장)과 비타민 C를 일상에서 효과적으로 활용하는 팁(5장)까지 담아, 누구나 쉽고 공감하며 읽을 수 있도록 했습니다. 어려운 의학 용어는 최대한 덜 쓰고, 비유를 곁들여 이해를 돕고자 노력했습니다.

**추천하는 읽기 방법**: 환자분과 가족분들께서는 이 책의 1부를 처음부터 차근차근 읽어가시면, 비타민C와 암에 대한 전체적인 이해를 자연스럽게 넓히실 수 있을 겁니다.

### II부. 전문가 편 - 고용량 비타민 C 정맥주사요법의 임상 응용 (6장 ~ 11장)

이 부분은 의료 현장에서 직접 환자를 돌보시는 의사, 약사, 간호사분들과 연구자 등 의료 전문가를 위해 전문적이고 깊이 있는 내용을 다뤘습니다.

고용량 비타민 C 정맥주사요법의 과학적 배경(6장), 최신 임상 연구 결과와 그 의미(7장), 실제 치료현장에서의 구체적인 조제와 투여 방법(8장), 안전하게 치료하기 위한 부작용 관리(9장), 기존 표준치료와 병행할 때의 효과적인 전략(10장)까지 폭넓게 소개합니다.

**추천하는 읽기 방법:** 의료 전문가는 필요한 정보를 찾아 해당 장만 따로 보시거나, 처음부터 차례대로 읽으면서 기초부터 최신 지식까지 흐름을 잡아가는 것도 좋습니다. 특히 1부의 내용은 환자분들과 상담할 때 큰 도움이 될 수 있습니다.

## 참고 자료를 활용하는 법

**참고문헌:** 본문에서 전문적인 내용에 인용한 자료들은 간단히 저자명과 출판 연도를 본문 중에 표기했으며, 상세한 문헌 정보는 책 끝의 참고문헌 목록에서 알파벳 순으로 쉽게 찾을 수 있습니다. 더 깊이 공부하고 싶은 분들은 참고해 주세요.

**용어 해설과 찾아보기:** 책 뒤쪽에는 본문에 등장하는 중요한 의학 용어와 약어를 쉽게 풀이한 용어 해설과, 필요한 내용을 빠르게 찾을 수 있도록 돕는 찾아보기를 마련했습니다.

이 책이 여러분 한 분 한 분의 필요에 맞는 친절한 길잡이가 되어, 비타민 C와 암 치료에 대한 올바르고 유익한 정보를 드릴 수 있기를 진심으로 바랍니다. 하지만 책의 내용은 참고 자료로서만 사용하시고, 실제 치료나 중요한 의료적 결정은 반드시 담당 의료진과 상담하여 진행하시기 바랍니다.

| 목차 |

추천사                  4
저자 서문            6
이 책을 읽는 법      8

## I부. 일반 독자 편 - 비타민 C와 암 이해하기

### 1장. 비타민 C란 무엇인가?      16
   1.1 비타민 C의 역할과 중요성      17
   1.2 체내 흡수와 대사      20
   1.3 항산화제란 무엇인가?      24
   1.4 비타민 C 결핍증과 괴혈병      28

### 2장. 비타민 C와 암: 어떻게 작용할까?      33
   2.1 암이란 무엇인가?      34
   2.2 비타민 C의 암 억제 작용 가설      39
   2.3 면역 체계와 비타민 C      45
   2.4 일상적인 복용량 vs 치료적 고용량      49

### 3장. 비타민 C 치료의 역사와 논쟁      54
   3.1 괴혈병 퇴치와 비타민 C의 발견      55
   3.2 암 치료에 비타민 C가 등장하기까지      57
   3.3 라이너스 폴링과 고용량 비타민 C 시대      60
   3.4 논쟁의 발생과 침체기      63
   3.5 현대의 재조명      66

### 4장. 암 환자와 비타민 C: 생생한 이야기     71
    4.1 암 환자의 삶의 질과 항암 효과 향상 이야기     72
    4.2 다양한 사례의 교훈     82

### 5장. 생활 속 비타민 C 활용하기     88
    5.1 식품을 통한 비타민 C 섭취     89
    5.2 비타민 C 보충제 선택과 복용     94
    5.3 암 환자가 비타민 C 요법을 고려할 때     101
    5.4 생활 습관과 함께하는 비타민 C     106

## II부. 전문가 편 - 고용량 비타민 C 정맥주사요법의 임상 응용

### 6장. 고용량 비타민 C 정맥주사요법의 과학적 기반     112
    6.1 고용량 비타민 C 정맥주사요법의 약리학     113
    6.2 암세포 살해 기전     119
    6.3 종양 미세환경과 콜라겐 영향     124
    6.4 고용량 비타민 C와 유전체/후성유전 영향     129

## 7장. 고용량 비타민 C 정맥주사요법의 임상 연구와 근거    135

    7.1 실험실 및 동물 연구 요약    136
    7.2 초기 임상연구(1970~80년대): 기대와 논쟁의 서막    140
    7.3 부활기 - 소규모 임상연구(1990~2000년대):    144
        다시 피어나는 관심    144
    7.4 최근 임상시험(2010년대 이후):
        표준 치료와의 병용 및 삶의 질 중심 연구    156
    7.5 종합적 평가와 메타 분석    170

## 8장. 고용량 비타민 C 정맥주사요법의 실제: 조제와 투여    175

    8.1 고용량 비타민 C 정맥주사요법 제제의 준비    176
    8.2 용량 결정과 희석 방법    183
    8.3 투여 경로와 의료기기    189
    8.4 주입 속도와 모니터링    193
    8.5 혈중 비타민 C 농도 측정    197
    8.6 치료 일정 및 기간    200

## 9장. 고용량 비타민 C 정맥주사요법의 안전성과 부작용 관리    206

    9.1 전반적 안전 프로파일    207
    9.2 G6PD 결핍과 용혈 반응    210
    9.3 신장 부작용 및 대책    216
    9.4 체액 과부하 및 나트륨 부하    221
    9.5 기타 부작용과 예방    225
    9.6 부작용 발생 시 대처 요령    231

## 10장. 비타민 C와 통합 암 치료    237

    10.1 경구 영양요법과의 병행    238
    10.2 기타 주사 요법과의 병행    247
    10.3 항암화학요법(항암제)과의 병행    255
    10.4 방사선 치료와의 병행    262
    10.5 환자 관리와 다학제 협력    266

## 11장. 맺음말 — 270
    11.1 통합 종양치료에서의 역할 — 270
    11.2 앞으로의 연구 과제 — 272
    11.3 독자 여러분께 드리는 글 — 274

## [부록]

용어 해설 — 276
한국형 고용량 비타민 C 정맥주사요법 프로토콜 — 282
고용량 비타민 C 정맥주사요법에 대한 설명 및 동의서 예시 — 286
고용량 비타민 C 정맥주사요법 간이 동의서 예시 — 295
고용량 비타민 C 정맥주사요법 차트 문서화 양식 예시 — 300
고용량 비타민 C 정맥주사요법에 필요한 국내 주사제 종류 — 301
부록 자료집 다운로드 받기 | 치료 사례 제공 의사 소개 — 304
참고문헌 — 305
찾아보기 (색인) — 323

## 비타민 C와 암 이해하기

- **1장** 비타민 C란 무엇인가?
- **2장** 비타민 C와 암: 어떻게 작용할까?
- **3장** 비타민 C 치료의 역사와 논쟁
- **4장** 암 환자와 비타민 C: 생생한 이야기
- **5장** 생활 속 비타민 C 활용하기

part I

# 일반 독자 편

**1장**

# 비타민 C란 무엇인가?

우리 주변에서 가장 친숙한 영양소 중 하나를 꼽으라면 단연 비타민 C일 것입니다. 감기에 걸렸을 때, 피곤할 때 혹은 피부 건강을 위해 많은 분이 비타민 C를 찾고는 합니다. 과일이나 영양제 형태로 쉽게 접할 수 있기에 더욱 그렇습니다. 하지만 우리는 비타민 C에 대해 얼마나 제대로 알고 있을까요? 이 친숙한 영양소가 우리 몸에서 어떤 놀라운 역할을 하는지, 왜 생명 유지에 필수적인지 그리고 최근 암 치료 분야에서 주목받는 이유는 무엇인지 자세히 알아볼 필요가 있습니다.

이 장에서는 비타민 C의 가장 기본적인 이야기부터 시작하려 합니다. 비타민 C가 정확히 무엇인지, 우리 몸에서 어떤 중요한 임무들을 수행하는지 살펴보고, 어떻게 흡수되고 사용되는지 그 여정을 따라가 볼 것입니다. 또한 비타민 C의 대표적인 기능인 항산화 작용이 무엇을 의미하는지 이해하기 쉽게 풀어 보고, 만약 비타민 C가 부족해지면 우리 몸에 어떤 일이 벌어지는지, 역사 속 괴혈병 이야기를 통해 생생하게 알아보겠습니다. 이 장을 통해 독자 여러분은 비타민 C라는 필수 영양소에 대한 탄탄한 기초 지식을 쌓고, 이어질 암과의 관계에 대한 이해를 넓힐 준비를 하게 될 것입니다.

## 1.1 비타민 C의 역할과 중요성

### | 비타민 C, 그 이름과 정체

우리가 흔히 비타민 C라고 부르는 이 물질의 정식 화학 명칭은 아스코르브산(Ascorbic acid)입니다. 이 명칭은 1930년대에 처음 사용된 것으로, 'a-'는 '없다'를 뜻하고, 'scorbic' 또는 'scorbutic'은 중세 라틴어 scorbuticus에서 유래된 말로 '괴혈병과 관련된'이라는 의미를 가집니다. 즉 아스코르브산은 문자 그대로 '괴혈병을 없애는 산'이라는 뜻입니다(Harper, n.d.).

비타민 C는 물에 잘 녹는 수용성 비타민 중 하나입니다. 기름에 녹는 지용성 비타민(A, D, E, K)과는 달리, 수용성이기 때문에 체내에서 필요한 만큼만 사용되고, 남은 양은 비교적 쉽게 소변으로 배출됩니다. 따라서 매일 꾸준히 섭취하는 것이 중요합니다.

### | 인간에게는 필수 영양소

놀랍게도 지구상의 많은 동물, 예를 들어 개나 고양이 같은 포유류 대부분은 자신의 몸 안에서 포도당을 원료로 하여 비타민 C를 스스로 만들어 낼 수 있습니다. 하지만 사람은 다릅니다. 인간을 포함한 영장류 일부와 기니피그, 특정 박쥐 등 몇몇 동물은 진화 과정에서 비타민 C 합성의 마지막 단계를 담당하는 효소(L-gulonolactone oxidase, GULO)를 만드는 유전자에 결함이 생겨 그 기능을 상실했습니다(Nishikimi et al., 1991). 마치 자동차 공장에서 마지막 조립 라인이 멈춰버린 것과 같습니다. 이 때문에 우리는 생존에 반드시 필요한 비타민 C를 체내에서 합성하지 못하고, 반드시 음식이나 영양 보충제 같은 외부 공급원을 통해 섭취해야만 합니다. 이런 영양소를 필수 영양소라고 부릅니다. 외부로부터 공급이 끊기면 생명 활동에 심각한 문제가 발생하기 때문입니다.

### 우리 몸의 건축가: 콜라겐 합성의 핵심 조력자

비타민 C의 가장 잘 알려진 중요한 기능 중 하나는 바로 콜라겐 합성을 돕는 역할입니다. 콜라겐은 우리 몸을 구성하는 단백질 중 가장 많은 양을 차지하며, 피부, 뼈, 연골, 인대, 혈관 벽 등 신체 대부분의 조직을 지지하고 형태를 유지하는 구조물 역할을 합니다. 마치 건물을 지을 때 철근이 콘크리트를 단단하게 잡아주듯, 콜라겐은 우리 몸의 조직들을 튼튼하게 이어주는 접착제 또는 지지대와 같습니다.

비타민 C는 콜라겐 단백질이 성숙하고 안정적인 구조를 형성하는 데 필수적인 두 가지 효소, 프롤릴 수산화효소(prolyl hydroxylase)와 라이실 수산화효소(lysyl hydroxylase)가 제 기능을 하도록 돕는 보조인자(cofactor)로 작용합니다. 즉 비타민 C가 충분해야만 콜라겐 섬유가 견고하게 만들어질 수 있습니다. 만약 비타민 C가 부족하면 콜라겐 합성에 문제가 생겨 피부 탄력이 떨어지고, 뼈가 약해지며, 혈관 벽이 쉽게 손상되어 멍이 잘 들거나 잇몸 출혈이 생기게 됩니다. 상처가 잘 아물지 않는 것도 콜라겐 생성이 원활하지 않기 때문입니다.

### 몸의 방패, 강력한 항산화제

우리 몸은 숨 쉬고, 에너지를 만들고, 외부 환경과 상호 작용하는 과정에서 끊임없이 활성산소라는 불안정한 물질을 만들어 냅니다. 활성산소는 세포를 공격하고 손상시켜 노화나 여러 질병의 원인이 될 수 있습니다. 마치 쇠붙이가 공기 중의 산소와 만나 녹스는 것처럼, 우리 몸도 활성산소에 의해 산화되어 손상될 수 있는데, 이를 산화 스트레스

(oxidative stress)라고 합니다.

비타민 C는 이러한 활성산소로부터 우리 몸을 보호하는 강력한 항산화제 역할을 합니다. 항산화제는 활성산소가 우리 몸의 세포를 공격하기 전에 자신이 먼저 활성산소와 반응하여 그 독성을 제거하거나 안정화시키는 물질입니다. 비타민 C는 전자를 쉽게 내어주는 성질이 있어서 전자를 잃고 불안정해진 활성산소에게 전자를 건네줌으로써 활성산소를 무해한 물질로 바꾸는 역할을 합니다. 마치 녹스는 것을 막기 위해 금속 표면에 칠하는 방청제처럼, 비타민 C는 우리 몸의 세포가 산화되어 손상되는 것을 막아주는 중요한 방패 역할을 하는 셈입니다.

### 면역 체계의 든든한 지원군

비타민 C는 우리 몸의 방어 시스템인 면역 체계가 제대로 작동하는 데에도 중요한 역할을 합니다. 외부에서 침입하는 세균이나 바이러스 그리고 몸 안에서 생겨나는 암세포 같은 비정상 세포를 찾아내고 제거하는 면역 세포들, 특히 림프구와 호중구, 대식세포와 같은 백혈구는 비타민 C를 많이 필요로 합니다. 비타민 C는 백혈구의 생성과 증식을 돕고, 감염 부위로 이동하는 능력을 향상시키며, 병원균을 공격하고 파괴하는 기능을 강화하는 것으로 알려져 있습니다(Carr et al., 2017). 감기에 걸렸을 때 비타민 C를 찾는 이유도 바로 이러한 면역력 증진 효과에 대한 기대 때문일 것입니다. 물론 비타민 C가 감기를 직접 치료하는 것은 아니지만, 면역 기능을 지원하여 감염에 대한 저항력을 높이는 데 도움을 줄 수 있습니다.

### 그 외의 다양한 활약

비타민 C는 이외에도 다양한 역할을 하며 우리의 건강을 지켜줍니다.

먼저 식물성 식품인 채소나 곡류에 들어있는 철분은 비헴철이라 불리는데, 이 비헴철은 체내 흡수율이 낮습니다. 비타민 C는 이러한 비헴철의 흡수를 촉진하여 빈혈을 예방하는 데 도움을 줍니다. 따라서 식사할 때 비타민 C가 풍부한 음식과 함께 철분이 들어 있는 식품을 섭취하는 것이 좋습니다.

또한 비타민 C는 신경 전달 물질의 합성 과정에도 관여합니다. 특히 노르에피네프린이라는 신경 전달 물질은 우리의 기분, 집중력, 각성 상태, 스트레스에 대한 반응을 조절하는 중요한 역할을 하는데, 이 물질이 만들어지는 과정에 비타민 C가 필수적입니다.

마지막으로 비타민 C는 지방산을 에너지로 바꾸는 데 중요한 역할을 하는 카르니틴이라는 물질의 합성 과정에도 관여합니다. 카르니틴은 지방산을 세포 내 에너지 생산 기관인 미토콘드리아로 이동시켜 에너지를 생성할 수 있도록 돕는 물질입니다. 이처럼 비타민 C는 에너지 대사에도 필수적인 역할을 수행합니다.

이처럼 비타민 C는 우리 몸의 구조를 만들고 유지하는 것부터 시작해, 외부 위협으로부터 세포를 보호하고, 면역 시스템을 지원하며, 에너지 생성과 신경 기능에 이르기까지 생명 활동의 여러 핵심적인 과정에 깊숙이 관여하는 매우 중요한 필수 영양소입니다. 우리가 건강을 유지하기 위해 비타민 C를 꾸준히 섭취해야 하는 이유가 바로 여기에 있습니다.

## 1.2 체내 흡수와 대사

우리가 비타민 C의 중요성을 알았다면, 다음으로 궁금한 것은 '어떻게 우리 몸이 비타민 C를 받아들이고 활용하는가?'일 것입니다. 입으로 섭취한 비타민 C가 어떤 과정을 거쳐 몸속 곳곳에서 필요한 역할을 수행하고, 또 어떻게 배출되는지 그 과정을 이해하는 것은 비타민 C를 효과적으로 활용하는 데 매우 중요합니다. 특히 암 치료와 관련하여 고용량 비타민 C 요법을 이해하기 위해서는 일반적인 섭취 시의 흡수 및 대사 과정을 아는 것이 기초가 됩니다.

## 어떻게 우리 몸으로 들어올까요? - 섭취 경로

비타민 C를 얻는 가장 기본적인 방법은 음식을 섭취하는 것입니다. 오렌지, 딸기, 키위, 감귤류 같은 신선한 과일과 파프리카, 브로콜리, 케일 같은 채소에는 비타민 C가 풍부하게 들어 있습니다. 균형 잡힌 식단을 통해 우리는 일상적으로 필요한 비타민 C를 얻을 수 있습니다. 하지만 현대인의 식습관이나 조리 과정에서의 손실 등으로 인해 음식만으로는 충분한 양을 섭취하기 어려울 수 있습니다. 이런 경우 많은 사람이 비타민 C 영양 보충제를 이용합니다. 알약, 캡슐, 분말, 씹어 먹는 형태 등 다양한 제형의 보충제가 시중에 나와 있어 편리하게 비타민 C를 보충할 수 있습니다. 어떤 경로로든 외부로부터 섭취하는 것이 우리 몸이 비타민 C를 얻는 유일한 방법입니다.

## 소화 기관에서의 여행과 흡수 - 특별한 통로를 찾아서

입으로 들어온 비타민 C는 위를 지나 소장에 도달합니다. 비타민 C의 주된 흡수 장소는 바로 이 소장, 특히 공장(jejunum)과 회장(ileum) 부위입니다. 비타민 C는 물에 녹는 수용성 비타민이기 때문에 세포막을 자유롭게 통과하기 어렵습니다. 대신 우리 몸은 비타민 C를 세포 안으로 효율적으로 흡수하기 위해 특별한 문지기 또는 수송 통로를 가지고 있습니다. 바로 나트륨 의존성 비타민 C 수송체(Sodium-dependent

Vitamin C Transporter)라고 불리는 단백질, 줄여서 SVCT입니다.

이 수송체에는 두 가지 종류(SVCT1과 SVCT2)가 있는데, 주로 소장 점막 세포 표면에 있는 1형 수송체(SVCT1)가 음식물 속의 아스코르브산 형태의 비타민 C를 인식하고 나트륨과 함께 세포 안으로 능동적으로 끌어들입니다(Savini et al., 2008). 마치 전용 출입 카드가 있어야만 통과할 수 있는 문과 같습니다. 이 수송체 덕분에 우리 몸은 필요한 비타민 C를 효율적으로 흡수할 수 있습니다.

### 많이 먹는다고 다 흡수될까요? - 흡수의 한계(포화 현상)

여기서 중요한 점이 있습니다. 우리 몸이 비타민 C를 흡수하는 능력에는 한계가 있다는 것입니다. 소장의 1형 수송체(SVCT1)는 숫자가 제한되어 있습니다. 비타민 C 섭취량이 적을 때는 대부분의 비타민 C가 이 수송체를 통해 잘 흡수됩니다. 하지만 한 번에 많은 양의 비타민 C를 섭취하면 어떻게 될까요? 마치 좁은 문 앞에 갑자기 많은 사람이 몰려든 것처럼 모든 비타민 C가 수송체를 통과하지 못하고 흡수되지 못한 채 지나가게 됩니다.

이는 비타민 C가 일정 농도 이상에서는 더 이상 효율적으로 흡수되지 않는 수송 포화(saturable transport) 현상 때문입니다. 연구에 따르면 건강한 성인이 한 번에 200mg 정도의 비타민 C를 섭취할 때는 흡수율이 매우 높지만, 섭취량을 1,000mg (1g) 이상으로 늘리면 흡수율은 50% 미만으로 떨어진다고 보고되었습니다(Levine et al., 1996). 즉 입으로 먹는 비타민 C는 일정량 이상 섭취해도 혈액 속 농도가 더 이상 비례하여 높아지지 않고 특정 수준(약 70~80$\mu$mol/L)에서 안정화되는 경향을 보입니다. 이는 나중에 설명할 고용량 비타민 C 정맥주사요법의 필요성을 이해하는 중요한 배경이 됩니다.

### | 온몸으로 퍼져나가고 배출되기까지 - 분포와 배설

소장에서 흡수된 비타민 C는 혈액을 타고 온몸으로 운반됩니다. 뇌, 부신, 눈, 백혈구 등 특정 조직에는 다른 조직보다 훨씬 높은 농도의 비타민 C가 존재하는데, 이는 이들 조직에서 비타민 C가 매우 중요한 역할을 하기 때문입니다. 각 조직의 세포들은 주로 2형 수송체(SVCT2)라는 또 다른 수송체를 이용해 혈액 속의 비타민 C를 세포 안으로 받아들입니다.

비타민 C는 우리 몸에서 필요한 만큼 다양한 생화학 반응에 사용된 후에 남거나 과잉 섭취된 양은 신장을 통해 소변으로 배설됩니다. 신장에는 1형 수송체를 이용하여 비타민 C를 다시 혈액으로 재흡수하는 기능이 있어서 혈중 농도가 낮을 때는 최대한 비타민 C를 아껴 쓰려고 하지만, 혈중 농도가 일정 수준 이상으로 높아지면 재흡수 능력도 포화되어 여분의 비타민 C는 빠르게 소변으로 빠져나가게 됩니다. 이것이 바로 고용량 비타민 C를 섭취했을 때 소변 색이 진해지거나 특유의 냄새가 날 수 있는 이유입니다.

### | 몸 안에 오래 머물지 않아요 - 짧은 반감기

비타민 C는 수용성이라 인체의 지방 조직에 거의 저장되지 않고, 사용 후에는 주로 소변으로 빠르게 배설됩니다. 연구에 따르면 체내에 저장된 전체 비타민 C의 소실 반감기는 약 10~20일로 추정되지만(Naidu, 2003), 혈장 농도 자체의 반감기는 훨씬 짧아 경구 또는 정맥 고용량 투여 후 30 분~2 시간 내에 절반 이하로 감소합니다(Padayatty et al., 2004). 다시 말해 몸 속에 장기간 축적되지 않으므로 결핍을 방지하려면 매일 꾸준히 비타민 C를 섭취하는 것이 필요합니다.

## | 다시 한 번, 우리는 비타민 C를 만들 수 없습니다!

지금까지 살펴본 비타민 C의 체내 여정 - 섭취, 흡수, 분포, 대사, 배설 - 전 과정에서 변하지 않는 사실은 우리 몸이 스스로 비타민 C를 만들어 내지 못한다는 점입니다. 따라서 우리의 건강과 생명 유지를 위해서는 반드시 외부로부터 꾸준히 비타민 C를 공급받아야 합니다. 이 기본적인 사실을 이해하는 것이 비타민 C의 역할을 제대로 알고, 나아가 암 치료에서의 활용 가능성을 탐구하는 첫걸음이 될 것입니다.

## 1.3 항산화제란 무엇인가?

앞서 비타민 C의 중요한 역할 중 하나로 항산화 작용을 언급했습니다. '항산화'라는 말, 건강에 관심 있는 분이라면 한 번쯤 들어보았을 텐데 정확히 어떤 의미일까요? 비타민 C가 왜 강력한 항산화제로 불리는지 그리고 항산화 작용이 우리 몸에 왜 중요한지 좀 더 자세히 알아보겠습니다. 이 개념은 앞으로 비타민 C와 암의 관계를 이해하는 데 핵심적인 열쇠가 됩니다.

## | 우리 몸의 불청객, 활성산소

먼저 산화를 일으키는 주범인 활성산소에 대해 알아야 합니다. 산소는 우리가 숨 쉬고 생명을 유지하는 데 필수적이지만, 몸 안에서 에너지를 만드는 과정 중에 일부 산소가 불안정한 상태의 분자로 변하기도 합니다. 이것이 바로 활성산소입니다. 활성산소는 전자를 하나 잃어버린 상태이기 때문에 매우 불안정하고 반응성이 커서, 주변의 다른 분자로부터 전자를 빼앗으려고 합니다. 마치 짝을 잃은 외로운 전자가 미친 듯이 다른 커플(안정된 분자)을 공격하여 깨뜨리려는 모습과 비슷합니다.

활성산소는 정상적인 대사 과정 외에도 다양한 외부 요인에 의해 생성될 수 있습니다. 미세먼지, 배기가스 같은 환경 오염 물질, 자외선 노출, 흡연, 과도한 스트레스, 가공식품 섭취, 과격한 운동 등도 우리 몸 속 활성산소 생성을 증가시키는 원인이 됩니다.

### | 활성산소가 일으키는 문제, 산화 스트레스

이렇게 생성된 활성산소가 문제인 이유는, 우리 몸의 세포를 구성하는 중요한 요소들, 예를 들어 세포막, 단백질 그리고 유전 정보를 담고 있는 데옥시리보핵산(DNA)까지 무차별적으로 공격하여 손상시키기 때문입니다. 전자를 빼앗긴 세포 구성 요소들은 제 기능을 잃거나 변형됩니다. 이러한 손상이 지속적으로 축적되면 세포 기능 저하, 노화 촉진 그리고 암을 포함한 심혈관 질환, 당뇨병, 퇴행성 신경 질환 같은 다양한 만성 질환의 발병 위험을 높일 수 있습니다.

우리 몸에는 다행히 활성산소의 공격을 막아내는 자체 방어 시스템, 즉 항산화 시스템이 존재합니다. 하지만 활성산소가 너무 많이 생성되거나, 우리 몸의 항산화 방어 능력이 약해지면 균형이 깨지게 됩니다. 이렇게 활성산소의 생성과 제거 사이의 균형이 무너져 활성산소가 우세해진 상태를 산화 스트레스라고 부릅니다. 산화 스트레스는 우리 몸이 지속적인 공격에 노출되어 손상되고 병들어 가는 상태를 의미합니다.

### | 비타민 C의 항산화 작용 원리 – 희생적인 보호자

이제 비타민 C가 어떻게 항산화제로서 활약하는지 살펴보겠습니다. 비타민 C의 항산화 원리는 매우 희생적입니다. 비타민 C는 자신이 가진 전자를 쉽게 내어주는 능력이 뛰어납니다. 그래서 활성산소가 우리 몸의 중요한 세포 구성 요소를 공격하기 전에 비타민 C가 먼저 나서서 활성산소에게 자신의 전자를 건네 줍니다. 전자를 받은 활성산소는 안정된 상태로 변하여 더 이상 파괴적인 행동을 하지 못하게 됩니다. 이 과정에서 비타민 C 자신은 전자를 잃고 산화되지만(디하이드로아스코르브산, DHA 형태로 변함), 다른 중요한 분자들이 손상되는 것을 막아낸 것입니다.

이 모습은 마치 사과를 깎아 공기 중에 두면 산화되어 갈색으로 변하는 갈변 현상을 레몬즙을 뿌려 막는 것과 비슷합니다. 레몬즙 속의 비타민 C가 사과 대신 먼저 산화되면서 사과의 갈변을 막아 주는 것입니다. 이처럼 비타민 C는 스스로를 희생하여 우리 몸의 세포를 활성산소의 공격으로부터 지켜내는 든든한 보호자 역할을 합니다.

### | 우리 몸의 항산화 드림팀 – 혼자가 아닌 네트워크

비타민 C가 강력한 항산화제인 것은 맞지만, 우리 몸의 항산화 방어는 비타민 C 혼자서만 담당하는 것이 아닙니다. 우리 몸에는 비타민 C 외에도 다양한 항산화 물질과 효소들이 존재하며, 이들은 서로 긴밀하게 협력하여 항산화 네트워크를 형성합니다.

예를 들어 지용성 비타민인 비타민 E는 세포막에서 지방의 산화를 막는 중요한 역할을 하는데, 항산화 작용을 하고 나면 비타민 E 자체도 산화되어 기능을 잃게 됩니다. 이때 비타민 C가 산화된 비타민 E에게 전자를 다시 건네주어 원래의 항산화 능력을 가진 형태로 되돌려 놓는 역할을 합니다. 즉 비타민 C는 다른 항산화제를 재활용하여 항산화 방어 시스템 전체의 효율을 높이는 데 기여합니다(Packer et al., 1979). 이 외에도 글루타치온(glutathione), 코엔자임 Q10 같은 항산화 물질과 과산화수소분해효소(catalase), 초과산화물불균등분해효소(SOD, superoxide dismutase) 같은 항산화 효소들이 각자의 자리에서 활성산소를 제거하며 비타민 C와 함께 우리 몸을 지키는 드림팀을 이루고 있습니다.

| 항산화, 중요하지만 균형이 필요합니다

지금까지 살펴본 것처럼 활성산소로 인한 산화 스트레스를 막고 세포를 보호하기 위해 항산화 작용은 우리 건강에 매우 중요합니다. 특히 노화를 늦추고 다양한 질병을 예방하는 데 핵심적인 역할을 합니다. 하지만 여기서 한 가지 짚고 넘어 갈 점이 있습니다. 무조건 항산화제 섭취를 늘리는 것만이 능사는 아니라는 것입니다. 최근 연구들에서는 특정 항산화 보충제를 과도하게 섭취하는 것이 오히려 건강에 해로울 수 있다는 가능성도 제기되고 있습니다(Bjelakovic et al., 2013). 우리 몸은 산화와 항산화 사이의 정교한 균형을 통해 건강을 유지하며, 활성산소 역시 낮은 농도에서는 세포 신호 전달 등 긍정적인 역할을 하기도 합니다. 따라서 특정 항산화 성분만 과량 섭취하기보다는, 다양한 항산화 성분이 풍부한 채소와 과일을 골고루 섭취하고 건강한 생활 습관을 통해 우리 몸 본연의 항산화 능력을 키우는 균형 잡힌 접근이 중요하다고 할 수 있겠습니다.

비타민 C의 항산화 능력은 분명 우리 건강에 필수적이며, 앞으로 다룰 암과의 관계에서도 매우 중요한 기전으로 작용합니다. 하지만 그 역할을 제대로 이해하고 활용하기 위해서는 이처럼 항산화 작용의 기본적인 원리와 중요성 그리고 균형의 필요성까지 함께 알아두는 것이 좋습니다.

## 1.4 비타민 C 결핍증과 괴혈병

오늘날 우리는 비타민 C를 너무나 쉽게 구할 수 있지만, 불과 몇 세기 전만 해도 비타민 C의 부족은 끔찍한 질병과 죽음을 불러오는 공포의 대상이었습니다. 비타민 C 결핍이 초래하는 대표적인 질병, 바로 괴혈병(Scurvy)입니다. 괴혈병의 역사를 살펴보는 것은 비타민 C의 중요성을 가장 극적으로 보여주는 동시에, 의학 발전의 흥미로운 단면을 엿볼 수 있는 기회이기도 합니다.

### | 대항해 시대의 망령, 괴혈병의 공포

15세기부터 18세기에 이르는 대항해 시대, 유럽의 탐험가들은 신대륙과 새로운 항로를 찾아 망망대해로 나섰습니다. 하지만 긴 항해 기간 동안 선원들을 괴롭히는 정체불명의 적이 있었으니, 그것이 바로 괴혈병이었습니다. 몇 달간의 항해가 이어지면 선원들은 하나둘씩 극심한 피로감에 시달리기 시작했습니다. 잇몸이 붓고 피가 나며 치아가 흔들려 빠지기도 했고, 온몸에 이유 없는 멍이 들었으며, 오래된 상처가 다시 벌어지거나 작은 상처도 잘 아물지 않았습니다. 관절 통증과 부종으로 거동이 힘들어지고, 결국에는 전신 쇠약과 심장 기능 이상으로 사망에 이르는 경우가 허다했습니다. 당시에는 그 원인을 몰랐기에 전염병처럼 번지는 이 질병에 대한 공포는 엄청났습니다. 바스코 다 가마의 인도 항해(1497~1499)에서는 선원 170명 중 116명이, 마젤란의 세계 일주(1519~1522)에서는 230명 중 208명이 목숨을 잃었으며, 이들 대부분은 괴혈병으로 사망한 것으로 기록되어 있습니다(Lamb, 2001).

### | 괴혈병의 증상, 콜라겐 부족이 원인

이제 우리는 괴혈병이라는 질병이 대부분 비타민 C 부족으로 인한 콜라겐 합성 장애 때문에 나타난다는 사실을 잘 알고 있습니다. 앞서 1.1절에서 설명했듯이, 비타민 C는 튼튼한 콜라겐을 만드는 데 필수적인 역할을 합니다. 따라서 비타민 C가 부족해지면 우리 몸은 콜라겐을 제대로 합성하지 못하게 되고, 이미 형성된 콜라겐 구조 역시 약해질 수밖에 없습니다. 그 결과 여러 가지 증상이 나타나게 됩니다.

잇몸 출혈이나 치아 손실은 콜라겐이 풍부한 잇몸 조직과 치아를 지지하는 구조가 약화되어 발생합니다. 피부 아래의 출혈, 즉 쉽게 멍이 드는 현상은 작은 모세혈관 벽에 있는 콜라겐이 손상되어 혈관이 쉽게 터지기 때문입니다. 또한 관절 주변 조직과 연골의 콜라겐이 약해지면서 염증이 생기고 관절 통증과 부종을 겪게 됩니다. 상처가 잘 아물지 않는 이유 역시 새롭게 조직을 만드는 데 필수적인 콜라겐 합성 능력이 저하되었기 때문입니다. 이 밖에도 비타민 C는 우리 몸의 에너지 생성 과정에서 중요한 역할을 하는 카르니틴 합성이나, 스트레스 반응 및 기분 조절에 필요한 신경 전달 물질 생성에도 관여하기 때문에 비타민 C가 부족할 경우 쉽게 피로를 느끼고 전신적인 쇠약 상태에 빠지게 됩니다.

과거 긴 항해 기간 동안 신선한 과일이나 채소를 섭취할 수 없었던 선원들은 필연적으로 심각한 비타민 C 결핍 상태에 놓이게 되었으며, 결국 괴혈병이라는 무서운 질병에 희생될 수밖에 없었던 것입니다.

### | 어둠 속 한 줄기 빛, 제임스 린드의 임상시험

18세기 중반까지도 수많은 선원들이 이 병으로 목숨을 잃었지만, 병의 원인과 치료법을 밝히기 위한 노력은 계속되었습니다. 그리고 마침내 결정적인 전환점을 마련한 사람이 나타났습니다. 바로 18세기 영국 해군의 군의관이었던 제임스 린드(James Lind)입니다.

1747년에 린드는 영국 해군의 솔즈베리 호에 승선했을 때 괴혈병에 걸린 선원 12명을 대상으로 중요한 실험을 했습니다. 그는 선원들을 2명씩 짝지어 총 6개 그룹으로 나누고, 모든 그룹에 기본적으로 똑같은 식사를 제공했습니다. 그런 다음 각 그룹마다 서로 다른 음식을 추가로 주었습니다.

추가로 준 음식은 다음과 같습니다.
1. 사과술(cider)을 하루 약 1L씩
2. 희석한 황산 용액(vitriolic elixir) 25방울씩 하루 3회
3. 식초 두 숟가락씩 하루 3회
4. 바닷물 하루 약 280mL씩
5. 마늘, 겨자씨, 고추냉이, 몰약, 페루발삼을 섞은 페이스트를 육두구 크기만큼 하루 3회
6. 오렌지 2개와 레몬 1개씩 매일 총 6일 동안만 제공

결과는 놀라웠습니다. 오렌지와 레몬을 받은 그룹의 선원들은 불과 6일 만에 눈에 띄게 회복되어 다른 환자들을 간호할 수 있을 정도가 되었습니다. 반면 다른 그룹에서는 별다른 차도가 없었습니다. 이 실험을 통해 린드는 과일, 특히 감귤류가 괴혈병을 치료하는 데 효과가 있다는 사실을 명확히 입증했습니다. 그의 실험은 오늘날 우리가 흔히 사용하는 대조군 임상시험(controlled clinical trial)의 최초 사례 중 하나로 인정받고 있습니다.

하지만 린드의 발견이 즉시 영국 해군 전체에 받아들여진 것은 아니었습니다. 실제로 영국 해군이 공식적으로 모든 선원들에게 매일 일정량의 레몬 주스를 제공하기 시작한 것은 거의 50년 뒤인 1795년이었습

니다. 이때 길버트 블레인(Gilbert Blane)이라는 의사의 노력 덕분에 해군 본부가 모든 선원들에게 하루 약 20mL의 레몬 주스를 공급하도록 지시하면서, 비로소 괴혈병은 급격히 줄어들기 시작했습니다. 이후 19세기 중반에는 레몬 대신 값싸고 구하기 쉬운 서인도산 라임 주스 (lime juice)를 주었는데, 이 때문에 영국 선원들은 라임이(limey)라는 별명으로도 유명해졌습니다.

| 괴혈병 인자의 정체를 밝히다, 알베르트 센트죄르지

제임스 린드가 경험적으로 괴혈병의 치료법을 발견했지만, 그 치료 효과를 내는 성분의 정체가 무엇인지는 20세기 초까지도 베일에 싸여 있었습니다. 마침내 1932년에 헝가리 출신의 생화학자 알베르트 센트죄르지(Albert Szent-Györgyi)가 이 신비한 물질의 정체를 밝혀내는 데 성공합니다.

센트죄르지는 원래 세포 호흡 과정에 관여하는 물질을 연구하던 중, 부신과 양배추 그리고 그가 좋아했던 파프리카에서 강력한 환원력을 가진 물질을 분리해냈습니다. 처음에는 이것이 당(sugar)의 일종이라고 생각하여 헥수론산(hexuronic acid)이라고 이름 붙였습니다. 이후 센트죄르지는 자신이 분리한 헥수론산이 바로 오랫동안 찾아 헤매던 항괴혈병 인자(anti-scorbutic factor)이며, 이것이 곧 비타민 C임을 증명해냈습니다. 이 위대한 발견과 더불어 세포 호흡 과정에 대한 연구 업적으로 센트죄르지는 1937년 노벨 생리의학상을 수상하는 영예를 안았습니다. 비로소 비타민 C는 신비의 물질에서 명확한 화학 구조($C_6H_8O_6$)와 이름을 가진 과학적 실체로 자리 잡게 된 것입니다.

## 현대 사회와 비타민 C 부족

오늘날 선진국에서는 과거와 같은 심각한 괴혈병 사례를 보기 어렵습니다. 그러나 그렇다고 해서 비타민 C 부족 문제가 완전히 사라진 것은 아닙니다. 여전히 세계 곳곳에는 영양 상태가 불균형한 사람들이 존재하며, 심지어 선진국 내에서도 특정 집단에서는 비타민 C 부족의 위험이 상대적으로 높게 나타나고 있습니다. 예를 들어, 과일과 채소를 거의 섭취하지 않는 식습관을 가진 사람들, 알코올 중독자, 흡연자(흡연은 체내 비타민 C 요구량을 증가시킵니다), 특정 소화기 질환이나 신장 질환을 앓고 있는 환자들 그리고 일부 노인층에서는 혈중 비타민 C 농도가 낮게 나타나는 경우가 종종 보고되고 있습니다. 이러한 경우 심각한 괴혈병으로까지 진행되지는 않더라도, 만성적인 비타민 C 부족은 피로감 증가, 면역력 저하, 상처 치유 지연 등 다양한 건강 문제를 초래할 수 있습니다. 따라서 괴혈병의 역사는 단순히 과거의 유물이 아니라, 오늘날에도 우리가 비타민 C를 비롯한 필수 영양소의 적절한 섭취에 꾸준히 신경 써야 한다는 점을 일깨워 주는 중요한 교훈이라 할 수 있습니다.

## 2장

# 비타민 C와 암: 어떻게 작용할까?

1장에서 우리는 비타민 C가 우리 몸에 없어서는 안 될 필수 영양소이며, 콜라겐 합성, 항산화 작용, 면역 지원 등 다방면에서 활약한다는 사실을 확인했습니다. 이제 이 친숙한 비타민이 현대 의학의 가장 큰 숙제 중 하나인 암과는 어떤 관련이 있는지 본격적으로 탐구해 볼 차례입니다. 비타민 C가 암 예방이나 치료에 도움이 될 수 있다는 주장은 오래전부터 있었고, 많은 논란과 연구를 거치며 오늘날 다시 주목받고 있습니다.

이 장에서는 먼저 암이란 무엇인가에 대한 기본적인 이해부터 시작하겠습니다. 암세포가 정상 세포와 어떻게 다른지, 왜 그렇게 무서운 존재가 되는지 알아야 비타민 C가 암에 미치는 영향을 제대로 이해할 수 있습니다. 그다음으로는 비타민 C가 암을 억제할 수 있다는 여러 가지 가설들을 살펴볼 것입니다. 우리가 일상적으로 섭취하는 낮은 농도의 비타민 C가 암 예방에 기여할 수 있다는 이야기부터, 정맥주사를 통해 매우 높은 농도에 도달했을 때 암세포를 직접 공격할 수 있다는 흥미로운 이론까지, 가능한 작용 원리들을 쉬운 비유와 함께 설명해 드리겠습니다. 또한 우리 몸의 방어군인 면역 체계와 비타민 C의 관계 그리고 암 치료에서 이야기되는 고용량 비타민 C가 우리가 평소 먹는 비타민

C와는 어떻게 다른지 명확히 구분해 볼 것입니다.

이 장을 통해 독자 여러분은 비타민 C와 암에 대한 과학적 논의의 기초를 다지고, 때로는 복잡하고 혼란스러울 수 있는 정보들 속에서 균형 잡힌 시각을 갖는 데 도움을 받으실 수 있을 것입니다. 다만 여기서 소개되는 내용들은 현재까지 연구된 가설들을 쉽게 설명하는 것이며, 비타민 C가 모든 암을 치료하는 만병통치약이라는 의미는 결코 아님을 미리 밝혀둡니다. 과학적인 근거와 함께 현실적인 기대를 가지고 이 흥미로운 이야기를 시작해 보겠습니다.

## 2.1 암이란 무엇인가?

비타민 C와 암의 관계를 이야기하기 전에, 먼저 암(Cancer)이 도대체 무엇인지 기본적인 개념을 짚고 넘어가는 것이 순서일 것입니다. 암이라는 단어만 들어도 두려움과 불안감을 느끼는 분들이 많을 텐데 막연한 공포보다는 암의 정체를 정확히 아는 것이 중요합니다.

### | 암, 통제를 벗어난 세포들의 반란

우리 몸은 수십 조 개에 달하는 작은 세포들로 이루어져 있습니다. 이 세포들은 각자의 역할에 맞게 성장하고, 분열하여 새로운 세포를 만들고, 늙거나 손상되면 스스로 죽어 없어지는 과정을 정교하게 반복하며 우리 몸의 건강을 유지합니다. 마치 잘 짜인 사회 시스템처럼 세포들은 서로 신호를 주고받으며 언제 분열하고 언제 멈출지, 언제 사라져야 할지를 엄격하게 조절합니다.

그런데 어떤 이유로 인해 특정 세포가 이러한 정상적인 통제 시스템에서 벗어나, 죽어야 할 때 죽지 않고 끊임없이 분열하고 증식하기 시작하는 경우가 있습니다. 이렇게 비정상적으로 자라나는 세포들의 덩어리를 종양이라고 부릅니다. 그리고 이 종양 세포들이 주변 조직으로 파고들거나(침윤, invasion), 혈관이나 림프관을 타고 몸의 다른 부위로 멀리 퍼져나가(전이, metastasis) 새로운 종양을 만드는 악성 종양을 바로 암이라고 정의합니다. 즉 암은 우리 몸의 세포가 유전자 변이 등으로 인해 통제 불능 상태에 빠져 무한히 증식하고 퍼져나가는 질병입니다.

## 무엇이 정상 세포를 암세포로 만들까요?

우리 몸을 구성하는 정상 세포들은 일정한 규칙과 질서를 따르며 살아갑니다. 하지만 어떤 계기를 통해 이 규칙이 무너지면, 정상 세포는 암세포로 변할 수 있습니다. 암세포는 정상 세포와 여러 면에서 다른 특징들을 가지고 있는데, 이 차이들을 이해하면 암이 왜 그렇게 위험한 질병인지 알 수 있습니다.

먼저 정상 세포는 외부로부터 '이제 성장을 멈춰야 해!'라는 신호를 받으면 분열을 멈추고 제자리에 머무릅니다. 하지만 암세포는 이러한 신호를 무시하고 계속해서 자라고 분열합니다. 마치 브레이크가 고장 난 자동차처럼 멈추지 않고 달리는 것입니다. 어떤 경우에는 자기 스스로 성장하라는 신호를 만들어내기도 합니다.

또한 우리 몸은 손상되었거나 불필요해진 세포를 스스로 파괴하는 '세포 자멸사'라는 시스템을 가지고 있습니다. 이것은 몸의 건강을 지키기 위한 중요한 장치입니다. 그러나 암세포는 이 자살 명령을 회피하는 능력을 갖추고 있어서, 손상된 상태에서도 살아남아 계속 문제를 일으킵니다.

정상 세포는 일정 횟수만큼만 분열하고 더 이상 증식 하지 않도록 제한
되어 있습니다. 이는 염색체 끝부분에 있는 텔로미어라는 구조가 점점
짧아지기 때문입니다. 암세포는 '텔로머라아제'라는 효소를 활성화시
켜 이 텔로미어를 계속 유지함으로써 거의 무한히 분열할 수 있는 능력
을 얻게 됩니다. 즉 세포의 불멸성을 획득하는 셈입니다.

암세포는 또 다른 특징으로 주변 조직으로 침범하는 성질이 있습니다.
원래 있던 자리에만 머무는 정상 세포와 달리, 암세포는 인접한 조직으
로 파고들어가며 자신이 자리를 잡은 곳의 구조를 무너뜨립니다. 마치
잡초가 주변 식물들의 공간을 차지하며 퍼져나가는 모습과 비슷합니다.

가장 치명적인 특징은 전이입니다. 암세포는 혈관이나 림프관을 통해
몸 전체를 돌아다닐 수 있습니다. 그렇게 해서 폐, 간, 뼈, 뇌 등 원래
암이 생긴 곳과는 전혀 다른 장기에도 새로운 암 덩어리를 만들 수 있
습니다. 이런 전이 때문에 암은 치료가 어려워지고, 생명을 위협하는
무서운 질병이 되는 것입니다.
이처럼 암세포는 성장의 통제를 잃고, 죽지 않으며, 무한히 증식하고,
주변을 침범하고, 온몸으로 퍼질 수 있는 능력을 갖춘 존재입니다. 정
상 세포와 얼마나 다른지 알게 되면, 암이 왜 그렇게 철저한 관리와 치
료가 필요한 질병인지 이해할 수 있습니다.

### | 암은 왜 생길까요?
암은 단순히 운이 나빠서 생기는 병이 아닙니다. 우리 몸을 이루는 세
포가 무법자처럼 변해 버리는 데에는 다양한 원인이 복합적으로 작용
합니다. 암이 생기는 과정은 매우 복잡하며, 보통 한 가지 요인보다는
여러 가지 요소가 함께 영향을 줍니다. 크게 나누면 유전적인 요인과

환경적인 요인으로 설명할 수 있습니다.

먼저 유전적 요인을 살펴보면, 부모로부터 물려받은 유전자 중 일부에 변이가 있을 경우, 암에 걸릴 위험이 높아질 수 있습니다. 실제로 전체 암 발생의 약 5~10% 정도는 이러한 유전적인 소인과 관련이 있다고 알려져 있습니다. 만약 가족 중에 특정 암 환자가 유난히 많다면, 이런 유전적 요인을 의심해 볼 수 있습니다.

하지만 더 큰 비중을 차지하는 것은 바로 환경적 요인입니다. 우리가 일상 속에서 접하는 수많은 요소들이 암의 위험을 높일 수 있습니다. 예를 들어 흡연은 폐암을 비롯한 다양한 암의 가장 확실하고 강력한 원인입니다. 또한 식습관도 중요합니다. 붉은 육류나 가공육을 지나치게 많이 먹거나, 너무 짜거나 탄 음식을 즐기는 식습관은 암 위험을 높일 수 있습니다. 반대로 채소와 과일을 충분히 섭취하지 않는 것도 문제가 됩니다. 감염도 원인이 될 수 있습니다. 자궁경부암을 유발하는 사람유두종 바이러스(HPV), 간암의 원인이 되는 B형이나 C형 간염 바이러스, 위암과 관련된 헬리코박터 파일로리균 등이 대표적인 예입니다. 또한 직업이나 생활 환경에서 석면, 라돈, 비소, 특정 화학물질과 같은 발암 물질에 노출되는 것도 위험 요인이 됩니다. 여기에 비만, 운동 부족, 과도한 음주 등과 같은 생활 습관, 자외선이나 방사선 같은 물리적인 요인까지 모두 암 발생에 영향을 줄 수 있습니다.

이러한 다양한 요인들이 세포 속 유전 물질인 DNA에 손상을 입히고, 그 손상이 제대로 복구되지 않거나 반복적으로 쌓이게 되면 결국 세포의 정상적인 조절 기능이 망가지고 암세포로 변하게 되는 것입니다. 즉 암은 다양한 위험 요소들이 오랜 시간에 걸쳐 축적되면서 발생하는 결과입니다. 그렇기 때문에 평소의 생활 습관과 환경이 암 예방에 있어 매우 중요한 역할을 하게 됩니다.

## 혹은 양성? 혹은 악성? 종양의 두 얼굴

우리 몸 속에서 비정상적으로 자라나는 세포 덩어리를 우리는 '종양'이라고 부릅니다. 그런데 이 종양은 모두가 같은 성질을 가진 것은 아닙니다. 종양에는 크게 두 가지 종류가 있는데, 바로 양성 종양과 악성 종양입니다. 두 종양은 자라는 방식과 우리 몸에 미치는 영향이 매우 다릅니다.

먼저 양성 종양은 비교적 천천히 자라며, 주변 조직을 침범하거나 다른 부위로 퍼지는 일이 없습니다. 예를 들어 사마귀나 지방종 같은 것들이 여기에 해당합니다. 이런 종양은 대체로 생명에 위협이 되는 경우는 드뭅니다. 하지만 크기가 너무 커져서 주변 장기를 눌러 통증이나 불편함을 유발할 경우, 수술로 제거해야 할 수도 있습니다.

반면, 악성 종양은 우리가 흔히 말하는 '암'입니다. 악성 종양은 매우 빠르게 자라며, 주변의 건강한 조직을 침범하고 파괴합니다. 게다가 혈관이나 림프관을 타고 몸의 다른 부위로 퍼질 수도 있습니다. 이것을 '전이'라고 하며, 전이된 암은 치료가 훨씬 어려워지고 생명을 위협할 수 있습니다. 따라서 종양이 발견되었을 때, 그것이 양성인지 악성인지를 정확하게 진단하는 것이 매우 중요합니다. 이 판단에 따라 치료 방법과 긴급성, 예후 등이 달라지기 때문입니다.

지금까지 우리는 암이 무엇인지, 암세포의 특징은 무엇인지 그리고 암이 왜 생기는지를 알아보았습니다. 그리고 종양에도 양성과 악성이 있다는 점을 통해 암의 본질을 더 잘 이해할 수 있었습니다. 이제 다음 단계에서는 비타민 C가 이러한 암세포의 발생이나 성장에 어떤 영향을 미치는지에 대한 다양한 과학적 가설들을 함께 살펴보도록 하겠습니다.

## 2.2 비타민 C의 암 억제 작용 가설

암이라는 복잡한 질병에 대해 기본적인 내용을 살펴보았으니, 이제 이 책의 핵심 주제로 들어갈 차례입니다. 바로 "비타민 C가 암에 어떤 영향을 줄 수 있을까?"라는 질문에 대한 이야기입니다. 사실 비타민 C가 암 예방이나 치료에 도움이 될 수 있다는 생각은 꽤 오래전부터 제기되어 왔습니다. 특히 1970년대에는 노벨상을 두 차례나 수상한 세계적인 과학자 라이너스 폴링 박사가 고용량 비타민 C 요법을 강하게 주장하면서 큰 화제를 모았습니다(Cameron & Pauling, 1976). 그때부터 비타민 C와 암의 관계에 대한 관심은 꾸준히 이어져 왔고, 수많은 연구와 논쟁이 오갔습니다. 그리고 최근에는 새로운 연구 결과들이 속속 발표되면서, 비타민 C의 항암 효과 가능성에 대한 논의가 다시 활발해지고 있습니다.

이제부터는 현재까지 밝혀진 비타민 C의 주요 항암 작용 가설들을 살펴보겠습니다. 이 부분은 다소 과학적인 내용이지만, 일반 독자분들도 이해할 수 있도록 쉽게 설명드리겠습니다. 다만 중요한 점은, 여기서 소개할 내용들이 아직 가설이라는 사실입니다. 즉 과학적으로 완전히 증명된 사실이라기보다는, 여러 연구를 통해 가능성이 제시되고 계속해서 실험과 검증이 이루어지고 있는 이론이라는 점을 꼭 기억했으면 합니다.

### 가설 1  일상 속 항산화 방패 - 암 예방 효과

1장에서 우리는 비타민 C가 활성산소로부터 우리 몸의 세포를 보호하는 강력한 항산화제 역할을 한다는 사실을 배웠습니다. 활성산소는 세포 내 DNA에 손상을 입힐 수 있으며, 이 손상이 제대로 복구되지 않고 누적될 경우 암 발생의 시작점이 될 수 있습니다.

이와 관련된 첫 번째 가설은, 우리가 일상적으로 음식이나 영양제를 통해 섭취하는 비교적 낮은 농도의 비타민 C가 꾸준한 항산화 작용을 통해 활성산소로 인한 DNA 손상을 줄이고, 결과적으로 암 발생 위험을 낮추는 데 기여할 수 있다는 것입니다. 즉 비타민 C가 우리 몸의 세포를 지키는 방패처럼 작용하여 암의 씨앗이 자라나는 것을 막아준다는 개념입니다. 실제로 여러 역학 연구에서는 비타민 C가 풍부한 과일과 채소를 많이 섭취하는 사람들에게서 특정 암의 발생 위험이 더 낮다는 결과가 보고된 바 있습니다(Block et al., 1992). 그러나 이러한 효과가 순전히 비타민 C 때문인지는 명확하지 않습니다. 과일과 채소에는 섬유질, 다른 항산화 물질 등 다양한 유익한 성분이 함께 들어 있기 때문에, 이들 성분의 복합적인 작용일 가능성도 배제할 수 없습니다. 그럼에도 불구하고 비타민 C를 충분히 섭취할 수 있는 건강한 식단은 암 예방을 포함한 전반적인 건강 유지에 중요한 역할을 한다는 점은 분명합니다.

### 가설 2  두 얼굴의 비타민 C - 고농도에서는 암세포 공격수?

비타민 C의 항암 작용과 관련해 가장 흥미롭고 주목할 만한 부분은 바로 이 두 번째 가설입니다. 놀랍게도 비타민 C는 특정 조건에서 완전히 다른 모습을 보일 수 있다는 주장이 제기되었습니다. 평소에는 세포를 보호하는 항산화제 역할을 하지만, 혈액 속 농도가 아주 높아지면 오히려 암세포를 공격하는 산화 촉진제(프로옥시던트, Pro-oxidant)처럼 작용할 수 있다는 것입니다.

이러한 고농도 상태는 일반적인 음식이나 영양제를 먹어서 얻는 수준으로는 도달할 수 없습니다. 하지만 정맥 주사를 통해 혈중 농도를 수십 배에서 수백 배 이상(밀리몰, mM 단위)으로 높이면 비타민 C는 거꾸로 활성산소를 생성하게 됩니다. 특히 과산화수소($H_2O_2$)라는 물질을 많이 만들어 내는데, 이는 암세포에 강한 스트레스를 주고 손상을 입혀 결국 죽음에 이르게 할 수 있습니다(Chen et al., 2005).

과산화수소는 우리가 흔히 상처를 소독할 때 사용하는 약의 주성분이기도 합니다. 높은 농도에서는 세포에 치명적인 산화 작용을 일으켜 정상 세포와는 달리 방어 능력이 떨어지는 암세포를 선별적으로 공격할 수 있을 가능성이 있습니다. 즉 이 가설은 고농도의 비타민 C가 오히려 암세포에게는 독(毒)으로 작용할 수 있다는 새로운 관점을 제시하고 있습니다.

## 왜 암세포만 골라서 공격할까요? - 선택적 독성의 비밀

앞서 살펴본 고농도 비타민 C의 작용에 대해 한 가지 중요한 의문이 생길 수 있습니다. 만약 비타민 C가 혈액 속에서 과산화수소를 생성해 세포를 공격한다면 우리 몸의 정상 세포들도 함께 손상되지 않을까요? 다행히도 여러 연구 결과들은 고농도 비타민 C가 정상 세포에는 비교적 해를 끼치지 않으면서 암세포에 선택적으로 독성을 나타낼 수 있음을 보여주고 있습니다. 이를 '선택적 독성(selective toxicity)'이라고 하며, 마치 똑똑한 미사일이 적군만 골라서 공격하듯, 비타민 C가 암세포만을 집중적으로 공격할 수 있다는 개념입니다. 그렇다면 왜 이런 선택적 독성이 가능할까요? 과학자들은 몇 가지 이유를 제시하고 있습니다.

첫째, 암세포는 항산화 방어 능력이 떨어지기 때문입니다. 정상 세포는 과산화수소가 생기더라도 이를 분해해 제거하는 효소, 예를 들어 과산화수소분해효소(Catalase)를 충분히 가지고 있어 피해를 막을 수 있습니다. 하지만 많은 암세포는 이 효소의 양이나 활성이 정상 세포보다 훨씬 낮습니다(Doskey et al., 2016). 그 결과 암세포는 과산화수소로부터 자신을 방어하지 못하고 큰 손상을 입게 됩니다. 마치 소방 장비가 부족한 건물이 불이 났을 때 더 큰 피해를 입는 것과 비슷한 원리입니다.

둘째, 암세포만의 독특한 에너지 대사 방식도 한몫합니다. 암세포는 빠르게 성장하고 분열하기 위해 많은 에너지를 필요로 하며, 특히 포도당을 이용한 해당작용에 크게 의존합니다. 그런데 산화된 형태의 비타민 C(DHA)는 구조적으로 포도당과 비슷하여, 암세포에 풍부한 포도당 수송체(GLUT)를 통해 더 쉽게 세포 안으로 들어갈 수 있습니다. 이렇게 세포 안에 들어간 DHA는 암세포의 대사 활동을 교란시키고 에너지 생산을 방해하여, 결국 암세포를 굶주리게 만들 수 있다는 연구 결과도 있습니다(Yun et al., 2015).

이처럼 비타민 C는 암세포의 약점을 이용해 선택적으로 공격할 수 있는 가능성을 보여주고 있으며, 이러한 작용은 정상 세포에는 큰 영향을 미치지 않는다는 점에서 암 치료 전략으로서의 매력을 가지고 있습니다.

| 과산화수소는 어떻게 만들어질까요?

고농도 비타민 C가 암세포를 공격하는 기전의 핵심은 바로 과산화수

소($H_2O_2$)의 생성입니다. 그렇다면 과산화수소는 우리 몸속에서 어떻게 만들어질까요? 이 과정을 조금 더 쉽게 이해할 수 있도록 비유를 들어 설명해 보겠습니다.

비타민 C는 전자를 다른 물질에 넘겨주는 성질, 즉 환원력을 가지고 있습니다. 암세포가 있는 조직의 미세 환경에는 정상 조직보다 철($Fe^{2+}$)이나 구리($Cu^+$) 같은 불안정한 금속 이온이 더 많이 존재하는 경향이 있습니다. 비타민 C는 이러한 금속 이온과 만나 전자를 건네주고, 이 과정에서 산소 분자($O_2$)가 반응하여 과산화수소($H_2O_2$)가 만들어집니다 (Chen et al., 2005).

이 과정을 비유하자면 비타민 C는 불쏘시개처럼 작용하고, 금속 이온은 점화 장치와 같습니다. 산소는 이 조합에 의해 점화되는 연료 역할을 하며, 그 결과로 유독한 연기인 과산화수소가 발생하는 것입니다. 그리고 이 과산화수소가 바로 암세포에게 치명적인 공격 무기가 되는 셈입니다.

중요한 점은 이렇게 생성된 과산화수소는 주로 혈액이나 세포 외부에서 일어난다는 것입니다. 우리 혈액에는 과산화수소를 빠르게 제거하는 효소 시스템이 잘 갖춰져 있기 때문에 전신적인 부작용은 크지 않습니다. 그러나 암세포 주변에서는 이런 방어 시스템이 충분하지 않기 때문에 국소적으로 과산화수소 농도가 높아지고, 그로 인해 암세포가 큰 타격을 받게 되는 것입니다. 즉 고농도 비타민 C는 암세포 주변 환경을 이용해서 그 안에서만 작동하는 정밀한 무기를 만들어내는 셈이라고 할 수 있습니다.

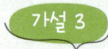 **암세포의 방어벽을 튼튼하게? - 콜라겐 합성 강화**

비타민 C의 항암 작용에 대한 초기 가설 중 하나는 우리 몸의 결합 조직, 특히 콜라겐을 강화하는 역할과 관련이 있습니다. 캐나다의 의사 윌리엄 맥코믹(William J. McCormick) 박사는 1950년대에 이미 암 환자들의 결합 조직이 약해져 있다는 점에 주목했습니다. 그는 암 환자들이 비타민 C가 부족한 사람들과 유사한 상태를 보이며, 이로 인해 결합 조직이 약해졌다고 보고, 비타민 C가 암의 예방과 치료에 중요할 수 있다는 선구적인 주장을 펼쳤습니다.

이후 스코틀랜드의 외과의사 이완 카메론(Ewan Cameron) 박사도 이 아이디어를 이어받아 발전시켰습니다. 그는 비타민 C가 콜라겐 합성을 촉진한다는 점에 주목했습니다(Cameron & Pauling, 1973). 암세포가 몸 안에서 퍼지려면 주변 조직을 분해하고 침투해야 합니다. 이를 위해 암세포는 세포들 사이를 채우고 있는 구조물인 세포외기질(ECM)을 분해하는 효소(예: 히알루로니다제)를 분비합니다. 카메론 박사는 비타민 C가 콜라겐 생성을 강화하면, 이 세포외기질이 마치 튼튼한 성벽처럼 작용해 암세포의 침투와 확산을 어렵게 만들 수 있다고 생각했습니다. 또한 비타민 C가 암세포가 분비하는 조직 분해 효소의 활동을 억제할 수 있다는 가능성도 제시했습니다.

이 가설은 비타민 C의 생리학적 기능을 바탕으로 한 매우 매력적인 이론이었지만, 이후에는 고농도 비타민 C가 과산화수소를 생성해 암세포를 직접 공격하는 산화 촉진 작용에 대한 연구가 주목받으면서 상대적으로 관심이 줄어들었습니다. 그러나 최근에는 종양 주변 환경, 즉 종양 미세환경(Tumor Microenvironment)의 중요성이 다시 부각되면서, 비타민 C가 세포외기질의 구조와 기능에 영향을 주어 암의 진행을 억제할 수 있다는 이 가설도 다시 조명받고 있습니다.

지금까지 비타민 C가 암에 작용할 수 있다는 세 가지 주요 가설을 살펴보았습니다. 첫째는 항산화 작용을 통해 암을 예방할 수 있다는 이론, 둘째는 고농도에서 산화 촉진 작용으로 암세포를 직접 죽일 수 있다는 가설, 셋째는 콜라겐 생성을 도와 암세포의 확산을 막을 수 있다는 관점입니다. 이 중 현재 가장 활발히 연구되고 있으며, 고용량 비타민 C 정맥주사요법의 이론적 근거가 되는 것은 두 번째 가설입니다.

다음 절에서는 비타민 C가 우리 몸의 면역 체계와 어떤 관계를 맺고 있으며, 이것이 암과 어떤 연관을 가질 수 있는지에 대해 살펴보겠습니다.

## 2.3 면역 체계와 비타민 C

우리 몸은 외부로부터 침입하는 세균, 바이러스, 곰팡이 같은 병원체뿐만 아니라, 몸 안에서 비정상적으로 변형된 세포, 즉 암세포와도 끊임없이 싸우고 있습니다. 이러한 방어 활동을 담당하는 시스템이 바로 면역 체계입니다. 마치 국가를 지키는 군대처럼, 면역 체계는 우리 몸의 건강을 위협하는 내외부의 적들을 식별하고 제거하는 중요한 역할을 합니다. 그렇다면 비타민 C는 우리 몸의 이 든든한 방어군인 면역 체계와 어떤 관계가 있을까요? 그리고 이 관계는 암과의 싸움에서 어떤 의미를 가질 수 있을까요?

### | 우리 몸의 수호자, 면역 체계 이야기

면역 체계는 매우 복잡하지만 크게 두 가지 방어선으로 나눌 수 있습니다. 첫 번째는 선천 면역으로, 태어날 때부터 가지고 있는 비특이적인 방어 시스템입니다. 피부나 점막 같은 물리적 장벽 그리고 침입자를 닥치는 대로 공격하는 대식세포나 자연살해세포 등이 여기에 속합니다. 두 번째는 적응 면역 또는 후천 면역으로, 특정 침입자를 기억했다가 다음에 다시 침입했을 때 더욱 빠르고 강력하게 대처하는 맞춤형 방어 시스템입니다. 항체를 만드는 B세포와 감염된 세포나 암세포를 직접 공격하는 T세포가 대표적인 후천 면역 세포입니다.

이 면역 세포들은 혈액과 림프액을 타고 온몸을 순찰하며, 끊임없이 나(self)와 내가 아닌 것(non-self) 또는 비정상적인 나(altered self)를 구분하여 위험 요소를 제거합니다. 특히 암세포는 정상 세포에서 변형된 것이지만, 면역 체계는 종종 암세포 표면의 비정상적인 단백인 종양 항원을 인식하여 공격 대상으로 삼을 수 있습니다. 건강한 사람의 몸에서도 매일 수많은 암세포가 생겨나지만, 강력한 면역 체계 덕분에 대부분 초기에 제거되어 암으로 발전하지 않는 것으로 알려져 있습니다.

## 면역 세포의 활력소, 비타민 C

흥미롭게도 우리 몸의 면역 세포들, 특히 대식세포, 호중구, 림프구 등을 포함하는 백혈구는 다른 세포들보다 훨씬 높은 농도의 비타민 C를 함유하고 축적하는 경향이 있습니다(Strohle et al., 2011). 이는 비타민 C가 면역 세포들이 제 기능을 수행하는 데 매우 중요한 역할을 한다는 것을 시사합니다. 실제로 여러 연구에서는 비타민 C가 면역 체계의 다양한 측면을 지원한다는 증거들이 제시되고 있습니다.

첫째, 비타민 C는 B세포와 T세포 같은 림프구의 분화와 증식을 돕는 역할을 합니다. 이는 면역 체계가 침입자에 대응하기 위해 필요한 병력을 늘리는 데 중요한 기여를 한다는 뜻입니다.

둘째, 비타민 C는 면역 세포들의 기능을 강화하는 데도 큰 도움을 줍니다. 예를 들어 호중구가 감염 부위로 빠르게 이동하고 병원균을 포획해 제거하는 능력을 향상시키며, 암세포나 바이러스에 감염된 세포를 공격하는 자연살해세포(NK세포)와 세포독성 T세포의 활성을 증진시킨다고 알려져 있습니다(Carr & Maggini, 2017). 이는 마치 면역 세포들에게 강력한 에너지 드링크를 제공해 전투력을 높여 주는 것과도 같습니다.

마지막으로, 비타민 C는 항체 생성을 촉진함으로써 적응 면역 반응을 강화하는 데도 중요한 역할을 합니다. 이런 다양한 작용을 통해 비타민 C는 우리 몸의 면역 체계가 건강을 지키는 데 있어 핵심적인 조력자로 작용할 수 있습니다.

## 감염 예방 효과와 암 환자

우리가 감기에 걸렸을 때 비타민 C를 찾는 이유는 바로 이 비타민이 면역력을 높여줄 것이라는 기대 때문입니다. 비타민 C가 감기 바이러스를 직접 죽이는 것은 아니지만, 면역 세포의 활동을 도와 감염에 대한 저항력을 높이고 증상의 지속 기간을 줄이는 데 어느 정도 도움이 될 수 있다는 연구 결과들이 있습니다(Hemilä & Chalker, 2013).

이러한 감염 예방 효과는 특히 암 환자에게 중요한 의미를 가질 수 있습니다. 암 자체나 항암 치료(예: 화학요법, 방사선 치료)는 면역 체계를 약화시켜 환자를 감염에 매우 취약하게 만듭니다. 암 환자에게 폐렴이나 패혈증 같은 심각한 감염은 생명을 위협하는 치명적인 합병증이 될 수 있습니다. 따라서 비타민 C 보충이 약해진 면역 기능을 지원하고 감염 위험을 줄이는 데 도움을 줄 수 있다면, 이는 암 환자의 전반적인 건강 상태를 유지하고 치료 과정을 완주하는 데 긍정적인 영향을 미칠 수 있습니다.

## | 암 환자의 면역력 저하와 비타민 C 보충

암 환자들은 여러 가지 이유로 면역력이 저하되기 쉽습니다. 암세포 자체가 면역 체계를 회피하거나 억제하는 물질을 분비하기도 하고, 항암 화학요법이나 방사선 치료는 빠르게 분열하는 세포를 공격하는 과정에서 면역 세포들까지 함께 손상시킬 수 있습니다. 또한 암으로 인한 영양 불량, 스트레스, 수술 등도 면역력 저하의 원인이 될 수 있습니다.

이처럼 면역력이 약해진 상태에서는, 비타민 C를 포함한 적절한 영양 공급과 면역 기능 지원이 환자의 회복과 치료 효과에 중요한 요소가 될 수 있습니다. 일부 연구에서는 암 환자에게 고용량 비타민 C를 투여했을 때 림프구 수가 증가하거나 기능이 향상되는 등 긍정적인 면역학적 변화가 관찰되기도 했습니다(Mikirova et al., 2012). 이러한 결과는 비타민 C가 암 환자의 저하된 면역력을 회복시키는 데 보조적인 역할을 할 수 있다는 가능성을 보여 줍니다.

## | 주의! 면역력 강화가 곧 암 치료는 아닙니다

여기서 반드시 명심해야 할 점이 있습니다. 비타민 C가 면역 기능을 지원하는 효과가 있다고 해서 그것만으로 암을 치료할 수 있다는 뜻은 결코 아닙니다. 면역 체계는 매우 복잡하며, 암세포는 면역의 공격을 회피하기 위해 다양한 전략을 사용합니다. 단순히 면역 세포의 수나 활성을 일부 높이는 것만으로 암을 완전히 정복하기는 어렵습니다.

최근 각광받는 면역항암제는 면역 체계가 암세포를 더 효과적으로 인식하고 공격하도록 돕는 약물이지만, 이 역시 모든 환자에게 효과적인 것은 아니며, 비타민 C와는 전혀 다른 작용 기전을 갖고 있습니다. 비타민 C가 면역력에 미치는 영향과 이것이 암 치료 결과에 어떤 실질적인 영향을 주는지에 대해서는 아직 더 많은 과학적 연구와 검증이 필요합니다. 따라서 '비타민 C가 면역력을 높여 암을 치료한다'는 식의 과장된 주장은 경계해야 하며, 비타민 C는 어디까지나 암 치료의 보조적인 수단으로 고려되어야 합니다.

결론적으로 비타민 C는 우리 몸의 면역 체계가 제대로 기능하는 데 중요한 역할을 하며, 이는 감염 예방뿐 아니라 암과의 싸움에서도 잠재적으로 긍정적인 영향을 미칠 수 있습니다. 하지만 면역력 강화 효과가 곧 직접적인 암 치료 효과로 이어지는지에 대해서는 신중한 해석이 필요합니다. 앞으로 더 많은 연구를 통해 그 역할과 한계가 명확히 밝혀져야 할 것입니다.
다음 절에서는 암 치료와 관련해 자주 이야기되는 비타민 C의 용량 문제에 대해 자세히 알아보겠습니다.

## 2.4 일상적인 복용량 vs 치료적 고용량

지금까지 비타민 C가 암에 대해 작용할 수 있는 여러 가지 흥미로운 가설들을 살펴보았습니다. 항산화 작용을 통한 암 예방 가능성, 고농도에서의 산화 촉진 작용을 통한 암세포 공격 가능성 그리고 면역 체계 지원 효과까지. 그런데 여기서 한 가지 매우 중요한 개념을 명확히 짚고 넘어가야 합니다. 바로 용량(dose)의 문제입니다. 우리가 평소 건강을 위해 음식이나 영양제로 섭취하는 비타민 C의 양과, 암 치료 연구나 실제 임상에서 사용되는 비타민 C의 양 사이에는 엄청난 차이가 있습니다. 이 차이를 이해하는 것은 비타민 C와 암에 대한 논의에서 혼란을 피하고 올바른 정보를 얻는 데 필수적입니다.

### 입으로 먹는 비타민 C, 흡수에는 한계가 있다

1장 2절에서 살펴본 것처럼, 입으로 섭취하는 비타민 C의 흡수에는 한계가 있습니다. 핵심은 바로 '수송 포화 현상'입니다. 소장에 있는 비타민 C 수송체(SVCT1)의 수가 제한적이므로 아무리 많은 양의 비타민 C를 먹더라도 혈액 속으로 흡수되는 양은 일정 수준 이상으로 잘 올라가지 않습니다. 연구에 따르면 건강한 성인이 경구로 비타민 C를 섭취했을 때, 혈액 내 농도는 보통 최대 약 200 마이크로몰(µmol/L 또는 µM) 미만에서 안정화되는 경향이 있습니다(Padayatty et al., 2004). 참고로 1밀리몰(mM)은 1,000마이크로몰(µM)이므로, 이는 0.2mM 미만에 해당합니다. 즉 아무리 수천 mg의 비타민 C를 입으로 복용해도, 혈액 속 비타민 C 농도를 이 수준 이상으로 크게 올리기는 매우 어렵다는 의미입니다.

### 암세포 공격을 위한 목표 농도, 정맥주사가 필요한 이유

앞서 2장 2절에서 살펴본 바와 같이, 비타민 C가 과산화수소를 생성해 암세포를 선택적으로 공격한다는 "산화 촉진 작용" 가설이 성립하려면, 혈액 내 비타민 C 농도가 훨씬 더 높아야 한다는 연구 결과들이 있습니다. 실험실 및 동물 연구에 따르면 암세포 사멸 효과가 나타나기 시작하는 비타민 C 농도는 대략 1mM에서 수십 mM에 이르는 것으로 보고되고 있습니다(Chen et al., 2005; Ma et al., 2014). 이는 경구 섭취로 도달 가능한 최대 농도(0.2mM 미만)보다 최소 5배에서 많게는 100배 이상 높은 수치입니다.

그렇다면 이렇게 높은 혈중 농도는 어떻게 달성할 수 있을까요? 해답은 바로 정맥주사에 있습니다. 비타민 C를 정맥으로 직접 투여하면 소장의 흡수 과정을 거치지 않기 때문에, 수송 포화의 한계 없이 투여량에 비례하여 혈중 농도를 효과적으로 끌어올릴 수 있습니다. 실제로 연구에 따르면 수십 그램의 비타민 C를 정맥으로 주사했을 때, 혈중 농도가 수 mM에서 최대 20~30mM 이상까지도 일시적으로 상승할 수 있다고 보고되고 있습니다(Padayatty et al., 2004; Hoffer et al., 2008).

따라서 암세포에 대한 직접적인 살상 효과를 기대하는 산화 촉진 작용은 이론적으로 오직 고용량 비타민 C 정맥주사(IVC, Intravenous Vitamin C)를 통해서만 가능한 농도에서 이루어질 수 있습니다. 이것이 암 치료 연구나 임상 현장에서 비타민 C를 경구 복용이 아닌 정맥주사 형태로 사용하는 이유입니다.

## 고용량은 얼마나 많은 양일까요? 차원이 다른 스케일

암 치료와 관련하여 '고용량 비타민 C'라는 표현을 자주 듣게 됩니다. 그렇다면 여기서 말하는 '고용량'은 구체적으로 어느 정도의 양을 의미하는 것일까요?

우리가 흔히 건강기능식품으로 접하는 비타민 C 영양제는 보통 한 알에 500mg 또는 1,000mg (1g) 정도입니다. 이는 한국 성인의 하루 권장 섭취량(100mg)보다는 훨씬 많은 양이지만, 암 치료 연구에서 사용되는 고용량과는 비교할 수 없는 수준입니다.

암 치료 연구나 임상에서 정맥주사로 사용되는 비타민 C의 용량은 보통 1회에 수십 그램(g) 단위입니다. 예를 들어 25g, 50g, 75g, 심지어

100g 이상에 이르는 경우도 있습니다. 참고로 1g은 1,000mg이므로, 50g은 무려 50,000mg에 해당합니다. 이는 우리가 일반적으로 복용하는 비타민 C 영양제 수십 알에서 많게는 백 알에 해당하는 엄청난 양입니다.

이처럼 암 치료에 사용되는 고용량 비타민 C 정맥주사요법에서 말하는 '고용량'은 일상적인 비타민 C 섭취량과는 전혀 다른 차원의 개념이라는 점을 명확히 인식할 필요가 있습니다.

## 농도에 따라 달라지는 비타민 C의 역할: 영양소 vs. 약물

결국 비타민 C는 체내 농도에 따라 전혀 다른 방식으로 작용할 수 있다는 점에서 하나의 물질이 두 가지 얼굴을 가진다는 독특한 특성을 지닌다고 볼 수 있습니다.

우선 낮은 농도, 즉 마이크로몰($\mu M$) 범위에서는 우리가 일상적으로 음식이나 영양제를 통해 섭취하는 비타민 C가 도달하는 수준입니다. 이 농도에서는 비타민 C가 항산화제로서 활성산소로부터 세포를 보호하고, 콜라겐 합성이나 면역 기능을 지원하는 등 필수 영양소로서의 역할을 수행합니다.

반면 매우 높은 농도, 즉 밀리몰(mM) 범위에서는 상황이 완전히 달라집니다. 이 정도의 농도는 오직 정맥주사(IVC)를 통해서만 도달할 수 있으며, 이 수준에서는 비타민 C가 항산화제가 아닌 산화 촉진제로 작용할 수 있습니다. 특히 이 농도에서 비타민 C는 과산화수소를 생성하여 암세포에 선택적으로 독성을 나타내며, 약물과 유사한 방식으로 작용할 수 있다는 연구 결과들이 발표되고 있습니다.

이처럼 비타민 C는 농도에 따라 전혀 다른 생리적 효과를 나타내는 이중성을 가지고 있습니다. 따라서 단순히 '비타민 C는 암에 좋다' 혹은 '나쁘다'라고 단정짓기보다는 어떤 방식으로, 어떤 용량으로 사용되는가에 따라 그 작용 기전과 기대 효과가 달라진다는 점을 이해하는 것이 중요합니다.

## 전문가편(II부)을 향하여

지금까지 우리는 비타민 C가 암에 작용할 수 있다는 다양한 가설들을 살펴보며, 특히 고용량 비타민 C 정맥주사요법이 주목받는 이유와 그 배경에 대해 개념적인 이해를 중심으로 접근해 보았습니다. I부에서는 일반 독자의 눈높이에 맞추어 내용을 구성했으며, 왜 정맥주사가 필요한지에 대한 기본적인 설명 그리고 고용량 비타민 C의 작용 방식에 대한 개요를 제공했습니다.

하지만 보다 구체적인 약동학적 데이터, 고농도 비타민 C가 암세포를 죽이는 상세한 분자생물학적 기전, 실제 임상 연구 결과들에 대한 심층 분석은 이 책의 II부인 전문가 편에서 본격적으로 다룰 예정입니다.

다음 장에서는 비타민 C가 암 치료에 사용되기 시작한 역사적 배경과 그 과정에서 벌어진 다양한 논쟁들 그리고 현재에 이르기까지의 연구 흐름을 따라가 보겠습니다. 이를 통해 우리는 비타민 C와 암에 관한 논의가 어떤 우여곡절을 겪어 왔는지 그리고 이 논의가 어떻게 진화해왔는지를 입체적으로 이해할 수 있을 것입니다.

## 3장

# 비타민 C 치료의 역사와 논쟁

오늘날 비타민 C는 너무나 흔하고 친숙한 영양소이지만, 이 물질이 의학의 역사, 특히 암 치료 분야에서 걸어온 길은 결코 순탄치 않았습니다. 한때는 기적의 치료제로 열광적인 지지를 받다가도, 어느 순간 비과학적인 민간요법으로 치부되어 깊은 침체기를 겪기도 했습니다. 비타민 C를 둘러싼 기대와 실망 그리고 뜨거운 논쟁의 역사를 살펴보는 일은 단순히 과거를 아는 데서 그치지 않고, 현재 비타민 C 암 치료법을 둘러싼 다양한 시각을 이해하고 미래를 전망하는 데 중요한 실마리를 제공해 줄 것입니다.

이 장에서는 비타민 C가 의학의 무대에 처음 등장하게 된 계기부터 암 치료 영역으로 확장되기까지의 과정을 연대기 순으로 살펴보겠습니다. 괴혈병 퇴치라는 영양학적 공헌에서 시작해 20세기 중반 암 치료에 대한 초기 가설들이 등장하고, 특히 라이너스 폴링이라는 걸출한 과학자를 만나면서 고용량 비타민 C 요법이 어떻게 전성기를 맞이했는지를 알아볼 것입니다. 그러나 그 영광 뒤에는 곧 거센 반박과 논쟁이 뒤따랐고, 이는 오랫동안 비타민 C 연구를 침체시키는 결과를 낳았습니다.

그리고 마침내 21세기에 들어서면서 새로운 과학적 발견들과 함께 비타민 C가 어떻게 다시 주목받게 되었는지 파란만장한 여정을 함께 따라가 보겠습니다. 이 드라마틱한 역사를 통해 우리는 과학적 진실이 밝혀지는 과정의 어려움과 더불어 끊임없이 질문하고 탐구하는 자세의 중요성을 되새길 수 있을 것입니다.

## 3.1 괴혈병 퇴치와 비타민 C의 발견

비타민 C가 의학 역사에 처음으로 뚜렷한 족적을 남긴 것은 암이 아닌, 바로 괴혈병이라는 치명적인 질병과의 싸움에서였습니다. 1장에서 잠시 언급했듯이 비타민 C의 역사는 곧 괴혈병 정복의 역사와 맞닿아 있습니다.

### 바다 위의 재앙, 괴혈병의 공포(18세기 이전)

15세기부터 시작된 대항해 시대, 망망대해를 항해하던 선원들을 가장 두렵게 했던 것은 폭풍우나 해적만이 아니었습니다. 오랜 항해 끝에 어김없이 찾아오는 정체불명의 질병, 괴혈병은 수많은 선원의 목숨을 앗아갔습니다. 원인을 알 수 없는 극심한 피로감, 잇몸 출혈, 온몸에 퍼지는 멍 그리고 결국 죽음에 이르게 하는 이 병 앞에서 당시 의학은 속수무책이었습니다. 특히 신선한 식량 공급이 어려운 해상 생활에서는 괴혈병의 발병률이 매우 높아 괴혈병은 원양 항해의 가장 큰 장애물 중 하나로 여겨졌습니다. 바다를 지배하려 했던 인간의 야망 앞에 놓인 거대한 장벽이었던 셈입니다.

### 제임스 린드의 혜안, 감귤류의 힘을 발견하다

이 절망적인 상황 속에서 한 줄기 빛을 던진 인물이 있었습니다. 바로

1747년, 영국 해군 군의관 제임스 린드(James Lind)였습니다. 그는 괴혈병 환자들을 대상으로 역사상 최초의 임상시험에 가까운 비교 연구를 수행했습니다. 동일한 기본 식사를 제공하면서 그룹마다 다른 추가 식이를 제공한 결과, 오렌지와 레몬을 섭취한 선원들이 극적으로 회복되는 모습을 관찰할 수 있었습니다(Lind, 1753). 이는 신선한 감귤류가 괴혈병을 예방하고 치료할 수 있다는 강력한 경험적 증거였습니다.(관련 내용은 1.4절 참조)

린드의 발견은 당대에 즉각 받아들여지지는 않았지만, 시간이 지나면서 영국 해군을 중심으로 감귤류 주스가 배급되기 시작했고, 그 결과 괴혈병 발병률은 극적으로 감소했습니다. 비록 당시에는 그 원인 물질이 무엇인지 밝혀지지 않았지만, 인류는 경험적으로 비타민 C 결핍이라는 질병을 극복하는 실마리를 찾아낸 것이었습니다.

### | 20세기, 드디어 밝혀진 비타민 C의 정체

시간이 흘러 20세기 초에도 과학자들은 괴혈병을 예방하는 음식 속의 미지의 성분을 찾기 위한 노력을 계속했습니다. 마침내 1928년에 헝가리 출신의 생화학자 알베르트 센트죄르지는 이 물질을 처음 순수하게 분리하는 데 성공했습니다. 그는 처음 이 물질을 헥수론산(hexuronic acid)이라고 명명했습니다. 이후 센트죄르지는 헥수론산이 오랫동안 찾아 헤매던 항괴혈병 인자라는 사실을 확인했고, 이 물질의 이름을 아스코르브산(ascorbic acid), 즉 괴혈병(scorbic)을 막는(a-) 산(acid)으로 변경했습니다.

한편 1933년에는 영국의 화학자 월터 노먼 하워스(Walter Norman Haworth)가 비타민 C의 정확한 화학 구조를 규명했습니다. 또한 처음으로 비타민 C를 화학적으로 합성하는 데 성공했습니다. 이와 같은 업적을 인정받아 센트죄르지는 1937년 노벨 생리의학상을 수상했으며, 하워스는 같은 해 노벨 화학상을 받게 됩니다. 이로써 비타민 C는 과학적으로 명확히 규명되었고, 인공적으로 합성하는 길도 열리게 되었습니다.

### 초기 역할: 필수 영양소로서의 자리매김

비타민 C의 발견과 화학적 규명은 영양학과 의학 분야에 큰 발전을 가져왔습니다. 이제 괴혈병은 단순히 신선한 음식을 못 먹어서 생기는 병이 아니라, 비타민 C라는 특정 영양소의 결핍으로 인해 발생하는 질병임이 명확해졌습니다. 비타민 C가 우리 몸의 정상적인 기능 유지, 특히 콜라겐 합성과 조직 유지에 필수적이라는 사실이 밝혀지면서, 비타민 C는 명실상부한 필수 영양소로서의 지위를 확립하게 됩니다. 각국 정부는 국민 건강 증진을 위해 비타민 C 권장 섭취량을 설정하고, 결핍증 예방을 위한 정책을 펴기 시작했습니다. 비타민 C는 이제 괴혈병이라는 특정 질병의 치료제를 넘어 모든 사람의 건강 유지에 필요한 기본적인 영양소로 인식되기 시작한 것입니다. 바로 이 영양학적 중요성에 대한 깊은 이해가 훗날 비타민 C를 암 치료에 적용하려는 시도들의 바탕이 되었습니다.

## 3.2 암 치료에 비타민 C가 등장하기까지

비타민 C가 필수 영양소로서 그 중요성을 인정받은 이후, 일부 선구적인 의사와 연구자들은 그 역할이 단순히 괴혈병 예방에만 국한되지 않을 것이라고 생각하기 시작했습니다. 특히 비타민 C가 조직의 건강과 치유 과정에 관여한다는 점에 주목하여, 암과 같은 만성 질환과의 연관성을 탐색하려는 움직임이 나타나기 시작했습니다.

### 1950-60년대: 초기 관찰과 가설의 씨앗

20세기 중반, 캐나다의 의사 윌리엄 맥코믹은 암 환자들에게서 종종 비타민 C 결핍 상태가 관찰된다는 점에 주목했습니다. 그는 암 발생이 만성적인 비타민 C 부족과 관련이 있을 수 있다는 가설을 제기하며, 비타민 C가 세포사이 물질인 결합 조직을 강화하여 암의 확산을 막을 수 있을 것이라고 주장했습니다(McCormick, 1954). 또한 그는 흡연자들이 비타민 C 수치가 낮고 폐암 발생률이 높다는 점 등을 근거로 제시하기도 했습니다. 맥코믹의 주장은 당시 주류 의학계에서 큰 주목을 받지는 못했지만, 비타민 C와 암의 연관성에 대한 초기 문제 제기로서 의미를 가집니다. 이는 마치 암 치료라는 광활한 밭에 비타민 C라는 씨앗을 처음 뿌린 시도와 같았습니다.

### 1970년대 초: 이완 카메론의 콜라겐 이론

비타민 C의 항암 가능성을 좀 더 구체적인 이론으로 발전시킨 인물은 스코틀랜드의 외과의사 이완 카메론이었습니다. 그는 1970년대 초, 암세포가 주변 조직으로 침투하고 전이하기 위해 히알루로니다제(hyaluronidase)라는 효소를 분비한다는 점에 주목했습니다. 이 효소는 세포와 세포 사이를 연결해 주는 바탕 물질, 주로 히알루론산으로 구성된 세포외기질을 분해하는 역할을 합니다.

카메론은 비타민 C가 이 히알루로니다제의 작용을 억제하고, 동시에 콜라겐 합성을 촉진하여 암세포 주변의 결합 조직, 즉 방어벽을 강화할 수 있다고 보았습니다(Cameron & Pauling, 1973). 마치 성벽을 단단히 보수하여 적의 침입을 막는 것처럼, 비타민 C가 물리적으로 암세포의 확산을 저지할 수 있다는 매력적인 이론이었습니다(관련 내용은 2.2절 참조).

### | 카메론의 용감한 시도: 베일 오브 레번 병원에서의 임상 적용

이론에 그치지 않고, 카메론 박사는 자신의 가설을 실제 환자 치료에 적용하는 용감한 시도를 시작했습니다. 그는 스코틀랜드 로크 로몬드 호수 근처의 작은 병원인 베일 오브 레번 병원에서, 기존의 표준 치료가 더 이상 효과를 보이지 않는 말기 암 환자들을 대상으로 고용량 비타민 C 투여를 시작했습니다. 당시로서는 매우 파격적인 접근이었습니다.

카메론은 환자들에게 처음에는 정맥주사로, 이후에는 경구 복용 방식으로 하루 10g 이상의 비타민 C를 지속적으로 투여했습니다. 이는 당시 일반적인 비타민 C 섭취량과는 비교할 수 없을 정도로 높은 용량이었습니다.

### | 희망의 불씨? 초기 긍정적 보고

카메론 박사는 자신이 치료한 환자들의 경과를 면밀히 관찰하고 기록했습니다. 그리고 1974년, 그는 진행성 암 환자 50명을 대상으로 한 고용량 비타민 C 투여의 초기 결과를 발표했습니다(Cameron et al., 1974). 이 보고서에서 그는 일부 환자에게서 종양의 성장이 멈추거나 심지어 크기가 줄어드는 퇴행 현상이 관찰되었으며, 많은 환자들이 통증 감소, 식욕 개선 등 전반적인 상태 호전과 함께 예후보다 더 오래 생존했다고 주장했습니다.

물론 이 연구는 대조군이 없는 단순 관찰 연구였기에 과학적 증거로서의 한계는 분명했습니다. 하지만 절망적인 상황에 놓인 말기 암 환자들에게서 나타난 이러한 긍정적인 변화들은, 비타민 C의 항암 가능성에 대한 희망의 불씨를 지피기에 충분했습니다. 이 작은 시골 병원에서 시작된 카메론의 연구는 곧 세계적인 석학의 관심을 끌며, 비타민 C 암 치료 논쟁의 서막을 여는 계기가 됩니다.

## 3.3 라이너스 폴링과 고용량 비타민 C 시대

이완 카메론 박사의 조심스러운 희망의 메시지는 태평양 건너 미국의 한 저명한 과학자의 귀에까지 전달되었습니다. 그는 바로 노벨상을 두 번이나 수상한 과학자 라이너스 폴링(Linus Pauling)이었습니다. 폴링의 등장은 비타민 C 암 치료 연구를 단숨에 세계적인 관심사로 끌어올리는 결정적인 계기가 됩니다.

| 세기의 과학자, 비타민 C에 매료되다: 라이너스 폴링

라이너스 폴링(1901~1994)은 20세기 과학사를 대표하는 위대한 과학자 중 한 명입니다. 그는 화학 결합의 본질을 규명한 공로로 1954년 노벨 화학상을 수상했으며, 핵무기 실험 반대 운동에 헌신한 공로로 1962년에는 노벨 평화상까지 수상한, 유일하게 과학과 평화 두 분야에서 각각 단독으로 노벨상을 받은 인물입니다. 분자생물학의 기초를 세우고, 단백질 구조 해석 등 다양한 분야에서 탁월한 업적을 남겼습니다.

그런 폴링이 말년에 비타민 C 연구에 깊이 빠져든 것은 많은 이들에게 놀라움을 안겨 주었습니다. 그는 1960년대 후반부터 비타민 C가 감기 예방과 치료에 효과가 있다는 주장을 펼치며 과학계와 대중 사이에 큰 논란을 불러일으켰습니다. 1970년에는 『비타민 C와 감기(Vitamin C and the Common Cold)』라는 책을 출간하여 베스트셀러 작가로도 이름을 알렸습니다.

폴링은 비타민 C와 같은 영양소를 최적의 농도로 공급함으로써 건강을 유지하고 질병을 예방하거나 치료할 수 있다는 분자교정의학(Orthomolecular Medicine) 개념을 주창하며, 비타민 C의 잠재력에 대해 깊은 확신을 가지고 있었습니다.

### 폴링과 카메론의 운명적 만남, 공동 연구의 시작

1971년 카메론은 고용량 비타민 C 투여로 여명이 연장된 말기 암 환자 증례를 폴링에게 편지로 알렸고, 이를 받은 폴링은 즉시 협력을 제의했습니다. 카메론의 콜라겐 강화 이론과 임상 관찰 결과는 폴링이 생각하던 비타민 C의 광범위한 생리 활성 및 분자교정의학적 접근과 일맥상통하는 부분이 있었습니다. 두 사람은 의기투합하여 베일 오브 레번 병원에서의 연구를 더욱 체계적으로 진행하고 그 결과를 발표하기로 합니다. 세계적인 명성을 가진 폴링의 합류는 카메론의 연구에 강력한 추진력을 더해 주었습니다.

### 세상을 뒤흔든 논문: PNAS 1976, 1978

카메론과 폴링은 스코틀랜드 베일 오브 레번 병원에서 말기 암 환자 100명을 대상으로 고용량 비타민 C 요법을 시행했습니다. 초기에는 비타민 C를 정맥주사로 투여하고, 이후에는 매일 10g씩 경구 복용하도록 했습니다. 이들의 생존 기간은 과거 같은 병원에서 치료를 받았던, 비타민 C를 투여받지 않은 유사 상태의 말기 암 환자 1,000명의 의료 기록과 비교 분석하였습니다.

그 결과는 매우 인상적이었습니다. 1976년과 1978년에 미국 국립과학원회보(PNAS)에 발표된 두 편의 논문에서, 카메론과 폴링은 비타민 C를 투여받은 환자들의 평균 생존 기간이 대조군보다 4배 이상 길었다고 보고했습니다. 1976년 논문 기준으로, 비타민 C 투여군의 평균 생존 기간은 약 210일, 대조군은 약 50일에 불과했습니다. 또한 일부 환자들은 이보다 훨씬 더 오래 생존한 것으로 나타났습니다(Cameron & Pauling, 1976; Cameron & Pauling, 1978). 이 연구는 당시 의학계에 큰 반향을 일으켰으며, 고용량 비타민 C의 항암 가능성에 대한 전 세계적인 논쟁을 촉발하는 계기가 되었습니다.

| 대중적 열풍과 희망, 그러나 과학계의 의구심

폴링이라는 거물급 과학자가 제시한 이 놀라운 결과는 암으로 고통받는 환자들과 가족들에게 엄청난 희망을 안겨 주었습니다. 언론은 앞다투어 이 소식을 대서특필했고 비타민 C는 마치 기적의 암 치료제처럼 여겨지기 시작했습니다. 폴링은 1979년 카메론과 함께 『암과 비타민 C(Cancer and Vitamin C)』라는 책을 출간하여 고용량 비타민 C 요법의 이론과 실제를 대중에게 널리 알렸고, 이 책 역시 큰 반향을 일으켰습니다. 많은 암 환자들이 의사의 처방 없이도 고용량 비타민 C를 복용하기 시작하는 등 사회적으로 큰 파장이 일었습니다.

하지만 이러한 대중적 열광과는 별개로, 주류 의학계와 과학계는 카메론과 폴링의 연구 결과에 대해 신중하거나 비판적인 입장을 보였습니다. 가장 큰 문제점으로 지적된 것은 연구 방법론의 한계였습니다. 비타민 C 투여군과 비교 대상으로 삼은 역사적 대조군은 과거의 의료 기록에 의존했기 때문에 두 그룹 간에 진단 시점, 환자 상태, 병행 치료 등 여러 요인에서 체계적인 차이가 있을 수 있다는 점(선택 편향, selection bias) 그리고 환자나 의사 모두 누가 어떤 치료를 받는지 알고 있었기 때문에(눈가림 부재) 결과 해석에 편견이 개입될 수 있다는 점 등이 비판의 핵심이었습니다. 과학적으로 치료 효과를 엄밀하게 증명하기 위해서는 무작위 배정, 이중 눈가림, 위약 대조 임상시험(Randomized, Double-blind, Placebo-controlled Trial, RCT)이라는 보다 엄격한 연구 설계가 필요하다는 목소리가 높아졌습니다. 카메론과 폴링의 연구는 비타민 C 암 치료의 가능성을 제시한 중요한 출발점이었지만, 동시에 치열한 논쟁의 시작을 알리는 신호탄이기도 했습니다.

## 3.4 논쟁의 발생과 침체기

라이너스 폴링과 이완 카메론이 발표한 고용량 비타민 C의 놀라운 항암 효과 주장은 암 환자들에게 큰 희망을 주었지만, 과학계의 엄격한 검증 요구에 직면하게 됩니다. 특히 연구 방법론의 한계점에 대한 비판이 거세지면서 이들의 주장을 객관적으로 재현하고 검증하려는 시도가 이루어졌습니다. 그리고 그 결과는 비타민 C 암 치료 연구에 긴 그림자를 드리우게 됩니다.

### 메이요 클리닉의 반박 연구: 엄격한 검증의 칼날

카메론과 폴링 연구의 과학적 타당성에 대한 의문이 제기되자 미국의 저명한 의료기관인 메이요 클리닉의 연구팀이 나섰습니다. 찰스 모어텔(Charles Moertel) 박사가 이끄는 연구팀은 카메론과 폴링 연구의 방법론적 문제점을 극복하기 위해 당시 임상시험 연구의 표준으로 여겨지던 엄격한 디자인, 즉 무작위 배정, 이중 눈가림, 위약 대조 임상시험을 설계했습니다. 연구팀은 진행성 암 환자들을 무작위로 두 그룹으로 나누어, 한 그룹에는 폴링이 권장한 것과 동일한 용량인 하루 10g의 비타민 C를 경구로 투여하고, 다른 그룹에는 모양과 맛이 똑같은 가짜약을 투여했습니다. 환자도 연구자도 누가 진짜 비타민 C를 먹고 누가 가짜 약을 먹는지 모르는 상태(이중 눈가림)에서 치료 효과를 비교했습니다.

### 충격적인 결과 발표: 비타민 C, 효과 없다

메이요 클리닉 연구팀은 두 차례에 걸쳐 연구 결과를 저명한 의학 학술지인 뉴잉글랜드 저널 오브 메디슨(NEJM)에 발표했습니다. 1979년에 발표된 첫 번째 연구는 다양한 종류의 진행성 암 환자 150명을 대상으로 했고(Creagan et al., 1979), 1985년에 발표된 두 번째 연구는 진행성 대장암 환자 100명을 대상으로 했습니다(Moertel et al., 1985). 두 연구의 결과는 동일했습니다. 고용량 비타민 C를 경구 투여한 그룹과 위약을 투여한 그룹 사이에 생존 기간 연장 효과나 종양 크기 감소, 증상 개선 등에서 통계적으로 의미 있는 차이가 전혀 발견되지 않았다는 것입니다. 즉 메이요 클리닉의 결론은 고용량 비타민 C 경구 투여는 진행성 암 환자에게 아무런 치료 효과가 없다는 것이었습니다.

### 폴링 vs. 모어텔: 격렬한 논쟁의 시작

메이요 클리닉의 연구 결과는 폴링과 카메론의 주장을 정면으로 반박하는 것이었기에 엄청난 파장을 불러일으켰습니다. 폴링은 즉각적으로 메이요 연구의 문제점들을 조목조목 지적하며 강력하게 반박했습니다. 그가 제기한 주요 비판점은 다음과 같았습니다.

1. **투여 경로의 차이**: 폴링은 자신들의 연구에서는 초기에 정맥주사를 병행했지만, 메이요 연구는 오직 경구 투여만 했다는 점을 지적했습니다. 그는 경구 투여로는 충분히 높은 혈중 농도에 도달할 수 없으므로 효과를 기대하기 어렵다고 주장했습니다(이는 훗날 과학적으로 증명됩니다).

2. **환자 선정의 문제**: 메이요 연구에 참여한 환자들 중 상당수가 이전에 강력한 항암 화학요법을 받아 면역 체계가 심하게 손상된 상태였기 때문에 비타민 C 효과가 나타나기 어려웠을 것이라고 주장했습니다.

3. **조기 투여 중단**: 메이요 연구에서는 암이 진행되는 징후가 보이면 비타민 C 투여를 중단했는데, 폴링은 비타민 C 효과가 나타나려면 더 장기간의 꾸준한 투여가 필요하다고 반박했습니다.

하지만 당시 과학계의 주류 분위기는 객관적이고 엄격한 연구 설계를 갖춘 메이요 클리닉의 연구 결과에 더 무게를 두는 쪽으로 흘러갔습니다. 폴링의 반박은 그의 명성에도 불구하고 설득력을 얻기 어려웠고, 오히려 그가 과학적 객관성을 잃고 비타민 C에 대한 맹신에 빠졌다는 비판까지 받게 되었습니다.

### 연구 열기의 냉각, 20년의 침체기

두 차례에 걸친 메이요 클리닉의 부정적인 연구 결과는 고용량 비타민 C의 항암 효과에 대한 기대에 찬물을 끼얹은 결정타가 되었습니다. 주류 의학계는 비타민 C 암 치료 연구를 더 이상 가치 없는, 심지어 비과학적인 영역으로 간주하게 되었습니다. 연구 자금을 지원받기도 어려워졌고, 관련 연구 논문을 권위 있는 학술지에 발표하는 것조차 힘들어졌습니다. 비타민 C 암 치료 연구는 학계의 관심 밖으로 밀려나며 약 20년이라는 긴 시간 동안 깊은 침체기에 빠지게 됩니다. 일부 통합의학이나 대체의학 분야에서 명맥을 유지하긴 했지만, 과학적 근거를 쌓아나가기에는 매우 어려운 시기였습니다. 폴링 박사는 1994년 세상을 떠날 때까지 비타민 C의 효능에 대한 믿음을 굽히지 않았지만 그의 주장은 오랫동안 학계에서 외면받는 비운을 겪어야 했습니다. 하지만 역사는 여기서 끝나지 않았습니다. 2,000년대 들어 새로운 전환점이 마련되기 시작합니다.

## 3.5 현대의 재조명

오랫동안 주류 의학계에서 외면받았던 비타민 C 암 치료 연구는 20세기 말과 21세기 초를 거치면서 새로운 국면을 맞이하게 됩니다. 과거의 논쟁을 되짚어보고 새로운 과학적 증거들을 제시하려는 노력들이 나타나기 시작하면서, 비타민 C는 다시 한 번 암 연구 분야의 주목을 받게 됩니다. 마치 긴 겨울잠에서 깨어나듯 비타민 C 연구는 새로운 부활의 시기를 맞이하고 있습니다.

**| 결정적 단서: 경구 vs. 정맥, 약동학적 차이의 규명**

침체되었던 비타민 C 연구에 결정적인 돌파구를 마련한 것은 2,000년대 초 미국 국립보건원(NIH)의 마크 레빈(Mark Levine) 박사 연구팀이었습니다. 이들은 인체를 대상으로 비타민 C의 약동학(pharmacokinetics), 즉 몸 안에서의 흡수, 분포, 대사, 배설 과정을 정밀하게 연구했습니다. 그 결과 1장에서 언급했듯이 입으로 비타민

C를 섭취할 경우 아무리 많은 양을 먹어도 혈중 농도가 일정 수준(약 0.2mM 미만) 이상으로 올라가기 어렵다는 수송 포화 현상을 명확히 증명했습니다. 반면 정맥주사로 비타민 C를 투여하면 이러한 제한 없이 용량에 비례하여 혈중 농도를 수 밀리몰(mM) 이상, 즉 경구 섭취 시보다 수십 배에서 백 배 이상 높일 수 있음을 과학적으로 확인했습니다 (Padayatty et al., 2004).

이 발견은 과거 라이너스 폴링과 메이요 클리닉 간의 논쟁에 중요한 시사점을 던져 주었습니다. 폴링이 주장했던 것처럼 메이요 클리닉의 연구는 오직 경구 투여만을 사용했기 때문에 비타민 C가 암세포에 직접적인 독성을 나타낼 수 있는 높은 혈중 농도(mM 단위)에 도달하지 못했고, 따라서 정맥 투여의 잠재적인 효과를 평가하지 못했다는 해석이 가능해진 것입니다. 즉 메이요 클리닉 연구 결과가 비타민 C의 항암 효과 자체를 완전히 부정하는 근거가 될 수는 없다는 주장이 설득력을 얻기 시작했습니다.

| 새로운 작용 기전의 발견: 항산화제가 아닌 산화 촉진제?

약동학적 차이 규명과 더불어 실험실 연구에서도 고농도 비타민 C의 항암 작용 메커니즘에 대한 새로운 이해가 깊어졌습니다. 마크 레빈 연구팀을 비롯한 여러 연구 그룹은 시험관 연구를 통해 약리학적인 고농도(mM 단위)의 비타민 C가 다양한 종류의 암세포를 선택적으로 죽이는 효과가 있음을 보여주었습니다. 그리고 그 핵심 기전이 바로 비타민 C가 암세포 주변 환경에서 과산화수소를 생성하여 강력한 산화 스트레스를 유발하는 산화 촉진 작용(pro-oxidant effect)일 수 있다는 증거들을 제시했습니다(Chen et al., 2005).(2.2절 참조) 이는 과거 비타민 C의 주된 역할로 알려졌던 항산화 작용과는 상반되는 개념으로 고용량

비타민 C가 암 치료에 사용될 수 있는 새로운 이론적 토대를 마련해 주었습니다.

| 다시 시작된 임상 연구: 안전성 확인과 가능성 탐색

이러한 약동학적, 약력학적 근거들을 바탕으로 2,000년대 중반 이후 고용량 비타민 C 정맥주사요법에 대한 임상 연구가 조심스럽게 재개되기 시작했습니다. 초기 연구들은 주로 진행성 암 환자들을 대상으로 안전성을 평가하고, 견딜 수 있는 최대 용량 및 적정 용량을 확인하는 데 초점을 맞춘 1상 임상시험이었습니다(Hoffer et al., 2008; Stephenson et al., 2013). 이 연구들을 통해 고용량 비타민 C 정맥주사는 일반적으로 내약성이 양호하며 심각한 부작용이 드물다는 사실이 확인되었습니다.

이후 특정 암종 환자들을 대상으로 항암화학요법, 방사선치료 같은 표준 항암 치료와 고용량 비타민 C 정맥주사요법을 병행했을 때의 안전성과 예비적인 효과를 평가하는 소규모 2상 임상시험들이 진행되기 시작했습니다. 예를 들어 난소암, 췌장암, 교모세포종 등에서 비타민 C 병용 투여 시 항암 치료의 부작용을 줄여주거나, 생존 기간 연장 또는 삶의 질 개선에 긍정적인 영향을 줄 수 있다는 가능성을 시사하는 결과들이 보고되기 시작했습니다(Ma et al., 2014; Welsh et al., 2013; Schoenfeld et al., 2017).

3장. 비타민 C 치료의 역사와 논쟁

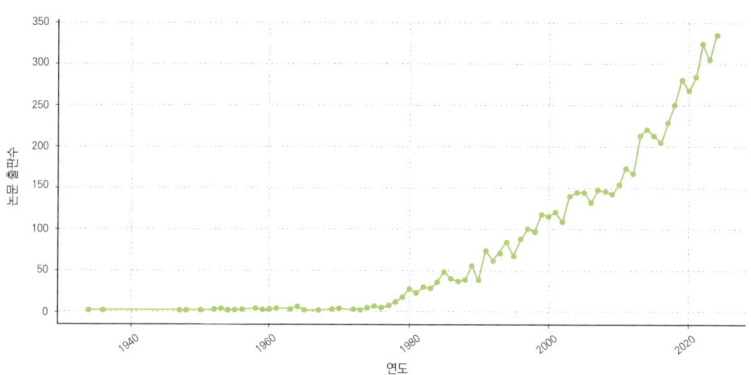

| 비타민 C와 암에 대한 연도별 논문 출판수 변화 |

Pubmed에서 다음 질의어를 통해 비타민 C와 암에 대한 논문을 조회하여 연도별로 표현한 그래프:
("Ascorbic acid"[Title/Abstract] OR Ascorbate[Title/Abstract] OR "Vitamin C"[Title/Abstract])
AND (Tumor[Title/Abstract] OR Cancer[Title/Abstract])

## | 현재 상황: 여전한 논쟁과 진행 중인 연구

현재 고용량 비타민 C 정맥주사요법은 과거와는 다른 양상으로 다시금 의학계의 관심을 받고 있습니다. 새로운 과학적 근거들이 축적되면서, 특히 통합의학 분야를 중심으로 암 환자의 삶의 질 개선과 표준 치료 보조 목적의 연구 및 임상 적용이 활발히 이루어지고 있습니다.

하지만 여전히 넘어야 할 과제는 많습니다. 고용량 비타민 C의 항암 효과를 명확히 입증하기 위한 대규모 3상 임상시험 결과는 아직 부족한 실정입니다. 어떤 종류의 암에, 어떤 환자에게, 어떤 방식으로 투여하는 것이 가장 효과적인지에 대한 표준화된 프로토콜도 아직 완전히 정립되지 않았습니다. 따라서 고용량 비타민 C 정맥주사요법은 여전히 논쟁적인 치료법으로 남아 있으며, 표준 암 치료를 대체할 수 있는 단계는 아닙니다.

그럼에도 불구하고 비타민 C의 잠재력에 대한 과학적 탐구는 계속되고 있습니다. 현재 전 세계적으로 다양한 암종을 대상으로 표준 치료와의 병용 효과, 면역항암제와의 시너지 효과, 치료 반응 예측 인자 발굴 등을 목표로 하는 여러 임상시험들이 진행 중입니다. 이 연구들의 결과가 앞으로 비타민 C 암 치료의 미래를 결정하는 데 중요한 역할을 할 것으로 기대됩니다.

지금까지 우리는 비타민 C가 괴혈병 치료제로 발견된 순간부터 암 치료 영역에 등장하여 영광과 좌절을 겪고, 마침내 현대에 이르러 새로운 가능성을 인정받기까지의 파란만장한 역사를 살펴보았습니다. 다음 장에서는 이러한 역사와 과학적 배경을 바탕으로 실제 암 환자들이 비타민 C 치료를 통해 어떤 경험들을 했는지 생생한 이야기들을 만나 보겠습니다.

## 4장

# 암 환자와 비타민 C: 생생한 이야기

앞선 장들에서 우리는 비타민 C의 기본적인 역할부터 시작하여 암과의 복잡하고 흥미로운 관계 그리고 그 역사를 둘러싼 과학적 논의까지 살펴보았습니다. 이론적인 배경과 연구 결과들도 중요하지만 암이라는 힘겨운 여정을 걷고 있는 환자들에게 비타민 C 요법이 실제로 어떤 의미를 가질 수 있는지, 그 생생한 경험담을 들어보는 것 또한 큰 의미가 있을 것입니다. 과학적 데이터만으로는 설명하기 어려운 삶의 질 변화, 정서적 안정 그리고 희망의 순간들이 있기 때문입니다.

이 장에서는 차가운 의학 용어나 복잡한 통계 수치에서 잠시 벗어나, 암 투병 과정에서 고용량 비타민 C 요법을 병행했던 환자들의 목소리에 귀 기울여 보고자 합니다. 대한임상암대사의학회 임원진들이 현장에서 만난 환자들의 경험담을 통해 비타민 C가 그들의 삶에 어떤 변화를 가져왔는지, 어떤 어려움을 극복하는 데 도움을 주었는지 그리고 그 과정에서 느꼈던 솔직한 감정들을 함께 나누려고 합니다.

물론 모든 환자가 동일한 경험을 하는 것은 아닙니다. 비타민 C 요법의 효과는 개인마다 다르게 나타날 수 있으며, 때로는 기대에 미치지 못하는 경우도 있습니다. 이 장에서는 희망적인 이야기뿐만 아니라, 치료의 현실적인 한계와 교훈도 함께 담아 독자 여러분이 균형 잡힌 시각을 가질 수 있도록 노력했습니다. 부디 이 이야기들이 암과 싸우고 있는 환자와 가족들에게 작은 위로와 공감이 되고, 앞으로의 치료 여정을 고민하는 데 있어 또 다른 관점을 제공할 수 있기를 바랍니다.

## 4.1 암 환자의 삶의 질과 항암 효과 향상 이야기

암 투병은 단순히 질병과의 싸움이 아니라 환자의 신체적, 정신적, 사회적 삶 전반에 걸쳐 영향을 미치는 총체적인 경험입니다. 치료 과정에서 겪게 되는 다양한 부작용과 어려움 속에서 삶의 질을 유지하는 것은 매우 중요합니다. 고용량 비타민 C 정맥주사요법(IVC)은 때때로 암 자체를 직접 공격하는 효과 외에도 환자의 전반적인 컨디션을 개선하고 힘든 치료를 잘 견뎌낼 수 있도록 돕는 역할을 하는 것으로 이야기됩니다. 다음은 그러한 경험을 담은 몇 가지 사례입니다.

> **사례 1** 67세 폐암, IVC와 함께 넘은 항암의 고개
> 일상을 지켜낸 한지호(가명, 67세 남성)님의 이야기

이 사례는 저자가 직접 치료한 환자 이야기입니다.

2011년 늦가을, 은퇴 후 경험을 살려 중소기업에 재취업하며 제2의 인생을 준비하던 67세의 한지호(가명, 남성) 님은 청천벽력 같은 소식을 접했습니다. 건강검진에서 이상 소견이 발견되어 정밀 검사를 받은 결과, 진행성 비소세포폐암(편평상피세포암)이라는 진단을 받은 것입니다. 안타깝게도 암은 이미 수술이나 초기 방사선 치료가 불가능할 정도로 진행된 상태였습니다. 예순을 훌쩍 넘긴 나이에 받아든 3기 말 암 진단은 그에게 큰 충격과 절망을 안겨주었습니다.

하지만 한지호 님은 좌절하기보다 자신의 상황을 정확히 파악하고 치료에 적극적으로 임하기로 마음먹었습니다. 평소 꼼꼼한 성격이었던 그는 진단 직후부터 자신의 병력, 검사 결과, 치료 계획 등을 엑셀 파일로 상세히 기록하기 시작했습니다. 마치 중요한 프로젝트를 관리하듯이 그는 자신의 암 치료 여정을 스스로 관리하는 주체적인 환자가 되기로 결심한 것입니다.

표준 치료로는 항암화학요법(시스플라틴 + 젬시타빈, 3주 간격)이 결정되었습니다. 한지호 님은 항암화학요법을 시작하기 전부터 이미 통합적인 접근에 관심을 가지고 있었고, 의료진과 상담 끝에 항암화학요법 시작 전부터 고용량 비타민 C 정맥주사(IVC) 요법을 병행하기로 결정했습니다. 처음에는 10g으로 시작하여 80g까지 점차 용량을 늘려 주 2회 투여를 시행했습니다.

첫 번째 항암화학요법을 받은 후 조심스럽게 경과를 지켜보았습니다. 이메일을 통해 저와 지속적으로 소통하던 한지호 님은 "담당 교수님이 잘 낫고 있어서 욕심이 생긴다면서 이제는 완치를 목표로 하겠다고 합니다. 물론 항암제 덕분이겠지만, 교수님의 예상을 뛰어넘는다는 느낌입니다. 아마도 원장님의 IVC 치료 덕분도 크지 않을까 합니다."라며 조심스러운 희망과 함께 감사의 마음을 전했습니다. IVC가 항암 치료와 상승 효과를 내는 것이 아닐까 하는 기대감이 생기기 시작한 것입니다.

초기 항암화학요법의 긍정적인 결과에 힘입어, 한지호 님은 다음 단계로 동시화학방사선요법이라는 더욱 강력한 치료를 받게 되었습니다. 이는 항암화학요법과 방사선 치료를 동시에 진행하는 것으로, 효과가 높은 만큼 부작용도 심해 환자가 견디기 힘든 치료 과정입니다. 특히 60대 후반의 고령인 한지호 님에게는 큰 부담이 될 수 있었습니다.

놀랍게도 총 33회에 걸친 힘든 방사선 치료 기간 동안에도 한지호 님은 꾸준히 회사에 출근하며 업무를 계속했습니다. 심지어 때로는 야근까지 감당할 정도였습니다. 물론 그의 강한 의지와 정신력이 가장 큰 원동력이었겠지만, 그가 꾸준히 병행했던 IVC 요법이 극심한 피로감을 완화하고 전반적인 신체 컨디션을 유지하는 데 적지 않은 도움을 주었을 가능성이 있습니다. 실제로 많은 임상 연구에서 IVC가 암 관련 피로를 개선하고 삶의 질을 높이는 데 효과가 있다는 결과들이 보고되고 있습니다(7.4절 참조).

치료 과정 중에도 한지호 님의 적극적인 태도는 계속되었습니다. 그는 방사선 치료 중 IVC 투여 시점에 대해 궁금증을 가지고 직접 자료를 찾아보고, 이메일로 질문하며 최선의 방법을 찾으려 노력했습니다. 그가 방사선 치료 중 IVC는 받지 말라는 책 구절을 인용하며 질문한 것은, 당시 IVC 병용에 대한 정보가 부족하고 혼란스러웠던 상황을 보여줍니다. 이에 대해 제가 직접 캔자스 대학의 드리스코 교수에게 이메일로 문의하여 "방사선 치료 전후 또는 당일에도 IVC 투여가 가능하며 피할 이유가 없다."는 답변을 받아 제공해 드렸습니다. 이 과정은 환자와 의료진 간의 신뢰와 적극적인 소통이 얼마나 중요한지를 다시금 깨닫게 하는 계기가 되었습니다.

마침내 2012년 4월 총 33회의 힘든 방사선 치료가 모두 끝났습니다. 이후 시행된 CT 검사 결과, 림프절 크기가 감소하는 등 전반적으로 호전된 소견을 보였고, 부분 관해(Partial Response)라는 매우 긍정적인 판정을 받았습니다. 한지호 님은 이메일을 통해 "오랜만에 마음 놓고 샤워를 하니 얼마나 좋던지요! 그동안의 긴장과 피로가 따뜻한 물줄기와 함께 씻겨 내려가는 느낌이었습니다."라며 치료 완료의 감격을 표현했습니다.

한지호 님의 사례는 고령의 진행성 비소세포폐암 환자가 표준 치료 및 동시 화학방사선요법과 함께 고용량 IVC 요법을 병행하여 좋은 치료 반응을 얻고, 치료 과정 중에도 비교적 양호한 삶의 질을 유지한 사례입니다. 이는 IVC가 표준 치료의 효과를 증강시키고 부작용이나 피로감을 완화하여 환자의 치료 순응도와 삶의 질 개선에 기여할 수 있다는 가능성을 강력히 시사합니다. 또한 환자의 적극적인 참여와 의료진과의 긴밀한 소통이 중요하다는 점을 보여줍니다.

## 사례 2 동시발생일차암(자궁암+폐암)을 극복한 효심
이영희(가명, 74세 여성) 님의 이야기

이 사례는 서울 힐락의원 어해용 원장님이 직접 치료한 환자 이야기입니다(의사 소개는 부록의 QR 코드 참조).

때로는 한 사람에게 서로 다른 종류의 암이 동시에 발견되기도 합니다. 이를 '동시발생일차암'이라고 하는데 매우 드물고 치료가 까다로운 경우입니다. 2012년에 74세의 이영희(가명, 여성) 님이 바로 그런 경우였습니다. 처음에는 자궁암 1기 진단을 받고 수술을 준비하던 중에 검사 과정에서 우연히 폐에도 암(선암, 3b기)이 함께 있다는 사실을 알게 되었습니다. 자궁암은 비교적 초기였지만 폐암은 이미 상당히 진행된 상태였습니다. 고령의 나이에 두 가지 암을 동시에 치료해야 하는 매우 어려운 상황이었습니다.

다행히 이영희 님의 아들은 의료 정보를 찾고 알아보는 데 매우 적극적이었습니다. 그는 표준 치료와 함께 통합 암 치료법을 병행하는 것이 최선이라고 판단했고 어머니와 함께 2012년 2월부터 고용량 비타민 C 정맥주사(IVC) 요법을 중심으로 한 통합 치료를 시작했습니다.

치료 계획은 IVC 80g을 주축으로 하고 여기에 항산화제, 비타민 B군, 셀레늄 같은 미네랄, 미슬토 주사를 병행하는 것이었습니다. 이는 단순히 암세포를 공격하는 것뿐만 아니라 환자의 전반적인 면역력과 영양 상태를 개선하고 치료 부작용을 관리하려는 다각적인 접근이었습니다.

이영희 님은 약 1년 5개월 동안 꾸준히 통합 치료를 받았습니다. 그리고 2013년 7월에 시행한 추적 검사 결과는 놀라웠습니다. 자궁암은 CT 및 MRI 상 완전히 사라져 완전 관해 판정을 받았고 진행성 병기였던 폐암 역시 눈에 띄게 호전되고 있다는 소견을 들었습니다. 두 개의 심각한 암을 동시에 앓고 있던 고령의 환자가 IVC를 병용한 통합 치료를 통해 이처럼 긍정적인 결과를 얻은 것은 매우 고무적인 일이었습니다. 이후에도 IVC 유지 요법을 계속 이어나갔습니다.

동시발생일차암이라는 매우 드물고 어려운 상황에서 IVC를 포함한 통합 암 치료가 성공적인 결과를 이끌어 낸 이 사례는 여러 가지 중요한 점을 시사합니다. 첫째, IVC 요법이 다양한 종류의 암에 대해 그리고 표준 치료와 병행될 때 긍정적인 영향을 미칠 수 있는 잠재력을 다시 한 번 보여줍니다. 둘째, 단순히 IVC만 투여하는 것이 아니라 환자의 상태에 맞춰 항산화, 면역 증강, 영양 보충 등 다각적인 통합 치료를 병행하는 것이 시너지 효과를 낼 수 있음을 보여줍니다. 셋째, 환자 보호자의 적극적인 정보 탐색과 치료 참여가 긍정적인 치료 결과를 이끌어내는 데 중요한 역할을 할 수 있음을 시사합니다.

물론 이 사례 역시 개별적인 결과이며 어떤 치료 요소가 구체적으로 어떤 효과를 냈는지 정확히 분리하기는 어렵습니다. 하지만 복합적인 암 진단으로 예후 예측이 어려웠던 고령 환자에게 IVC 중심의 통합 치료가 희망적인 결과를 가져다주었다는 점에서 그 임상적 의미를 찾을 수 있습니다.

> **사례 3** 스무 살의 용기, 골육종을 이겨낸 희망의 증거
> 박민지(가명, 34세 여성) 님의 이야기

이 사례는 서울 효사랑 가정의학과의원 이재환 원장님이 직접 치료한 환자 이야기입니다(의사 소개는 부록의 QR 코드 참조).

34세의 박민지(가명) 님에게 2012년은 절망의 해였습니다. 스무 살에 처음 진단받았던 오른쪽 대퇴골의 골육종. 수술과 힘겨운 항암 치료, 방사선 치료까지 받으며 힘겹게 암을 이겨냈다고 생각했지만, 암은 3년 만에 다시 그녀를 찾아왔습니다. 첫 재발은 폐 전이와 함께 신경섬유종이라는 또 다른 부담까지 안겨주었습니다. 다시 시작된 항암 치료는 그러나 이전처럼 듣지 않았습니다. 암세포는 항암제에 내성을 보이며 점점 더 강해졌고, 몸은 부축 없이는 혼자 걷기조차 힘든 상태까지 이르렀습니다. 담당 교수는 조심스럽게 여명 2개월을 이야기했습니다. 이제 막 서른을 넘긴 젊은 나이에 감당하기에는 너무나 가혹한 현실이었습니다.

하지만 박민지 님과 그녀의 가족은 포기하지 않았습니다. 마지막 희망이라도 붙잡는 심정으로 여러 정보를 찾던 중, 표준 항암 치료와 고용량 비타민 C 정맥주사(IVC) 요법을 병행하는 통합의학 접근에 대해 알게 되었습니다. 더 이상 잃을 것이 없다는 절박함과 혹시라도 항암 치료의 효과를 높이고 힘든 부작용을 줄여줄 수 있지 않을까 하는 실낱같은 기대를 안고, 2012년 8월에 박민지 님은 새로운 표준 항암 치료와 함께 IVC 요법을 시작했습니다.

치료 과정은 쉽지 않았지만 이전과는 다른 희망을 느꼈습니다. IVC 주사를 맞으면서 극심했던 항암 치료의 부작용이 조금씩 견딜 만해졌고, 무엇보다 절망적이었던 마음속에 '해볼 수 있다.'는 용기가 생겨났습니다. 그리고 약 1년 후 2013년 9월에 기적 같은 소식이 전해졌습니다. 삼성서울병원에서 시행한 PET-CT 검사 결과, 암이 현저히 줄어들어 관해 상태에 이르렀다는 판정을 받은 것입니다. 2012년 7월에 온몸에 퍼져 있던 시커먼 암 덩어리들이 1년여 만에 거의 사라진 것을 눈으로 확인했을 때 박민지 님과 가족들은 감격의 눈물을 흘렸습니다. 2개월 시한부 선고를 받았던 그녀에게 새로운 삶이 주어진 순간이었습니다.

더욱 놀라운 것은 그 후의 경과였습니다. 꾸준히 IVC 요법을 유지하며 건강 관리에 힘썼고, 2023년에도 월 1회 IVC 요법을 유지하며 10년 이상 암의 재발 없이 건강한 삶을 이어갔습니다. 심지어 함께 동반되었던 신경섬유종 역시 대부분 사라져, 그녀의 삶의 질은 이전과 비교할 수 없을 정도로 향상되었습니다.

물론 박민지 님의 극적인 회복이 오롯이 IVC 덕분이라고 단정할 수는 없습니다. 새로 시작한 표준 항암 치료가 효과를 발휘했을 가능성이 크며, 젊은 나이와 강한 의지 그리고 긍정적인 마음가짐 또한 중요한 역할을 했을 것입니다. 하지만 항암 치료에 불응하여 시한부 선고까지 받았던 상황에서 IVC 병행 후 극적인 반전이 일어났다는 점 그리고 IVC가 항암제의 효과를 높이고, 내성을 억제하며, 부작용을 감소시키는 데 기여했을 수 있다는 가능성은 이 사례를 통해 충분히 엿볼 수 있습니다.

박민지 님의 이야기는 암과의 싸움에서 희망을 잃지 않는 용기, 표준 치료를 중심으로 하되 통합적인 접근을 함께 모색하는 지혜가 때로는 의학의 한계를 넘어서는 결과를 만들어낼 수 있음을 보여줍니다.

### 사례 4 피부 뚫은 암과 싸워 희망을 꽃피운 이야기
박수민(가명, 49세 여성) 님의 이야기

이 사례는 전북 전주비타민의원 이영실 원장님이 직접 치료한 환자 이야기입니다 (의사 소개는 부록의 QR 코드 참조).

2020년 봄, 49세의 박수민(가명) 님이 병원을 찾았을 당시 그녀의 상태는 의료진에게 큰 충격을 안겨주었습니다. 체중은 41kg에 불과했고, 유방암이 림프절과 흉막으로 전이된 상태였으며, 양쪽 가슴의 암 덩어리는 피부를 뚫고 붉게 돌출된 심각한 상태였습니다. 가슴 전체를 뒤덮은 암 조직은 괴사가 진행되며 악취를 동반해 차마 눈 뜨고 보기 힘들 정도였습니다.

이미 대학병원에서는 그녀의 전신 상태가 너무 약해 수술은 물론 항암화학요법조차 불가능하다는 판단을 내린 상황이었습니다. 항호르몬요법으로 타목시펜을 복용했지만 우울감, 감정 기복, 졸림, 집중력 저하 등 부작용을 겪었고, 이후 파슬로덱스와 졸라덱스 같은 항호르몬 주사, 표적치료제 입랜스로 치료를 이어갔습니다. 하지만 여전히 의학적으로 가능한 치료 옵션은 거의 남아 있지 않은, 말 그대로 벼랑 끝의 상태였습니다.

그러나 박수민 님은 독실한 신앙인으로서 절망 속에서도 삶에 대한 의지를 잃지 않았고, 그녀의 침착함과 믿음은 의료진에게 깊은 인상을 남겼습니다. 2020년 4월 21일, 그녀는 고용량 비타민 C 정맥주사(IVC) 치료를 시작했습니다. 초기에는 10g에서 시작하여 점차 50g까지 증량했고, 처음 5개월간은 주 3회, 이후 3개월간은 주 2회씩 IVC와 알파리포산 주사를 병행해 꾸준히 치료를 받았습니다. 피부 병변은 자연요법 자료를 참고해 직접 관리했습니다.

남편의 직장 이동으로 통원 치료가 어려워진 이후에도 박수민님은 3주~1개월 간격으로 치료를 이어갔습니다. 그렇게 5년에 걸쳐 총 146회에 달하는 IVC 치료가 진행되었습니다. 얼마 전 병원을 다시 찾은 박수민님의 모습은 놀라움을 안겨주었습니다. 그녀는 천진난만한 미소로 말했습니다. "원장님, 이제는 유방이 피부로 다 덮였어요!"

과거 대학병원에서 조금씩 제거했던 괴사 조직의 자리에는 새살이 돋아나고, 암이 뚫고 나왔던 상처는 정상 피부로 완전히 뒤덮이는 기적 같은 변화가 나타났습니다. 지독했던 악취도 사라졌습니다. 암이 완전히 소멸된 것은 아닐지라도, 외관상 가장 심각했던 병변은 완전히 회복된 것입니다.

박수민 님의 이야기는 표준 치료가 불가능한 절망적인 상황에서도 희망을 잃지 않고 꾸준히 치료에 임하면 놀라운 변화를 경험할 수 있다는 사실을 보여줍니다. IVC 치료와 통합적인 관리가 심각하게 손상된 피부 병변의 회복과 장기 생존에 긍정적인 영향을 미쳤을 가능성을 시사합니다. 그녀의 강한 신앙심과 긍정적인 태도 또한 치유의 중요한 동력이었을 것입니다.

이 사례는 암 치료가 단순히 의학적 처치에 국한되지 않으며, 환자의 마음가짐, 믿음, 삶의 질을 위한 통합적인 접근이 얼마나 중요한지를 다시금 일깨워 줍니다. 박수민 님의 이야기가 비슷한 어려움을 겪는 많은 환우들에게 위로와 용기 그리고 희망의 메시지가 되기를 바랍니다.

### 사례 5 췌장암 말기, 삶의 질을 선물한 IVC
#### 김순옥(가명, 73세 여성) 님의 이야기

이 사례는 서울 효사랑 가정의학과의원 이재환 원장님이 직접 치료한 환자 이야기입니다(의사 소개는 부록의 QR 코드 참조).

2013년 늦여름, 73세의 김순옥(가명) 할머니는 기력이 쇠진한 상태로 통합의학 클리닉을 찾았습니다. 이미 8년 전 폐암 수술 병력이 있었던 할머니에게 이번에는 췌장암 말기 진단과 함께 간 전이 그리고 복수까지 차오르는 힘겨운 상황이

닥쳤습니다. 원자력병원에서는 여명 2개월이라는 비관적인 예측과 함께, 경구 항암제(TS-1)와 강력한 마약성 진통제 패치(100~250mcg) 처방 외에는 더 이상 적극적인 치료가 어렵다는 입장이었습니다. 할머니는 극심한 통증과 황달, 식욕 부진, 수면 장애 그리고 무엇보다 정신이 혼미해지는 섬망 증상까지 보이며 전형적인 말기 암 환자의 고통스러운 모습을 보이고 있었습니다.

이런 상황에서 가족들이 바란 것은 거창한 완치가 아니었습니다. "완치보다는 남은 시간이 덜 고통스럽고, 식사라도 잘 하셨으면 좋겠어요." 가족들은 할머니가 남은 시간을 조금이라도 더 편안하고 의미 있게 보내시기를 간절히 원했습니다. 이것이 바로 완화적 돌봄(Palliative Care)의 목표였고, 이재환 원장은 이 목표에 맞춰 고용량 비타민 C 정맥주사(IVC) 요법을 포함한 통합적인 치료 계획을 세웠습니다. 치료의 초점은 통증 완화와 영양 보충에 맞춰졌습니다.

의료진은 생체전기저항분석(BIA), 소변 유기산 검사, 타액 호르몬 검사, 모발 미네랄 검사 등 다양한 기능의학 검사를 통해 할머니의 몸 상태를 면밀히 파악하고, 그 결과에 따라 맞춤형 치료 계획을 세웠습니다. IVC는 최고 60g까지 시도되었으나 복수로 인해 40g으로 조절하여 주 3회 투여했고, 이 외에도 알파리포산, 셀레늄, 글루타치온 등 다른 정맥 수액 요법과 함께 비타민 D, MSM, 오메가-3, 코큐텐, 소화 효소 등 다양한 경구 영양제를 병행했습니다. 또한 복부 팽만감 완화를 위해 커피 관장도 조심스럽게 시도되었습니다.

놀라운 변화는 치료 시작 후 얼마 지나지 않아 나타났습니다. 가장 먼저 할머니의 통증이 눈에 띄게 줄어들었습니다. 내원 당시 250mcg까지 사용했던 마약성 패치 용량을 100mcg 이하로 줄였음에도 통증 조절이 가능해졌습니다. 더욱 감동적인 변화는 할머니의 정신 상태가 몰라보게 맑아졌다는 것이었습니다. 이전에는 섬망 증상으로 가족들과 제대로 된 대화조차 어려웠지만 이제는 온전한 정신으로 자녀, 손주들과 눈을 맞추고 이야기를 나눌 수 있게 되었습니다.

식욕 또한 돌아왔습니다. "돌아가시기 한 달 전까지도 평소 본인이 먹고 싶어하던 마산 아귀찜 같은 음식을 원없이 드실 수 있었다."고 가족들은 회상합니다. 심지어 기력이 회복되어 제주도와 용평(대관령 양떼목장까지 완주!)으로 두 차례나 가족 여행을 다녀오는 기쁨을 누리기도 했습니다. 2개월 시한부 선고를 받았던 할머니가 이처럼 인간다운 삶의 질을 누리며 6개월 이상을 더 살아내신 것입니다.

물론 할머니의 암이 사라진 것은 아니었습니다. 2014년 1월 중순 경에 혈변 증상으로 IVC를 중단하고 원자력병원으로 전원되었고, 안타깝게도 2월 중순 위궤양 출혈, 용혈성 빈혈, 다발성 장기 부전으로 세상을 떠나셨습니다.

하지만 이 6개월은 단순한 수명 연장이 아니었습니다. IVC를 포함한 통합 치료는 암 자체를 없애지는 못했지만, 할머니가 극심한 고통에서 벗어나 맑은 정신으로 사랑하는 가족들과 소중한 마지막 추억을 만들고, 존엄하게 삶을 마무리할 수 있도록 돕는 웰다잉(Well-dying)을 가능하게 했습니다. 이는 IVC가 말기 암 환자의 완화적 돌봄 과정에서 단순한 영양 공급을 넘어, 삶의 질 개선을 동반한 의미 있는 시간 확보에 기여할 수 있다는 중요한 가능성을 보여주는 사례입니다.

김순옥 할머니의 이야기는 우리에게 암 치료의 목표가 단순히 생존 기간 연장만이 아님을 다시 한 번 생각하게 합니다. 남은 삶의 질을 높이고, 환자가 인간적인 존엄성을 유지하며 마지막 순간까지 의미 있는 시간을 보낼 수 있도록 돕는 것, 이것이 바로 통합 암 치료와 완화 의료가 추구해야 할 중요한 가치일 것입니다.

### 사례 6 호지킨 림프종, 국경을 넘은 IVC 치료
차지현(가명, 28세 여성) 님의 이야기

이 사례는 저자가 직접 치료한 환자 이야기입니다.

28세의 젊은 여성 차지현(가명) 님은 호지킨 림프종 진단 후 힘겨운 표준 치료 과정을 잘 마치고 관해 판정을 받았습니다. 하지만 암이라는 큰 산을 넘은 후에도 재발에 대한 두려움과 건강에 대한 염려는 그녀를 떠나지 않았습니다. 더 건강한 삶을 되찾고 재발을 적극적으로 예방하고자 하는 마음에 그녀는 고용량 비타민 C 정맥주사(IVC) 요법을 위해 본원을 찾았습니다.

차지현 님은 고용량 비타민 C 정맥주사요법 용량을 60g까지 증량하여 주 2회 꾸준히 투여받았습니다. IVC 치료를 받으며 그녀는 점차 심리적인 안정감을 되찾았고 건강도 눈에 띄게 좋아졌습니다. 긍정적인 변화 속에서 그녀는 결혼이라는 인생의 새로운 장을 맞이하게 되었습니다.

결혼 후 남편이 미국 유학길에 오르게 되면서 차지현 님도 함께 미국으로 건너가야 하는 상황이 되었습니다. 하지만 그녀는 미국에서도 IVC 치료를 중단하고 싶지 않았습니다. 이에 본원 의료진은 미국 내에서 차지현 님이 거주하는 곳에서 멀지 않은 곳에 IVC 치료가 가능한 의료기관을 수소문했고 환자 본인 또한 적극적으로 정보를 알아보았습니다. 마침내 미국 의사와 연락이 닿았고 본원에서는 환자의 상태와 기존 치료 프로토콜을 상세히 전달하며 치료의 연속성을 부탁했습니다.

본원의 노력과 환자의 적극적인 의지 덕분에 차지현 님은 미국으로 출국한 이후에도 현지에서 IVC 치료를 꾸준히 이어갈 수 있게 되었습니다. 이후 그녀의 부모님을 통해 미국에서도 건강하게 잘 지내고 있다는 소식을 간간이 전해 들을 수 있었습니다.

차지현 님의 사례는 암 관해 후에도 재발 방지 및 건강 증진을 위해 IVC 요법이 유용한 선택이 될 수 있음을 보여줍니다. 또한 환자의 적극적인 의지와 의료진의 노력이 있다면 국경을 넘어선 치료의 연속성도 확보할 수 있음을 시사합니다. 이는 IVC 치료가 단순한 증상 완화를 넘어 환자의 장기적인 건강 관리와 삶의 질 향상에 기여할 수 있다는 가능성을 보여주는 희망적인 이야기입니다.

## 4.2 다양한 사례의 교훈

앞서 우리는 고용량 비타민 C 요법을 경험한 암 환자들의 생생한 이야기들을 만나 보았습니다. 말기 암 환자의 삶의 질 개선, 항암 치료 부작용 완화 그리고 암 진행 억제에 대한 기대까지, 다양한 상황에서 비타민 C가 긍정적인 역할을 할 수 있다는 가능성을 엿볼 수 있었습니다. 이제 이 사례들을 통해 우리가 얻을 수 있는 교훈들을 정리해 보고, 비타민 C 요법을 바라보는 균형 잡힌 시각을 갖추도록 하겠습니다.

## 사례 속 공통점과 차이점: 무엇을 배울 수 있을까?

소개된 사례들에는 몇 가지 공통점이 발견됩니다. 많은 환자들이 비타민 C 요법 후 주관적인 삶의 질 개선을 경험했다는 점입니다. 극심한 피로감이 줄어들고, 통증이 완화되며, 식욕이 돌아오고, 전반적인 활력이 증가하는 등의 변화는 환자들이 힘든 암 투병 과정을 견뎌내는 데 큰 힘이 됩니다. 특히 항암 치료의 부작용이 경감되어 예정된 치료를 끝까지 마칠 수 있도록 돕는 역할은 주목할 만합니다. 하지만 동시에 중요한 차이점들도 존재합니다. 비타민 C 요법의 효과는 모든 환자에게 동일하게 나타나지 않았습니다. 어떤 환자는 눈에 띄는 변화를 경험한 반면, 어떤 환자는 큰 효과를 느끼지 못했을 수도 있습니다.

이 책에서는 긍정적인 사례 위주로 소개했지만, 실제 임상에서는 다양한 반응이 존재합니다. 또한 비타민 C 요법이 암 자체를 완전히 사라지게 하는 완치를 가져온 사례는 자주 만나기는 어렵습니다. 대부분의 경우 비타민 C는 암을 관리하고 환자의 상태를 개선하는 보조적인 역할을 하는 경우가 많습니다.

## 효과가 다른 이유: 개인차의 중요성

비타민 C 치료는 같은 방식으로 시행되더라도 사람마다 효과가 다르게 나타날 수 있습니다. 이러한 차이는 여러 요인이 복합적으로 작용하기 때문입니다. 우선 환자의 전반적인 건강 상태가 큰 영향을 미칩니다.

나이, 영양 상태, 기저 질환의 유무, 면역력 등은 모두 비타민 C 치료에 대한 반응에 차이를 만드는 요소입니다. 예를 들어 면역력이 약한 환자와 강한 환자 사이에는 동일한 치료를 받아도 결과가 다르게 나타날 수 있습니다.

또한 암의 종류와 특성도 중요한 변수입니다. 폐암, 유방암, 대장암 등 암의 유형은 물론이고, 병의 진행 단계, 조직학적 특성, 유전자 변이 유무 등에 따라 비타민 C에 대한 반응성이 달라질 수 있습니다. 실제로 최근의 연구에서는 KRAS나 BRAF와 같은 특정 유전자 변이를 가진 암세포가 비타민 C에 더 민감하게 반응할 수 있다는 결과도 보고되고 있습니다(Yun et al., 2015).

비타민 C가 단독으로 사용되기보다는 항암제나 방사선 치료 같은 표준 치료와 병행되는 경우가 많은데, 이때 어떤 치료와 병행하느냐에 따라 상승 효과나 상호 작용의 차이가 나타납니다. 예를 들어 특정 항암제와 병용할 때 더 좋은 반응을 보이는 반면, 다른 경우에는 상호 작용으로 인해 효과가 줄어들 수도 있습니다. 또한 비타민 C의 투여 방식 역시 중요한 요소입니다. 용량, 투여 빈도, 치료 기간 등 구체적인 프로토콜에 따라 치료 효과가 달라질 수 있습니다.

마지막으로 환자의 식습관, 운동 습관, 스트레스 관리 능력 같은 생활 습관도 치료 반응에 영향을 줄 수 있습니다. 건강한 생활 습관을 유지하는 환자일수록 치료에 더 긍정적인 반응을 보일 가능성이 높습니다.

결론적으로 비타민 C 요법의 효과는 다양한 요인에 의해 달라질 수 있기 때문에 모든 환자에게 동일한 결과를 기대하는 것은 어렵습니다. 각 환자의 특성을 고려한 맞춤형 접근이 필요합니다.

## 긍정적 측면과 현실적 한계: 균형 잡힌 시각 필요

사례들을 통해 확인했듯이 고용량 비타민 C 요법은 분명 암 환자들에게 여러 긍정적인 영향을 줄 수 있는 잠재력을 가지고 있습니다. 특히 삶의 질 개선, 항암 치료 부작용 완화, 피로감 감소, 면역 기능 지원 등은 많은 환자들이 실제 임상 현장에서 경험하는 효과입니다. 이러한 효과들은 환자들이 힘든 치료 과정을 잘 견디고, 희망을 잃지 않으며, 보다 나은 일상을 영위하는 데 큰 도움이 될 수 있습니다.

하지만 동시에 우리는 비타민 C 요법의 현실적인 한계를 명확히 인지해야 합니다. 현재까지의 과학적 근거를 종합해 볼 때 고용량 비타민 C 정맥주사요법만으로 암이 완치된다는 것은 쉽지 않으며, 이를 입증할 만한 대규모 임상 연구 결과는 아직 부족합니다. 따라서 비타민 C 요법을 기적의 암 치료제로 맹신하거나, 효과가 입증된 표준 암 치료를 거부하고 비타민 C 요법에만 의존하는 것은 매우 위험한 선택일 수 있습니다.

## 마음의 힘, 심리적 요인의 역할

치료 과정에서 환자의 마음 상태가 미치는 영향은 결코 무시할 수 없습니다. 치료에 대한 환자의 긍정적인 기대와 믿음, 의료진과의 깊은 신뢰 관계는 실제 치료 결과에도 영향을 줄 수 있습니다. 이를 흔히 플라시보 효과라고 부르지만, 단순히 가짜 약 효과라고 치부하기보다는 환자의 심리 상태가 신체 반응에 영향을 미치는 복잡한 상호 작용으로 이해해야 합니다.

이와 관련하여 미국 미시간 대학교의 인류학자 다니엘 모어만(Daniel E. Moerman) 교수는 플라시보 효과라는 용어 대신 의미 반응

(meaning response)이라는 개념을 제안했습니다. 모어만 교수는 치료의 효과가 약물 자체의 생리적 효과뿐 아니라, 환자가 치료에 대해 어떤 의미를 부여하는지에 따라 다르게 나타날 수 있다고 설명합니다. 즉 환자가 치료를 어떻게 인식하고 받아들이는지에 따라 치료가 환자에게 주는 의미가 신체적 변화로 연결될 수 있다는 것입니다 (Moerman & Jonas, 2002).

비타민 C 요법을 받는 환자들 중 일부는 치료 자체의 생리적인 효과 외에도 '뭔가 내 몸을 위해 적극적으로 노력하고 있다'는 느낌, 의료진으로부터 세심한 관리를 받고 있다는 안정감 등을 통해 심리적인 지지를 얻고 이것이 긍정적인 신체 변화로 이어지는 경우도 있을 수 있습니다. 이는 단순한 플라시보 효과를 넘어 환자가 치료에 부여하는 의미가 실제 회복 과정에 긍정적인 영향을 미치는 의미 반응의 대표적인 사례라고 할 수 있습니다. 물론 비타민 C 요법의 효과를 의미 반응만으로 설명할 수는 없지만, 치료 과정에서 환자의 심리적, 정서적 측면을 함께 고려하는 것이 중요함을 시사합니다.

## 가장 중요한 원칙: 통합적 접근과 소통

결론적으로 고용량 비타민 C 요법은 암 치료의 만병통치약이 아닙니다. 하지만 올바르게 이해하고 신중하게 사용한다면 표준 암 치료를 보완하고 환자의 전반적인 건강 상태와 삶의 질을 향상시키는 데 도움을 줄 수 있는 유용한 통합의학 치료의 한 부분이 될 수 있습니다.

여기서 가장 중요한 원칙은 비타민 C 요법이 절대로 수술, 항암화학요법, 방사선 치료 등 효과가 입증된 표준 치료를 대체할 수는 없다는 것입니다. 비타민 C 요법을 고려하고 있다면 현재 주치의에게 알리고 충분히 상의하며, 통합의학 전문가와 협력하여 환자에게 가장 적합한 치료 계획을 세우는 것이 바람직합니다.

**| 독자에게 전하는 메시지: 희망을 품되, 현명하게 나아가기**

이 장에서 소개된 이야기들이 암이라는 힘겨운 싸움을 하고 있는 많은 분들에게 작은 희망의 불씨가 되었기를 바랍니다. 하지만 동시에 비타민 C 요법에 대한 비현실적인 기대를 갖거나 검증되지 않은 정보에 현혹되지 않도록 주의해야 합니다. 암 치료의 길은 복잡하고 때로는 혼란스러울 수 있습니다. 가장 중요한 것은 정확한 정보에 기반하여 의료진과 긴밀히 소통하며, 자신에게 가장 최선의 치료 방향을 찾아 나아가는 것입니다. 비타민 C는 그 여정에서 현명하게 활용될 때 여러분의 든든한 조력자가 되어 줄 수 있을 것입니다.

### 5장

# 생활 속 비타민 C 활용하기

지금까지 우리는 비타민 C의 기본적인 역할부터 암과의 복잡한 관계 그리고 그 역사를 둘러싼 흥미로운 이야기까지 살펴보았습니다. 비타민 C가 우리 몸에 필수적인 영양소이며, 특정 조건에서는 암 치료의 보조적인 역할까지 기대해 볼 수 있다는 가능성을 확인했습니다. 그렇다면 이제 우리 일상에서 비타민 C를 어떻게 현명하게 활용할 수 있을지에 대한 실질적인 질문으로 넘어가 볼 차례입니다.

이 장은 일반 독자 여러분이 실생활에서 바로 적용할 수 있는 비타민 C 활용 가이드입니다. 먼저 암 예방과 전반적인 건강 증진을 위해 우리 식탁에서 비타민 C를 어떻게 충분히 섭취할 수 있는지, 어떤 식품에 풍부하게 들어 있고 어떻게 조리하고 보관하는 것이 좋은지 구체적인 팁을 알려드립니다. 다음으로는 많은 분이 이용하는 비타민 C 영양 보충제를 어떻게 현명하게 선택하고 복용해야 하는지, 종류별 특징과 적절한 용량, 주의사항 등을 꼼꼼히 짚어 보겠습니다. 특히 암 환자분들이나 가족분들이 가장 궁금해하실 만한 내용, 즉 고용량 비타민 C 정맥주사요법을 고려할 때 반드시 알아야 할 점과 주의사항 그리고 전문가와 상담하는 과정의 중요성에 대해서도 상세히 다룰 것입니다. 마지막으로 비타민 C의 효과를 더욱 높이고 건강한 삶을 가꾸기 위해 함께 실천하면 좋은 생활 습관들을 제안하며 이 책의 1부를 마무리하고자 합니다. 이 장을 통해 얻는 실용적인 지식들이 독자 여러분의 건강한 삶에 작은 보탬이 되기를 바랍니다.

## 5.1 식품을 통한 비타민 C 섭취

우리 몸이 스스로 만들어 내지 못하는 필수 영양소, 비타민 C. 건강을 유지하기 위해 우리는 매일 음식 등을 통해 비타민 C를 꾸준히 공급받아야 합니다. 가장 자연스럽고 바람직한 방법은 역시 신선한 식품을 통해 섭취하는 것입니다. 어떤 음식에 비타민 C가 풍부하게 들어 있고, 어떻게 먹는 것이 효과적일까요?

### | 비타민 C, 풍부한 식품 알아보기

비타민 C 하면 가장 먼저 떠오르는 것은 아마도 새콤달콤한 과일일 것입니다. 맞습니다. 많은 과일이 훌륭한 비타민 C 공급원입니다. 대표적으로 딸기, 키위, 오렌지, 자몽, 레몬, 감, 파인애플, 망고 등은 비타민 C 함량이 높기로 유명합니다. 국산 과일 중에서는 귤, 감이나 딸기가 좋은 공급원입니다.

하지만 비타민 C는 과일에만 있는 것이 아닙니다. 다양한 채소에도 생각보다 많은 양의 비타민 C가 들어있습니다. 색깔이 선명한 빨간색과 노란색 파프리카, 브로콜리, 케일, 시금치, 고추, 배추, 양배추, 토마토 등은 비타민 C가 풍부한 대표적인 채소들입니다. 의외로 감자나 고구마에도 조리 과정에서 일부 소실되기는 하지만 상당량의 비타민 C가 함유되어 있습니다.

다양한 종류의 과일과 채소를 골고루 섭취하는 것이 비타민 C뿐만 아니라 다른 필수 비타민, 미네랄, 식이섬유 그리고 건강에 유익한 여러 식물성 화합물인 파이토케미컬을 함께 얻는 가장 좋은 방법입니다. 특정 음식 한두 가지만 고집하기보다는 제철에 나는 신선하고 다채로운 식재료를 활용하는 것이 현명합니다.

표 5.1에는 우리나라 사람들이 어느 식품에서 비타민 C를 많이 섭취하는지 정리되어 있습니다. 과일과 채소에서 비타민 C를 많이 섭취하고 있지만 육류를 통해서도 비타민 C 섭취가 이루어지는 것을 확인할 수 있습니다.

| 표 5.1 | 비타민 C 주요 급원식품(100g 당 함량)

| 급원식품 순위 | 급원식품 | 함량 (mg/100g) | 급원식품 순위 | 급원식품 | 함량 (mg/100g) |
|---|---|---|---|---|---|
| 1 | 가당음료(오렌지주스) | 44.1 | 16 | 오이 | 11.3 |
| 2 | 귤 | 29.1 | 17 | 양파 | 5.9 |
| 3 | 딸기 | 67.1 | 18 | 키위 | 86.5 |
| 4 | 시금치 | 50.4 | 19 | 파프리카 | 91.8 |
| 5 | 시리얼 | 190.9 | 20 | 유산균음료 | 24.4 |
| 6 | 오렌지 | 43.0 | 21 | 돼지 부산물(간) | 23.6 |
| 7 | 햄/소시지/베이컨 | 28.1 | 22 | 과일음료 | 3.4 |
| 8 | 배추김치 | 3.2 | 23 | 김 | 78.1 |
| 9 | 토마토 | 14.2 | 24 | 감자 | 4.5 |
| 10 | 고구마 | 14.5 | 25 | 바나나 | 5.9 |
| 11 | 무 | 7.3 | 26 | 파인애플 | 45.4 |
| 12 | 감 | 14.0 | 27 | 사과 | 1.4 |
| 13 | 양배추 | 19.6 | 28 | 우유 | 0.8 |
| 14 | 풋고추 | 44.0 | 29 | 구아바 | 220.0 |
| 15 | 배추 | 24.4 | 30 | 돼지고기(살코기) | 1.1 |

※ 2017년 국민건강영양조사의 식품별 섭취량과 식품별 비타민 C 함량(국가표준식품성분표 DB 9.1) 자료를 활용하여 비타민 C 주요 급원식품 상위 30위 산출(한국영양학회, 2020)

## 하루에 얼마나 먹어야 할까요? - 권장량과 식품 예시

하루에 어느 정도의 비타민 C를 섭취해야 할까요? 한국영양학회가 제시한 2020년 권장 기준에 따르면, 19세 이상 성인의 하루 비타민 C 권장 섭취량(RNI; Recommended Nutrient Intake)은 남성과 여성 모두 100mg입니다. 이는 괴혈병과 같은 결핍증을 예방하고, 신체의 정상적인 생리 기능과 항산화 방어 체계를 유지하는 데 필요한 최소한의 양입니다. 다만 임신 중인 여성은 하루 110mg, 수유 중인 여성은 140mg으로 권장 섭취량이 더 높습니다. 그렇다면 이 100mg은 식품으로는 어느 정도의 양일까요? 몇 가지 대표적인 과일과 채소를 예로 들어 보면 다음과 같습니다.

귤은 100g당 약 29.1mg의 비타민 C를 함유하고 있어서, 중간 크기의 귤 3~4개(약 350g 정도)를 먹으면 하루 권장량을 충분히 섭취할 수 있습니다. 딸기는 100g당 67.1mg이므로 중간 크기의 딸기 10개 정도(약 150g)를 먹으면 하루 섭취량 100mg을 채울 수 있습니다. 오렌지는 100g당 약 43.0mg을 함유하고 있어 중간 크기 2개(약 230g)를 먹으면 권장량을 충족할 수 있습니다. 키위의 경우 비타민 C 함량이 높아, 100g당 86.5mg을 포함하고 있어 중간 크기 키위 1개 반(약 120g)을 먹는 것만으로도 하루 권장량을 채울 수 있습니다.

채소 중에서는 파프리카가 특히 비타민 C가 풍부한 식품입니다. 100g당 91.8mg의 비타민 C를 함유하고 있으므로, 중간 크기 파프리카 반 개(약 110g) 정도면 하루 권장량을 충족할 수 있습니다. 풋고추는 100g당 44.0mg을 함유하고 있어 약 11~12개(약 230g)를 먹으면 하루 필요량을 충족할 수 있습니다. 이처럼 다양한 과일과 채소를 통해 충분한 양의 비타민 C를 음식만으로도 섭취하는 것이 가능합니다. 평소 식단에 이러한 식품들을 골고루 포함시키는 것이 중요합니다.

## 신선하게, 빠르게! – 비타민 C 손실 줄이는 섭취법

비타민 C는 매우 민감한 영양소입니다. 열, 빛, 물, 공기(산소) 등에 쉽게 파괴되기 때문에 식품을 통해 이 영양소를 효과적으로 섭취하려면 섭취 방식과 조리 과정에 조금 주의가 필요합니다. 가장 좋은 방법은 생으로 섭취하는 것입니다. 비타민 C는 열에 약하기 때문에 익히지 않고 먹을 수 있는 과일이나 샐러드용 채소는 가능한 한 생으로 먹는 것이 좋습니다. 특히 과일은 주스로 만들어 마실 때 착즙보다는 껍질째 통째로 갈아 마시는 방식이 섬유질과 함께 비타민 C를 더 많이 섭취할 수 있어 더욱 바람직합니다.

부득이하게 익혀서 먹어야 한다면 조리 방법과 시간을 최소화하는 것이 중요합니다. 오랫동안 삶는 것보다는 찌거나, 빠르게 데치거나, 짧은 시간 기름에 볶는 방식이 더 적절합니다. 예를 들어, 브로콜리를 끓는 물에 5분간 삶을 경우 비타민 C의 절반 이상이 손실될 수 있지만, 찜기로 찌면 손실률을 10~20% 수준으로 줄일 수 있습니다. 최근에는 전자레인지로 최소한의 물을 사용해 익히는 방법이 찜 방식과 비슷하거나 더 나은 비타민 C 보존 효과를 보인다는 연구도 있습니다.

또한 물 사용을 줄이는 것도 중요합니다. 비타민 C는 수용성 비타민이기 때문에 물에 오래 담가두거나 많은 물로 씻을 경우 쉽게 손실됩니다. 채소는 가급적 자르기 전에 흐르는 물에 빠르게 헹구고, 데칠 때도 적은 양의 물을 사용해 빠르게 조리하는 것이 좋습니다.

조리된 음식은 되도록 바로 섭취하는 것이 좋습니다. 시간이 지날수록 공기와의 접촉으로 인해 비타민 C가 산화되어 점점 줄어들기 때문입니다. 만약 조리 후 바로 먹지 못한다면 밀폐 용기에 담아 빠르게 냉장 보관해 공기 노출을 최소화하는 것이 바람직합니다. 이처럼 약간의 조리법과 보관 요령만으로도 비타민 C의 손실을 줄이고 더 효과적으로 섭취할 수 있습니다.

### | 올바른 보관 방법: 신선함을 지켜주세요

식품을 구입한 후 어떻게 보관하느냐에 따라서도 비타민 C 함량은 크게 달라질 수 있습니다.

- 냉장 보관은 기본: 낮은 온도에서는 비타민 C 파괴 속도가 느려지므로 대부분의 과일과 채소는 냉장고에 보관하는 것이 좋습니다. 특히 온도와 습도 조절이 가능한 채소 칸을 활용하면 신선도를 더 오래 유지할 수 있습니다.
- 밀폐하여 보관: 공기(산소)와의 접촉을 최소화하기 위해 밀폐 용기나 지퍼백 등에 담아 보관하는 것이 좋습니다.
- 통째로 보관: 과일이나 채소를 미리 잘라두면 잘린 단면을 통해 비타민 C가 더 빨리 파괴됩니다. 번거롭더라도 먹기 직전에 자르거나 손질하는 것이 비타민 C 보존에 유리합니다.
- 최대한 빨리 섭취: 아무리 보관을 잘해도 시간이 지남에 따라 비타민 C 함량은 자연스럽게 감소합니다. 신선한 상태일 때 가능한 한 빨리 섭취하는 것이 가장 좋은 방법입니다. 장보기 계획을 세울 때 필요한 만큼만 소량씩 자주 구입하는 것도 좋은 전략이 될 수 있습니다.

### | 암 예방과 건강한 식단: 비타민 C는 팀 플레이어

마지막으로 꼭 강조하고 싶은 점은 암 예방이나 건강 증진을 위해 비타민 C 하나만을 지나치게 의존해서는 안 된다는 것입니다. 세계암연구기금(WCRF)과 미국암연구소(AICR)는 암 예방을 위한 식이 지침에서, 특정 영양소를 보충제 형태로 섭취하기보다는 다양한 식품을 통해 자연스럽게 영양소를 섭취할 것을 권장하고 있습니다(WCRF/AICR, 2020).

그 이유는 식품 속에는 비타민 C 외에도 수많은 비타민, 미네랄, 식이섬유 그리고 강력한 항산화·항염증 작용을 하는 파이토케미컬 등이 함께 들어 있기 때문입니다. 이들 성분은 서로 어우러져 시너지 효과를 발휘하여 단일 성분만으로는 얻을 수 없는 건강상의 이점을 제공합니다. 따라서 가장 현명한 방법은 비타민 C가 풍부한 과일과 채소를 포함하여 다양한 색깔의 식물성 식품을 매일 충분히 섭취하는 '균형 잡힌 식단'을 실천하는 것입니다. 비타민 C는 이처럼 건강한 식단이라는 강력한 팀의 핵심 멤버로서 우리 몸을 지키는 중요한 역할을 충실히 수행할 것입니다.
매일의 식탁에서 비타민 C와 그 친구들을 만나는 즐거움을 누려 보시기 바랍니다.

## 5.2 비타민 C 보충제 선택과 복용

앞서 식품을 통해 비타민 C를 섭취하는 것이 가장 이상적이라고 이야기했지만 여러 가지 이유로 식사만으로는 충분한 양의 비타민 C를 섭취하기 어려울 수 있습니다. 바쁜 일상, 불규칙한 식사, 외식 위주의 식생활 등은 현대인들이 비타민 C 부족에 놓이기 쉬운 환경을 만듭니다. 또한 특정 건강 상태나 흡연, 과도한 스트레스 같은 생활 습관은 비타민 C 요구량을 증가시키기도 합니다. 이러한 상황에서 비타민 C 보충제는 부족한 비타민 C를 간편하고 효과적으로 보충할 수 있는 좋은 대안이 될 수 있습니다. 하지만 시중에는 너무나 많은 종류의 비타민 C 보충제가 나와 있어 어떤 제품을 선택해야 할지, 얼마나 어떻게 먹어야 할지 혼란스러울 수 있습니다. 현명한 선택과 복용을 위한 가이드라인을 알아보겠습니다.

## 보충제, 언제 필요할까요?

비타민 C 보충제 섭취를 고려해 볼 수 있는 경우는 다음과 같습니다.

- 식사를 통한 섭취 부족: 평소 과일, 채소 섭취량이 절대적으로 부족하다고 느끼거나, 불규칙한 식사로 영양 균형을 맞추기 어려운 경우
- 비타민 C 요구량 증가
    - 흡연자: 흡연자는 비흡연자보다 산화 스트레스가 높으므로 비타민 C를 포함한 항산화 영양소의 섭취량이 더 필요합니다.
    - 만성 스트레스: 지속적인 스트레스는 부신 호르몬 분비를 촉진하고, 이 과정에서 비타민 C가 많이 소모됩니다.
    - 질병 및 회복기: 감염성 질환, 염증성 질환을 앓고 있거나 수술 후 회복 중일 때는 비타민 C 요구량이 증가할 수 있습니다.
    - 특정 약물 복용: 아스피린, 경구 피임약 등 일부 약물은 비타민 C 수치를 낮출 수 있습니다.
- 항산화 및 면역 기능 강화 목적: 피로 회복, 피부 건강, 면역력 증진처럼 특정 건강상의 이점을 위해 권장량 이상의 비타민 C 섭취를 원하는 경우. 단 효과는 개인 및 상황에 따라 다를 수 있습니다.

## 다양한 보충제 종류, 나에게 맞는 것은?

시중에 판매되는 비타민 C 보충제는 원료나 가공 방식에 따라 몇 가지 종류로 나뉩니다. 각각의 특징을 이해하면 제품 선택에 도움이 됩니다.

- **일반 아스코르브산(Ascorbic Acid)**: 가장 기본적이고 흔한 형태입니다. 가격이 저렴하고 효과도 충분히 입증되었습니다. 다만 산성이 강해 빈속에 먹으면 속 쓰림을 유발할 수 있습니다.
- **중성 비타민 C(Buffered Vitamin C)**: 아스코르브산에 칼슘이나 나트륨 같은 미네랄을 결합시켜 산도를 낮춘 형태입니다(예: Calcium Ascorbate, Sodium Ascorbate). 위장 자극이 덜해 속 쓰림을 자주 느끼는 사람에게 적합할 수 있습니다. 하지만 고혈압이나 신장 질환 때문에 나트륨이나 칼슘 섭취를 제한해야 하는 경우에는 주의가 필요합니다.
- **서방형(Sustained/Timed-Release)**: 몸 안에서 천천히 녹아 비타민 C가 서서히 방출되도록 만든 제품입니다. 혈중 농도를 안정적으로 유지하고 흡수율을 높일 수 있다는 장점이 있지만 그 효과가 일반형에 비해 월등히 뛰어나다는 확실한 증거는 부족하며 가격은 더 비싼 경향이 있습니다.
- **리포조말(Liposomal)**: 비타민 C를 인지질 이중층으로 감싸 미세한 리포좀 형태로 만든 것입니다. 세포막과 유사한 구조 덕분에 소화관에서의 흡수율과 생체 이용률이 매우 높다고 알려져 있습니다. 고용량을 경구로 섭취하고자 할 때 고려될 수 있지만, 과학적 근거는 아직 더 축적될 필요가 있으며 가격이 상당히 높습니다(Davis et al., 2016).
- **자연 유래 비타민 C**: 아세로라, 체리, 로즈힙 등 비타민 C가 풍부한 식물에서 추출한 성분을 함유한 제품입니다. 비타민 C 외에도 식물 고유의 바이오플라보노이드 같은 파이토케미컬이 함께 들어 있어 시너지 효과를 낼 수 있다고 주장하지만 대부분의 제품은 합성 비타민 C에 소량의 자연 유래 성분을 첨가한 형태이며 순수 자연 유래 성분만으로 고함량을 만들기는 어렵고 가격이 비쌉니다. 합성 비타민 C와

자연 유래 비타민 C 간의 생체 이용률 차이는 크지 않다는 것이 일반적인 견해입니다.
- 에스터-C(Ester-C®): 칼슘 아스코르베이트와 비타민 C 대사산물을 혼합한 특허 제품으로 체내 흡수율과 지속 시간이 길다고 홍보됩니다. 중성 비타민 C의 일종으로 볼 수 있으며 다른 형태 대비 우월성에 대한 논란은 있습니다.

| 어떤 제품을 골라야 할까요?

특별한 경우가 아니라면 일반 아스코르브산이나 중성 비타민 C 형태만으로도 충분합니다. 속쓰림 같은 위장 상태, 복용 편의성, 비용 등을 종합적으로 고려하여 자신에게 맞는 제품을 선택하는 것이 현명합니다. 특정 제품이 다른 제품보다 월등히 뛰어나다고 맹신하기보다는 꾸준히 복용할 수 있는 제품을 선택하는 것이 더 중요합니다.

| 제형 선택: 알약, 분말, 츄어블?

비타민 C는 다양한 제형으로 나옵니다.
- 정제(알약)/캡슐: 가장 일반적이며 복용과 휴대가 편리합니다.
- 분말: 물이나 음료에 타 먹는 형태로 고용량을 섭취하기 용이하고 첨가물이 없는 순수 제품을 선호하는 경우 좋습니다.
- 츄어블: 씹어 먹는 형태로 알약을 삼키기 어려운 사람에게 좋습니다. 다만 당분이나 인공 감미료 함량을 확인해야 합니다. 산성 성분이 치아에 직접 닿을 수 있으므로 복용 후 물로 입을 헹구는 것이 좋습니다.
- 액상: 마시는 형태는 흡수가 빠를 수 있으나 안정성이 낮고 보관이 불편할 수 있습니다.

제형 자체보다는 함량과 첨가물 유무 등을 확인하고 자신의 생활 방식이나 선호도에 맞는 것을 선택하면 됩니다.

## 얼마나 먹어야 할까요? 용량 설정과 상한선 기억하기

비타민 C 보충제의 적정 복용량은 섭취 목적과 개인의 건강 상태에 따라 달라집니다.

- 일반적인 건강 유지 및 결핍 예방: 평소 건강한 성인이라면 성인 기준으로 비타민 C의 하루 권장 섭취량이 100mg 이므로 하루 100~500mg 정도면 충분합니다.
- 항산화 효과 증진, 피로 해소 등 기능성 기대: 하루 500~2,000mg (2g) 범위에서 고려해 볼 수 있습니다.
- 메가도스(Megadose): 하루 3,000mg (3g) 이상, 많게는 10,000mg (10g) 이상 복용하는 방법입니다. 이는 라이너스 폴링 등이 주장했던 방식이지만 의학적인 효과에 대해서는 여전히 논란이 많고 부작용 위험도 커지므로 반드시 의사와 상의 후 신중하게 결정해야 합니다. 자가 판단으로 무분별하게 시도하는 것은 권장되지 않습니다. 특히 신장 기능이 저하되어 있는 분들은 주의가 필요합니다.
- 매우 중요한 점: 한국 성인의 비타민 C 상한 섭취량은 하루 2,000mg (2g)입니다. 이 양을 초과하여 장기간 복용하면 부작용 발생 위험이 높아집니다. 가장 흔한 부작용은 설사, 복부 팽만감, 속 쓰림 등 위장 장애입니다.

## 현명한 복용 습관: 효과는 높이고, 부작용은 줄이고

비타민 C 보충제의 효과를 높이고 부작용을 줄이기 위한 복용 팁입니다.

- 식사와 함께 또는 식후 즉시 복용: 위 점막을 보호하고 속 쓰림을 예방하는 데 도움이 됩니다.
- 하루 2~3회 나누어 복용: 하루 총 복용량이 1,000mg 이상이라면, 한

번에 다 먹기보다 아침, 점심, 저녁 식후 등으로 나누어 복용하는 것이 좋습니다. 이는 혈중 농도를 비교적 일정하게 유지하고 흡수율을 높이며 위장 장애 발생 가능성을 줄이는 데 유리합니다.
- **충분한 물 섭취**: 비타민 C는 수용성이므로 몸에서 잘 활용되고 대사산물이 원활하게 배설되도록 물을 충분히 마시는 것이 좋습니다. 특히 신장 결석 예방에도 도움이 됩니다.
- **꾸준함이 중요**: 비타민 C는 체내에 오래 저장되지 않으므로 매일 꾸준히 복용하는 것이 중요합니다.

## 비타민 C 보충제, 궁금증 해결!

**Q.** 비타민 C, 아침 공복에 먹는 게 좋다고 하던데요?

**A.** 흡수율 측면에서는 공복이 약간 유리할 수 있다는 의견도 있지만, 속 쓰림 등 위장 장애를 유발할 가능성이 훨씬 큽니다. 대부분의 전문가들은 위장 부담을 줄이기 위해 식후 복용을 권장합니다. 흡수율 차이보다는 꾸준히 안전하게 복용하는 것이 더 중요합니다.

**Q.** 비타민 C 보충제, 오래 먹어도 괜찮나요?

**A.** 상한 섭취량(하루 2,000mg) 이내에서 복용한다면 장기간 복용해도 비교적 안전한 것으로 알려져 있습니다. 하지만 개인의 건강 상태에 따라 다를 수 있으므로 만성 질환이 있거나 다른 약물을 복용 중이라면 정기적으로 의사 또는 약사와 상담하는 것이 좋습니다.

**Q.** 종합 비타민에도 비타민 C가 들어 있는데, 따로 또 먹어야 하나요?

**A.** 종합 비타민에 포함된 비타민 C 함량을 확인합니다. 함량이 낮다면 (예: 100mg 미만) 추가로 비타민 C 보충제를 먹는 것을 고려할 수 있습니다. 하지만 종합 비타민만으로도 충분한 양(예: 500mg 이상)

이 들어 있다면 굳이 추가로 복용할 필요는 없을 수 있습니다.

**Q.** 감기 걸렸을 때 비타민 C 많이 먹으면 정말 도움이 되나요?
**A.** 비타민 C가 감기를 직접 치료하거나 예방하는 강력한 효과가 있다고 보기는 어렵습니다. 다만 평소 꾸준히 복용하면 감기 증상 기간을 약간 단축시키거나 증상을 완화하는 데 도움이 될 수 있다는 연구 결과는 있습니다(Hemilä & Chalker, 2013). 감기 기운이 있을 때 일시적으로 복용량을 늘리는 것은 큰 무리가 없을 수 있지만 상한 섭취량(2,000mg)을 넘겨 복용할 때는 주의하는 것이 좋습니다.

**Q.** 흡연자는 비타민 C를 더 많이 먹어야 한다는데, 얼마나 더 먹어야 할까요?
**A.** 흡연은 체내 산화 스트레스를 증가시키고 비타민 C를 더 많이 소모시킵니다. 그래서 한국영양학회는 2015년도 한국인 영양소 섭취 기준에서 흡연자의 경우 비흡연자보다 하루 35mg의 비타민 C를 추가로 섭취할 것을 권장했습니다. 그런데 2020년도 한국인 영양소 섭취 기준에서는 근거가 충분하지 않다며 35mg 추가 섭취 권장을 제외했습니다. 금연이 가장 좋은 방법이지만 흡연 중이라면 비타민 C가 풍부한 식품을 더 신경 써서 섭취하거나 보충제를 고려해 볼 수 있습니다.

**Q.** 비타민 C 먹으면 잠이 안 온다는 사람도 있던데, 정말인가요?
**A.** 비타민 C가 신경 전달 물질 합성에 관여하고 에너지 대사를 돕기 때문에 이론적으로는 각성 효과가 있을 수 있다는 추정을 할 수 있습니다. 하지만 대부분의 사람에게는 수면에 큰 영향을 미치지 않는 것으로 알려져 있습니다. 만약 저녁에 비타민 C를 복용하고 잠들기 어렵다고 느낀다면 아침이나 낮 시간대로 복용 시간을 조절해 보는

것이 좋습니다.

비타민 C 보충제는 현대인의 건강 관리에 유용한 도구가 될 수 있습니다. 하지만 광고나 유행에 휩쓸리기보다는 자신의 건강 상태와 필요를 정확히 파악하고, 제품 정보를 꼼꼼히 확인하며 올바른 용법과 용량을 지켜 현명하게 활용하는 자세가 필요합니다.

## 5.3 암 환자가 비타민 C 요법을 고려할 때

이 책을 읽고 계신 암 환자와 그 가족분들께서는 고용량 비타민 C 정맥주사요법에 대해 가장 많은 관심과 궁금증이 있을 것입니다. 앞선 장들에서는 이 치료법의 이론적 배경, 잠재적인 가능성 그리고 실제 적용 사례들을 살펴보았습니다.

이제는 암 환자의 입장에서 이 요법을 실제로 고려할 때 반드시 알아야 할 사항과, 어떤 과정을 거쳐 신중하게 결정을 내려야 하는지를 구체적으로 안내하고자 합니다. 이 부분은 환자의 안전과 직결되는 매우 중요한 내용이므로 아무리 강조해도 지나치지 않습니다.

### | 이것은 '영양제'가 아닌 '치료'입니다: 인식의 전환

가장 먼저 바로잡아야 할 인식은 암 환자에게 적용되는 고용량 비타민 C 정맥주사요법이 단순한 비타민 영양제 투여와는 본질적으로 다르다는 점입니다. 일반적으로 피로 회복이나 피부 미용 목적으로 맞는 몇 그램 수준의 저용량 비타민 C 주사와도 명확히 구분되어야 합니다.

암 치료의 맥락에서 사용되는 고용량 비타민 C 정맥주사요법은 한 번에 수십 그램(예: 25g, 50g, 100g 등)의 비타민 C를 정맥으로 직접 주입해, 경구 섭취로는 도달할 수 없는 매우 높은 혈중 농도를 유도하는 것을 목표로 합니다(2.4절 참조). 이러한 요법은 우리 몸에 강력한 생화학적 영향을 미치는 명백한 의료 행위로 잠재적인 약리 효과를 기대함과 동시에 부작용의 위험도 수반합니다.

따라서 인터넷 커뮤니티의 정보나 주변 사람의 권유, 특정 홍보 문구만을 보고 "몸에 좋은 비타민이니까 한 번 맞아볼까?" 하는 가벼운 마음으로 접근해서는 절대 안 됩니다. 반드시 고용량 비타민 C 정맥주사요법에 정통한 전문가의 정확한 평가와 판단 그리고 세심한 관리와 감독 하에 시행되어야 하는 전문적인 치료법임을 분명히 인식해야 합니다.

### | 의료진과의 원활한 소통에서 시작하세요

고용량 비타민 C 요법을 고려하고 계신다면 먼저 현재 암 치료를 담당하고 있는 주치의와 대화를 나누는 것이 가장 좋은 출발점입니다. 주치의는 환자의 암 유형, 병기, 치료 경과 그리고 전반적인 건강 상태를 가장 잘 이해하고 있는 전문가이기 때문입니다.

하지만 현실적으로 국내 의료 환경에서는 통합의학이나 고용량 비타민 C 정맥주사요법에 대해 잘 알지 못하거나, 다소 부정적인 인식을 가진 의료진도 있을 수 있습니다. 게다가 짧은 진료 시간으로 인해 충분한 설명이나 상담이 어려울 때도 많습니다. 이로 인해 불편하거나 당황스러운 경험을 하실 수도 있지만, 가능한 한 주치의와 편안하고 열린 태도로 소통하며 자신의 생각과 궁금증을 솔직하게 나누는 것이 바람직합니다.

만약 주치의와의 상담이 충분하지 않거나, 고용량 비타민 C 정맥주사 요법에 대해 보다 구체적인 정보를 원한다면 이 치료에 대한 경험이 풍부한 의료진에게 상담을 받아 보는 것도 좋은 방법입니다. 이러한 추가 상담을 통해 비타민 C 치료로 기대할 수 있는 효과(예: 삶의 질 개선, 증상 완화, 종양 진행 억제 등)와 함께 반드시 고려해야 할 위험 요인들(예: G6PD 결핍, 신장 기능 저하 등)에 대해 충분히 이해하는 것이 중요합니다.

### | 통합의학 전문가의 추가적인 상담을 활용하세요

비타민 C 요법이나 다른 통합의학적 접근법에 대해 보다 깊이 있는 이해가 필요하거나 개인에게 맞는 맞춤형 치료 계획이 필요하다면 이 분야에 경험이 풍부한 통합의학 전문가나 대한임상암대사의학회 소속 의료진의 상담을 받는 것도 좋은 방법입니다. 이들은 표준적인 치료와 통합의학적 접근을 적절히 조화시키며 환자 개개인의 상황과 목표에 맞는 현실적인 치료 계획을 세울 수 있습니다.

무엇보다 중요한 것은 환자분의 안전과 치료 과정의 투명성입니다. 어떤 치료든 의료진과 충분한 소통을 바탕으로 신중하게 결정하며, 환자 본인도 적극적으로 정보를 찾아보고 치료 과정에 능동적으로 참여하는 것이 가장 바람직합니다.

### | 시작 전 체크리스트: 안전을 위한 필수 확인 사항

고용량 비타민 C 정맥주사요법을 받기로 결정했다면 실제 투여를 시작하기 전에 반드시 확인해야 할 안전 관련 사항들이 있습니다. 치료를 시행하는 의료기관에서는 당연히 이 과정들을 거치겠지만 환자 스스로도 알고 확인하는 것이 중요합니다.

- **G6PD 효소 활성도 검사**: 앞서 언급했듯이 G6PD 결핍증 환자에게 고용량 비타민 C는 심각한 용혈을 유발할 수 있으므로 모든 환자는 치료 시작 전 혈액 검사를 통해 G6PD 효소 활성이 정상임을 확인해야 합니다. 이는 절대적인 필수 검사입니다.
- **신장 기능 평가**: 비타민 C 대사 산물인 옥살산염이 신장에 부담을 줄 수 있으므로 혈액 검사(예: 크레아티닌, 사구체여과율) 및 소변 검사를 통해 신장 기능을 반드시 평가해야 합니다. 신장 기능이 저하되어 있을 경우 매우 신중한 용량 조절 및 모니터링이 필요합니다.
- **전해질 및 혈당 검사**: 투여 전 혈중 전해질(예: 나트륨, 칼륨, 칼슘, 마그네슘 등) 및 혈당 수치를 확인하여 기저 상태를 파악합니다.
- **치료 동의서 작성**: 치료의 목적, 과정, 기대 효과, 잠재적 부작용 및 위험성, 비용 등에 대해 충분한 설명을 듣고 이해한 후, 자발적인 동의 의사를 서면으로 작성하게 됩니다. 궁금한 점은 주저하지 말고 질문하여 완전히 이해한 후 동의해야 합니다.
- **비용 및 실손의료보험**: 비타민 C 정맥주사요법은 건강보험이 적용되지 않는 비급여 치료이므로 1회 투여 비용 및 총 예상 비용을 미리 확인해야 합니다. 최근 실손의료보험에서 비급여 주사 치료에 대한 지급 기준이 강화되는 추세이므로 보험 적용 가능 여부도 가입한 보험사에 직접 확인해 보는 것이 좋습니다.

## 절대 원칙: 표준 치료를 포기하지 마세요!

아무리 강조해도 지나치지 않은 가장 중요한 원칙이 있습니다. 고용량 비타민 C 정맥주사요법은 절대로 과학적으로 효과가 입증된 표준 암 치료(예: 수술, 항암화학요법, 방사선 치료, 표적 치료, 면역 치료 등)를 대체할 수 없습니다. 비타민 C 요법에만 의지해서 표준 치료를 거부하거나 임의로 중단하는 것은 암을 악화시키고 생명을 단축시킬 수 있는 매우 위험한 선택입니다.

고용량 비타민 C 요법은 어디까지나 표준 치료를 받는 과정에서 항암 치료 효과를 보조하고, 삶의 질을 높이며, 부작용을 완화하는 보완적 역할로서 의미가 있습니다. 이 요법은 반드시 표준 치료라는 기반 위에 신중하게 더해져야만 비로소 그 가치를 발휘할 수 있다는 점을 꼭 기억해야 합니다.

### | 현실적인 기대 그리고 열린 마음

고용량 비타민 C 요법을 고려할 때 가장 먼저 경계해야 할 점은 비현실적인 기대입니다. 안타깝게도 비타민 C는 모든 암 환자에게 극적인 효과를 보이는 만병통치약이 아닙니다. 개인에 따라 효과는 매우 다를 수 있으며, 때로는 기대만큼의 변화를 느끼지 못할 수도 있습니다.

따라서 치료를 시작하기 전에는 의료진과 함께 현실적이고 달성 가능한 목표를 설정하는 것이 중요합니다. 암의 완전한 소멸보다는 암과 함께 살아가는 시간 동안 삶의 질을 유지하고, 항암 치료의 부작용을 줄이며, 심리적인 안정감을 높이는 등 구체적이고 실현 가능한 목표를 세우는 것이 바람직합니다. 또한 치료 과정에서는 정기적으로 효과를 점검하고, 그에 따라 치료 방향을 조정해 나가는 태도도 필요합니다.

암 환자와 가족에게 고용량 비타민 C 요법은 분명히 고려해 볼 만한 보완적 치료 옵션 중 하나가 될 수 있습니다. 그러나 이 치료법을 선택하는 과정은 반드시 정확한 의학적 정보와 전문가와의 충분한 상담 그리고 환자 자신의 신중한 판단을 바탕으로 이루어져야 합니다.
이 장의 내용이 여러분의 현명한 결정에 도움이 되기를 바랍니다.

## 5.4 생활 습관과 함께하는 비타민 C

이제 일반 독자 여러분을 위한 1부의 마지막 여정에 도달했습니다. 우리는 비타민 C의 기본적인 역할과 중요성에서 출발하여 암과의 복잡한 관계, 그 파란만장한 역사 그리고 일상과 임상 현장에서 비타민 C를 활용하는 구체적인 방법들까지 함께 살펴보았습니다.

이제 이 모든 내용을 바탕으로, 비타민 C의 효과를 어떻게 하면 더 잘 활용할 수 있을지 생각해 보며 1부를 마무리하고자 합니다. 핵심은 비타민 C를 하나의 독립된 요소로만 보기보다는 우리의 전반적인 생활 습관과 유기적으로 연결해 조화롭게 통합하는 데 있습니다.

### | 최상의 효과를 위한 팀워크: 비타민 C와 건강한 습관의 상승 효과

비타민 C는 항산화 작용, 면역 기능 강화, 콜라겐 합성과 같은 다양한 역할을 수행합니다. 그러나 이러한 효과를 온전히 발휘하기 위해서는 단순히 비타민 C를 충분히 섭취하는 것만으로는 부족합니다. 우리 몸의 전반적인 상태가 건강하게 유지되어야 비타민 C도 제 기능을 다할 수 있습니다.

이는 마치 좋은 엔진 오일을 사용하더라도 자동차의 다른 부품이 고장 나 있으면 제 성능을 낼 수 없는 것과 같습니다. 비타민 C 섭취와 함께 건강한 생활 습관을 실천할 때 두 요소는 서로를 보완하며 시너지를 만들어냅니다. 균형 잡힌 식사, 충분한 수면, 꾸준한 운동, 스트레스 관리 등은 우리 몸의 항산화 방어 시스템을 강화하고 염증을 조절하며 면역 체계를 최적화하는 데 크게 기여합니다. 이처럼 건강한 생활 습관과 비타민 C의 조화는 단순한 보충을 넘어, 더 큰 건강 효과를 만들어내는 팀워크라고 할 수 있습니다.

## | 비타민 C의 든든한 파트너: 함께하면 좋은 생활 습관들

비타민 C와 함께 실천하면 더욱 강력한 건강 효과를 기대할 수 있는 생활 습관들을 정리해 보겠습니다.

흡연은 체내 비타민 C를 고갈시키는 가장 큰 원인 중 하나입니다. 담배 연기 속 유해 물질은 강력한 산화 스트레스를 유발해 우리 몸의 항산화 방어 시스템을 끊임없이 소모시킵니다. 특히 비타민 C는 이러한 스트레스를 막기 위해 빠르게 사용되므로 흡연자는 더 많은 비타민 C를 필요로 하게 됩니다. 금연은 비타민 C를 절약하는 가장 효과적인 방법이자, 폐암을 비롯한 각종 암과 심혈관 질환 예방의 출발점입니다.

과도한 음주는 간 기능 저하, 영양소 흡수 방해, 만성 염증 유발 등 전반적인 건강을 해칩니다. 술은 마시지 않는 것이 가장 좋으며, 불가피할 경우에도 종류와 양을 최소화하고 음주 빈도를 줄이는 절제가 필요합니다.

규칙적인 신체 활동은 체중 조절뿐만 아니라 혈액 순환을 개선하고, 면역 세포의 기능을 강화하며, 스트레스 해소와 기분 전환에도 도움이 됩니다. 약간 숨이 찰 정도로 빠르게 걷기, 조깅, 자전거 타기 같은 중강도 유산소 운동을 주 3~5회, 회당 30분 이상 실천하고, 주 2회 정도 근력 운동을 병행하는 것이 이상적입니다.

수면은 단순한 휴식이 아니라, 낮 동안 쌓인 피로를 회복하고 손상된 세포를 복구하며 면역력을 회복하는 시간입니다. 하루 7~8시간의 수면을 규칙적으로 취하고, 숙면을 위한 환경(조명, 소음, 온도 등)을 갖추는 것이 중요합니다. 질 좋은 수면은 비타민 C를 포함한 각종 영양소가 제 역할을 하도록 도와줍니다.

스트레스는 호르몬 균형을 무너뜨리고, 면역력을 약화시키며, 염증을 증가시키는 주요 요인입니다. 명상, 심호흡, 요가, 음악 감상, 자연 속 산책, 친구와의 대화 등 자신에게 맞는 방법을 찾아 꾸준히 실천하는 것이 정신 건강은 물론 신체 건강에도 큰 도움이 됩니다.

이러한 생활 습관은 비타민 C와 더불어 우리 몸의 건강을 지키는 든든한 기반이 되어 줍니다. 작은 실천이 큰 차이를 만든다는 점을 기억하며, 오늘부터 하나씩 시작해 보시기 바랍니다.

| 함께하면 더 좋은 음식: 건강한 식단과의 조화

비타민 C는 단독으로 모든 건강 문제를 해결할 수는 없습니다. 진정한 효과는 건강한 식단이라는 큰 틀 안에서, 다른 영양소들과 조화를 이루며 섭취될 때 더욱 빛을 발합니다. 이를 위해 다양한 색깔의 채소와 과일을 고루 섭취하는 '무지개 식단'을 실천해 보는 것이 좋습니다. 특정 음식에만 치우치지 말고, 빨강(토마토, 사과), 주황/노랑(오렌지, 파프리카), 초록(브로콜리, 케일), 보라(가지, 블루베리), 흰색(마늘, 양파) 등 다채로운 색의 식물성 식품을 매일 과일 2접시, 채소 3접시 이상 섭취해 보세요. 이러한 식품들은 비타민 C는 물론 각기 다른 항산화 물질과 파이토케미컬을 함유하고 있어 서로의 작용을 보완하며 강력한 건강 효과를 냅니다.

정제된 곡류보다는 현미, 통밀, 귀리 등 통곡물을 주식으로 선택하고, 콩이나 두부, 강낭콩 같은 식물성 단백질을 적절히 섭취하는 것도 중요합니다. 여기에 불포화지방산과 미네랄이 풍부한 견과류를 간식으로 더하면 더욱 균형 잡힌 식단이 됩니다.

또한 설탕이나 정제 탄수화물, 트랜스 지방, 각종 첨가물이 많이 들어간 가공식품과 패스트푸드의 섭취는 가능한 한 줄이는 것이 바람직합니다. 이러한 식단 조절은 비타민 C의 효과를 극대화하고, 전반적인 건강을 지키는 데 큰 도움이 됩니다.

| 항산화 네트워크 강화: 팀워크의 중요성

우리 몸의 항산화 시스템은 비타민 C, 비타민 E, 셀레늄, 아연, 망간, 코엔자임 Q10 등 다양한 영양소들이 유기적으로 협력하여 활성산소의 공격을 막아냅니다. 예를 들어 세포막에서 활성산소를 막아주는 비타민 E가 산화되면 비타민 C가 이를 다시 환원시켜 재활용하고, 셀레늄은 항산화 효소인 글루타치온 퍼옥시다제의 중요한 구성 성분입니다. 따라서 특정 영양소 보충제에 의존하기보다는 이러한 다양한 항산화 영양소들이 풍부하게 함유된 균형 잡힌 식단을 통해 우리 몸의 항산화 드림팀 전체를 강화하는 것이 가장 효과적이고 안전한 방법입니다.

| 1부를 마치며: 비타민 C, 건강한 삶의 동반자

이것으로 『비타민 C와 암』의 1부, 일반 독자편을 마무리합니다. 우리는 일상에서 익숙한 비타민 C라는 영양소의 숨겨진 힘과 가능성 그리고 그 한계에 대해 함께 살펴보았습니다. 비타민 C는 건강을 유지하고 질병을 예방하는 데 있어 중요한 역할을 하며, 올바르게 이해하고 활용한다면 암 예방은 물론 암 치료 과정에서 삶의 질을 높이는 데에도 긍정적인 기여를 할 수 있습니다.

하지만 비타민 C를 만병통치약처럼 여기거나 과학적 근거 없이 맹신하는 태도는 경계해야 합니다. 특히 고용량 비타민 C 정맥주사요법과 같은 전문적인 치료는 반드시 전문가와의 충분한 상담과 신중한 판단을 통해 결정되어야 하며, 표준 치료를 대체하는 수단이 되어서는 안 됩니다.

비타민 C는 단독으로 모든 것을 해결하는 스타 플레이어가 아니라, 건강한 식단, 규칙적인 운동, 충분한 수면, 스트레스 관리 등 전반적인 생활 습관과 조화를 이룰 때 그 효과를 극대화할 수 있는 든든한 팀원입니다. 이 책 1부의 내용이 독자 여러분이 비타민 C를 보다 현명하게 활용하고, 더 건강한 삶을 설계해 나가는 데 유익한 길잡이가 되기를 진심으로 바랍니다.

이어지는 2부에서는 의료 전문가를 위한 보다 심도 깊은 내용을 다룰 예정입니다. 고용량 비타민 C 정맥주사요법의 과학적 원리와 근거, 최신 임상 연구 결과 그리고 실제 진료 현장에서의 적용 지침이 궁금하신 독자께서는 2부도 꼭 함께 정독해 주시기 바랍니다.

## 고용량 비타민 C 정맥주사요법의 임상 응용

- **6장** 고용량 비타민 C 정맥주사요법의 과학적 기반
- **7장** 고용량 비타민 C 정맥주사요법의 임상 연구와 근거
- **8장** 고용량 비타민 C 정맥주사요법의 실제: 조제와 투여
- **9장** 고용량 비타민 C 정맥주사요법의 안전성과 부작용 관리
- **10장** 비타민 C와 통합 암 치료
- **11장** 맺음말

part II
전문가 편

II부. 전문가편 - 고용량 비타민 C정맥주사요법의 임상 응용

**6장**

# 고용량 비타민 C 정맥주사요법의 과학적 기반

1부에서는 일반 독자를 대상으로 비타민 C의 기본적인 생리 기능과 암과의 연관성에 대한 개괄적인 내용을 살펴보았다. 이제 2부에서는 의료 전문가를 위한 심도 깊은 논의를 시작하고자 한다. 그 첫 장인 6장에서는 고용량 비타민 C 정맥주사(Intravenous Vitamin C, IVC) 요법이 암 치료의 맥락에서 주목받는 과학적 배경을 상세히 다룰 것이다.

단순한 영양소 보충을 넘어 약리학적 농도의 비타민 C가 암세포에 미치는 분자 수준의 효과와 그 기전에 대한 최신 지견을 정리하는 것이 이 장의 목표이다. 1부에서 간략히 언급되었던 비타민 C의 약동학적 특성, 특히 경구 투여와 정맥 투여 간의 극명한 차이를 구체적인 데이터를 통해 확인하고, 이것이 왜 IVC 요법의 핵심 근거가 되는지 명확히 밝힐 것이다.

또한 고농도 비타민 C가 어떻게 암세포에 선택적으로 독성을 나타내는지, 그 중심 기전으로 제시되는 과산화수소($H_2O_2$) 생성 및 암세포의 대사적 취약성과의 연관성을 분자생물학적 관점에서 깊이 있게 탐구한다. 나아가 종양 미세환경(Tumor Microenvironment)에 대한 영향,

즉 콜라겐 합성, 혈관신생, 면역 조절, 염증 반응 등에 비타민 C가 어떻게 관여하는지 살펴보고, 최근 활발히 연구되는 후성유전학적 조절자로서의 역할까지 포괄적으로 논의할 것이다.

이 장을 통해 의료 전문가 독자 여러분은 고용량 비타민 C 요법의 이론적 토대를 탄탄히 다지고, 이어지는 임상 연구 및 실제 적용에 대한 이해를 심화할 수 있을 것이다. 제시되는 내용들은 현재까지 발표된 과학적 연구 결과들을 기반으로 하며, 그 기전을 이해하는 데 도움이 되고자 한다.

## 6.1 고용량 비타민 C 정맥주사요법의 약리학

고용량 비타민 C 정맥주사요법의 과학적 타당성을 이해하기 위한 첫걸음은 비타민 C의 약리학적 특성, 즉 약동학(Pharmacokinetics, PK)과 약력학(Pharmacodynamics, PD)을 정확히 파악하는 것이다. 특히 경구 투여와 정맥 투여 간의 현저한 약동학적 차이는 IVC 요법의 이론적 근거를 형성하는 핵심 요소이다.

### ▎약동학(Pharmacokinetics, PK): 경구 투여 vs. 정맥 투여의 결정적 차이

1부에서 간략히 언급했듯이 비타민 C의 경구 투여 시 생체 이용률은 용량 의존적으로 제한된다. 비타민 C는 주로 소장 상피세포에 발현되는 나트륨 의존성 비타민 C 수송체 1형(Sodium-dependent Vitamin C Transporter 1, SVCT1)을 통해 흡수되며, 이 수송체는 낮은 친화도(low affinity)와 높은 용량(high capacity) 특성을 갖는 능동 수송체로 알려져 있다. 비타민 C의 경구 흡수는 이 수송체의 수송 능력($V_{max}$)에 의해 제한되므로, 고용량 복용 시 포화(saturation)에 도달하여 생체 이용률이 감소하게 된다(Savini et al., 2008). 건강한 성인 기준으로 경구 섭취 용량이 증가함에 따라 흡수율은 급격히 감소한다. 예를 들어 Levine 등(1996)에 따르면 200mg 경구 투여 시 흡수율이 거의 100%에 달하지만, 500 mg에서는 약 70 %, 1.25g에서는 약 33%까지 감소한다.

또한 신장의 재흡수 기전도 혈중 농도를 조절하는 데 중요한 역할을 한다. 사구체에서 여과된 비타민 C는 근위 세뇨관에 발현된 SVCT1을 통해 대부분 재흡수되지만, 이 재흡수 능력에도 한계(renal threshold, 약 60~80$\mu$M)가 있다. 따라서 혈장 농도가 이 역치를 초과하면 초과분은 빠르게 소변으로 배설된다. 이러한 장관 수송 포화와 신장 배설 조절 기전 때문에 경구로 아무리 많은 양의 비타민 C를 섭취해도 정상인의 최고 혈장 농도(Peak Plasma Concentration, Cmax)는 약 220 $\mu$M 이상으로 올리기 어렵다(Padayatty et al., 2004).

반면 정맥 투여(IV)는 이러한 소화관 흡수 및 신장 재흡수 제한을 우회한다. 비타민 C를 직접 혈류로 주입하면 용량 의존적으로 훨씬 높은 혈장 농도에 도달할 수 있다. 예를 들어 1.25g의 비타민 C를 정맥 주사했을 때 최고 혈장 농도(Cmax)는 약 0.9mM(900 $\mu$M)에 달하며, 50g에서 100g 사이의 고용량을 정맥 투여하면 최고 혈장 농도는 13mM에서 최대 49mM 까지 도달할 수 있는 것으로 보고되었다(Padayatty et al., 2004; Hoffer et al., 2008; Stephenson et al., 2013). 이는 경구 투여 시 최고 농도의 60~200배에 해당하는 수치이다.

정맥 투여 시 혈장 반감기는 약 2시간 정도로 비교적 짧으며, 약물 농도-시간 곡선 아래 면적(Area Under the Curve, AUC)은 경구 투여에 비해 용량 대비 훨씬 크다. 이러한 극명한 약동학적 차이는 IVC 요법이 경구 메가도스 요법과는 질적으로 다른 치료법이며 잠재적인 약리 효과를 나타내기 위한 필수적인 접근법임을 시사한다.

| 약력학(Pharmacodynamics, PD): 농도 의존적 이중 효과
(항산화제 vs 산화촉진제)

비타민 C의 약력학적 특성은 혈장 농도에 따라 극적으로 변화하는 이중성을 보인다.

- 낮은 농도(생리적 농도, μM 범위): 정상적인 식사나 저용량 보충제 섭취로 도달하는 혈장 농도(약 30~80μM)에서는 비타민 C가 강력한 항산화제로 작용한다. 활성산소종(Reactive Oxygen Species, ROS)을 효과적으로 제거하고, 산화된 다른 항산화제(예: 비타민 E)를 환원시키며, 세포를 산화 스트레스로부터 보호하는 역할을 한다. 이는 괴혈병 예방을 포함한 비타민 C의 필수 영양소로서의 기능과 관련된다.
- 높은 농도(약리학적 농도, mM 범위): 고용량 정맥 투여를 통해 도달하는 밀리몰(mM) 단위의 농도에서는 비타민 C가 역설적으로 조건부 산화촉진제로 작용할 수 있다(Chen et al., 2005; Frei & Lawson, 2008). 특히 암세포 주변의 미세환경에 존재하는 철, 구리 같은 불안정한 금속 이온과 반응하여 과산화수소를 생성하고, 이는 암세포에 선택적인 산화 스트레스를 유발하여 세포 사멸을 유도할 수 있다는 것이 핵심 가설이다.

실험실 연구에서 다양한 암세포주의 사멸을 유도하는 데 필요한 비타민 C의 농도(IC50 값)는 대부분 1mM에서 10mM 범위 내에 있는 것으로 보고되었고(Chen et al., 2008; Schoenfeld et al., 2017), 일부 내성 세포주에서는 20mM 이상 필요하기도 하다(Klingelhoeffer et al., 2012). 따라서 IVC 요법의 약리학적 목표는 이러한 암세포 살상 효과를 유도할 수 있는 혈장 농도(수 mM 이상)에 도달하고 일정 시간 유지하는 것이다. 이는 경구 투여로는 결코 달성할 수 없는 수준이다.

## 비타민 C의 화학적 특성과 과산화수소 생성 잠재력

비타민 C(아스코르브산, Ascorbic Acid)는 화학적으로 두 개의 양성자(proton)와 두 개의 전자(electron)를 내어 줄 수 있는 강력한 환원제이다. 첫 번째 전자를 잃으면 다른 자유 라디칼에 비해 상대적으로 안정하지만 반응성이 높은 아스코르빌 라디칼(ascorbyl radical)이 되고, 두 번째 전자까지 잃으면 산화형 비타민 C인 디하이드로아스코르브산(Dehydroascorbic Acid, DHA)이 된다. 이 과정은 가역적이어서 DHA는 다시 환원되어 아스코르브산으로 돌아갈 수 있다.

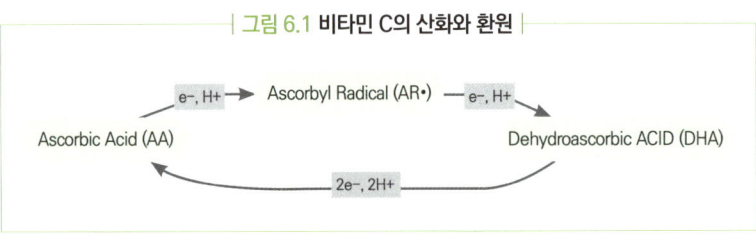

| 그림 6.1 비타민 C의 산화와 환원 |

고농도의 아스코르브산은 세포 외액이나 혈장에서 자가 산화(auto-oxidation)되거나, 특히 $Fe^{3+}$나 $Cu^{2+}$ 같은 전이 금속 이온을 $Fe^{2+}$나 $Cu^+$로 환원시키는 과정에서 아스코르빌 라디칼을 생성한다. 아스코르빌 라디칼 자체는 주로 다른 라디칼과 반응하거나 불균등화 반응(두 개의 라디칼이 반응하여 아스코르브산과 DHA를 생성)을 통해 소멸된다.

한편 아스코르브산에 의해 환원된 전이 금속 이온($Fe^{2+}$, $Cu^+$)은 산소($O_2$)와 반응하여 슈퍼옥사이드(초과산화물) 음이온 라디칼($O_2^-$, Superoxide)을 생성한다. 이 슈퍼옥사이드는 초과산화물불균등화효소(superoxide dismutase, SOD)에 의해 주변의 수소 이온과 결합하여 과산화수소 생성으로 이어진

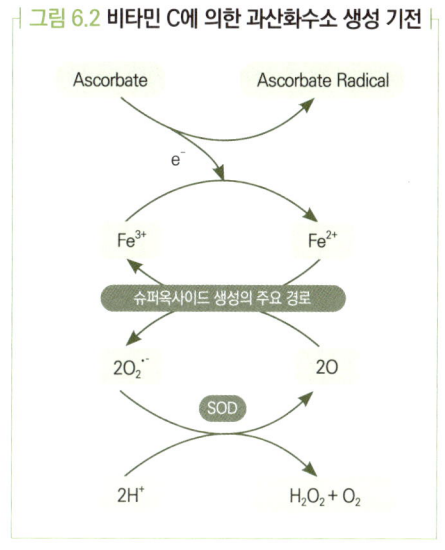

그림 6.2 비타민 C에 의한 과산화수소 생성 기전

다.(Chen et al., 2005). 이렇게 생성된 과산화수소는 고용량 IVC 요법의 주요한 항암 작용 매개체로 여겨진다.

## 조직 분포 및 세포 내 유입: SVCT vs. GLUT

비타민 C는 혈장을 통해 전신으로 운반되지만 조직마다 농도 차이가 크다. 뇌, 부신, 뇌하수체, 눈의 수정체 그리고 백혈구(특히 호중구, 림프구) 등 특정 조직에는 혈장 농도의 수십 배에서 100배에 달하는 높은 농도(mM 단위)의 비타민 C가 능동적으로 축적된다(Padayatty 2016; Carr 2017). 이는 주로 세포막에 발현되는 나트륨 의존성 비타민 C 수송체 2형(SVCT2)을 통해 이루어진다. SVCT2는 아스코르브산에 대한 친화도(affinity)가 높아 낮은 혈장 농도에서도 효율적으로 비타민 C를 세포 내로 농축시킬 수 있다.

흥미롭게도 암 조직 내 비타민 C 농도에 대해서는 상반된 연구 결과들

이 보고되고 있다. 일부 연구에서는 암 조직이 정상 조직보다 비타민 C 농도가 낮다고 보고된 반면(Kuiper et al., 2014), 다른 연구에서는 오히려 높게 나타나거나 큰 차이가 없다는 결과도 있다. 이는 암종, 병기, 환자의 영양 상태 등 다양한 요인에 따라 달라질 수 있음을 시사한다.

한편 산화형 비타민 C인 DHA는 구조적으로 포도당과 유사하여 포도당 수송체(Glucose Transporters, GLUTs), 특히 GLUT1과 GLUT3를 통해 세포 내로 쉽게 유입될 수 있다(Vera et al., 1993; Rumsey et al., 1997). 와버그 효과로 인해 많은 암세포는 높은 에너지 요구량을 충족시키기 위해 GLUT1을 과발현하는 경향이 있다. 따라서 혈중 아스코르브산 농도가 높아지면 일부가 DHA로 산화되고, 이 DHA가 GLUT1을 통해 암세포 내로 다량 유입될 수 있다. 세포 내로 들어온 DHA는 글루타치온(GSH) 등에 의해 다시 아스코르브산으로 빠르게 환원되는데, 이 과정에서 글루타치온이 소모되어 암세포의 항산화 능력을 저하시키고 산화 스트레스를 유발하는 또 다른 기전으로 작용할 수 있다(Yun et al., 2015).

결론적으로 고용량 비타민 C의 약리학적 특성은 경구 투여와 정맥 투여 간의 현저한 약동학적 차이, 농도 의존적인 약리학적 변화(항산화 vs. 산화 촉진) 그리고 특정 수송체(SVCT, GLUT)를 통한 조직 분포 및 세포 내 유입 기전으로 요약될 수 있다. 이러한 이해는 IVC 요법의 이론적 근거를 제공하며, 다음 절에서 논의될 구체적인 암세포 살해 기전을 이해하는 기초가 된다.

## 6.2 암세포 살해 기전

고용량 비타민 C 정맥주사가 암 치료의 보조 요법으로서 가능성을 보이는 핵심적인 이유는 약리학적 농도의 비타민 C가 정상 세포에는 비교적 영향을 주지 않으면서 암세포에 선택적으로 독성을 나타낼 수 있다는 전임상 및 임상 연구 결과들에 기반한다. 이 선택적 독성 (selective cytotoxicity)의 중심에는 비타민 C에 의해 생성되는 과산화수소와 과산화수소에 대한 암세포의 고유한 취약성이 자리 잡고 있다. 이 외에도 에너지 대사 교란, DNA 손상 및 복구 방해, 신호 전달 경로 조절 등 다양한 기전들이 복합적으로 작용하는 것으로 생각된다.

**| 선택적 독성의 핵심: 과산화수소($H_2O_2$) 생성과 암세포의 항산화 방어 취약성**

앞서 6.1절에서 설명했듯이 약리학적 농도(mM 단위)의 아스코르브산 (Ascorbate, AscH-)은 세포 외 환경, 특히 종양 미세환경에 존재할 수 있는 불안정한 전이 금속 이온, 주로 철($Fe^{2+}/Fe^{3+}$) 및 구리($Cu+/Cu^{2+}$) 이온과의 산화-환원 반응을 통해 과산화수소를 생성한다(Chen et al., 2005). 이 반응은 세포 외부에서 주로 일어나며 생성된 과산화수소는 비교적 안정하고 크기가 작아 세포막을 쉽게 통과하여 세포 내부로 확산될 수 있다. 이렇게 세포 내로 유입된 과산화수소는 강력한 산화제로 작용하여 세포 손상을 유발한다. 그렇다면 왜 암세포가 정상 세포보다 이 과산화수소에 더 취약할까?

그 주된 이유 중 하나는 암세포의 항산화 방어 시스템, 특히 과산화수소를 물과 산소로 분해하는 핵심 효소인 과산화수소분해효소 (Catalase)의 활성이 정상 세포에 비해 현저히 낮은 경우가 많기 때문이다(Doskey et al., 2016). 정상 세포는 충분한 양의 과산화수소분해

효소를 보유하여 외부에서 유입되거나 내부에서 생성된 과산화수소를 신속하게 제거할 수 있지만, 많은 암세포는 과산화수소분해효소 발현이 억제되어 있거나 활성이 낮아 과산화수소에 의한 산화적 손상에 훨씬 민감하다. 글루타치온 퍼옥시다제(Glutathione Peroxidase, GPx)나 퍼옥시레독신(Peroxiredoxin, Prx)과 같은 다른 항산화 효소 시스템 역시 암세포에서는 종종 기능 이상을 보이는 경우가 있다. 따라서 동일한 농도의 과산화수소가 생성되더라도 정상 세포는 효과적으로 방어할 수 있는 반면, 암세포는 방어막이 약해 치명적인 손상을 입게 되는 선택적 독성이 나타날 수 있다. 이는 마치 방탄조끼를 입은 군인(정상 세포)과 아무런 보호 장비가 없는 적군(암세포)에게 동일한 총알(과산화수소)이 발사되는 상황에 비유할 수 있다.

### 과산화수소 매개 세포 사멸 경로: 다각적인 공격

세포 내로 유입된 과산화수소는 다양한 경로를 통해 암세포 사멸을 유도한다.

- DNA 손상: 과산화수소는 직접적으로 또는 하이드록실 라디칼(OH, Fenton 반응 통해 생성)을 통해 DNA 염기 손상, 단일 가닥 절단(Single-Strand Break, SSB), 이중 가닥 절단(Double-Strand Break, DSB) 등 심각한 DNA 손상을 유발할 수 있다(Imlay et al., 1988; Ma et al., 2017). 이러한 DNA 손상이 복구되지 않고 축적되면 세포 주기 정지나 세포자멸사로 이어진다.
- 미토콘드리아 기능 장애: 미토콘드리아는 세포의 에너지 공장이자 활성산소종 생성의 주요 부위이기도 하여 과산화수소 공격에 특히 취약하다. 과산화수소는 미토콘드리아 막 전위(membrane potential)를 소실시키고, 전자 전달계(electron transport chain) 기능을 억제하

여 ATP 생성을 급격히 감소시킨다. 또한 손상된 미토콘드리아는 더 많은 활성산소종을 방출하여 산화 스트레스를 증폭시키는 악순환을 유발하고, 세포 사멸 촉진 인자인 사이토크롬 C를 방출하여 내인성 세포 사멸 경로를 활성화한다(Bakalova et al., 2020; Chen et al., 2019; Takeyama et al., 2002; Uetaki et al., 2015).

- 지질 과산화: 과산화수소가 만드는 하이드록실 라디칼은 세포막을 구성하는 불포화 지방산을 공격하여 과산화 지질을 형성하고, 이는 세포막의 구조와 기능을 손상시켜 막 투과성을 변화시키고 세포 용해를 유발할 수 있다.
- 단백질 산화 및 기능 손상: 과산화수소는 단백질의 아미노산 잔기 중에 특히 황 함유 아미노산인 시스테인과 메티오닌을 산화시켜 단백질 구조 변형 및 기능 상실을 초래할 수 있다. 이는 효소 활성 저하, 신호 전달 경로 교란 등 세포 기능 전반에 영향을 미친다.
- 세포 사멸 경로 활성화: 이러한 다양한 세포 손상 신호들은 궁극적으로 세포 사멸 프로그램, 특히 카스파아제 의존적인 세포자멸사를 활성화한다. 또한 최근에는 세포자멸사 외에도 자가포식 관련 세포 사멸 또는 페롭토시스와 같은 다른 형태의 세포 사멸 경로도 고용량 비타민 C에 의해 유도될 수 있다는 연구 결과들이 보고되고 있다(Chen et al., 2019; Lim et al., 2016).

## | 에너지 대사 교란: 암세포의 아킬레스건 공략

암세포는 빠른 증식을 위해 독특한 에너지 대사 방식을 가지며, 특히 포도당 섭취와 해당 과정에 대한 의존도가 높은 경우가 많다. 고용량 비타민 C는 이러한 암세포의 대사적 특징을 역이용하여 공격할 수 있다.

앞서 언급했듯이 산화형 비타민 C인 DHA는 포도당과 구조가 유사하여 포도당 수송체인 GLUT1을 통해 암세포 내로 효율적으로 유입된다 (Vera et al., 1993; Yun et al., 2015). 특히 많은 암세포는 GLUT1을 과발현하고 있어 DHA를 트로이 목마처럼 받아들이게 된다. 세포 내로 들어온 DHA는 즉시 글루타치온이나 NADPH 의존적인 효소 시스템에 의해 다시 아스코르브산으로 환원된다. 이 과정에서 세포 내 주요 항산화 물질인 글루타치온과 세포 생존에 필수적인 대사 조효소인 NADPH가 대량으로 소모된다.

먼저 글루타치온(GSH)이 고갈되면 세포는 과산화수소를 비롯한 활성산소종에 대한 방어 능력을 급격히 상실하게 된다. GSH는 세포 내에서 산화 스트레스를 중화하는 가장 중요한 항산화 물질 중 하나로, 그 수준이 떨어지면 산화 손상이 누적되고 세포 생존에 치명적인 영향을 미칠 수 있다.

또한 NADPH의 고갈은 암세포의 여러 생리적 기능을 방해한다. NADPH는 지방산과 핵산 합성 같은 세포 성장에 필요한 대사 과정뿐만 아니라, 산화된 글루타치온을 다시 환원시키는 데에도 반드시 필요한 분자이다. NADPH가 고갈되면 세포는 환원 환경을 유지할 수 없게 되고, 이는 산화 스트레스를 더욱 심화시키는 결과로 이어진다(Ngo et al., 2019).

또한 고농도의 비타민 C 또는 그 대사 산물은 해당 과정의 핵심 효소인 GAPDH(Glyceraldehyde 3-phosphate dehydrogenase, 글리세르알데하이드 3-인산 탈수소효소)를 직접적으로 억제할 수 있다는 연구 결과가 있다(Yun et al., 2015). GAPDH가 억제되면 해당과정 전체가 차단되어 암세포의 주요 에너지원인 ATP 생성이 급격히 감소하고,

이는 에너지 위기(energy crisis)를 초래하여 세포 사멸을 유도한다. 특히 KRAS 또는 BRAF 유전자 돌연변이를 가진 대장암세포는 해당 과정에 대한 의존성이 매우 높아, 비타민 C에 의한 GAPDH 억제에 더욱 민감하게 반응하여 선택적으로 사멸하는 것으로 나타났다(Yun et al., 2015). 이는 특정 유전자 변이를 가진 암에 대한 맞춤형 치료 전략으로서 비타민 C의 가능성을 시사하는 중요한 발견이다.

| 기타 잠재적 항암 기전들

과산화수소 생성 및 대사 교란 외에도 고용량 비타민 C의 항암 효과에 기여할 수 있는 다른 잠재적 기전들이 연구되고 있다.

- HIF-1α 활성 억제: 저산소 환경은 많은 고형암의 특징이며 이는 저산소증 유도 인자(Hypoxia-Inducible Factor 1α, HIF-1α)의 활성화를 유도한다. HIF-1α는 혈관신생, 세포 생존, 전이 등 암 진행에 중요한 여러 유전자들의 발현을 조절한다. 비타민 C는 HIF-1α 단백질의 안정성을 조절하는 HIF 프롤릴 수산화효소(HIF prolyl hydroxylase)의 필수 보조인자로 작용하여 HIF-1α의 수산화를 촉진하고, 이로써 정상 산소 조건이나 완전한 저산소가 아닌 상태에서 HIF-1α의 비정상적인 축적을 억제할 수 있다(Knowles et al., 2003). 또한 고농도의 비타민 C는 혈관화가 부족한 저산소성 종양 조직에도 충분히 확산되어 HIF 경로를 억제할 가능성이 있으며, 이는 항암 효과와 연관될 수 있다(Kuiper et al., 2014).(6.3절에서 더 상세히 논의)
- PARP 과활성화 및 NAD+/ATP 고갈: 고용량 비타민 C에 의해 유발된 활성산소종은 DNA 손상(특히 이중 가닥 절단)을 유발하고, 이에 반응하여 DNA 복구 효소인 PARP(Poly ADP-ribose polymerase)가 과도하게 활성화될 수 있다. PARP는 복구 과정에서 $NAD^+$를 기질로

사용하는데 과활성화될 경우 세포 내 NAD$^+$를 고갈시켜 해당 작용 효소인 GAPDH 활성을 억제하고, 결과적으로 ATP 고갈과 에너지 위기를 초래하여 세포 사멸을 유도할 수 있다(Ma et al., 2017). 이는 특히 BRCA 유전자 변이 등으로 DNA 복구 능력이 저하된 암세포에서 더 효과적일 수 있다.

- **후성유전적 조절**: 비타민 C는 DNA 탈메틸화 효소인 TET(Ten-Eleven Translocation) 단백질과 히스톤 탈메틸화 효소의 활성에 필수적인 보조 환원인자이다. 이를 통해 암세포의 비정상적인 전사 프로그램을 부분적으로 정상화한다(6.4절에서 상세히 논의).
- **특정 신호 전달 경로 조절**: 일부 전임상 연구에서는 고용량 비타민 C가 암세포의 성장, 생존, 전이 등에 관여하는 특정 신호 전달 경로(예: Akt/mTOR 경로 등)를 조절할 수 있음을 시사하기도 한다(Vallés-Martí et al., 2024).

이처럼 고용량 비타민 C는 단순히 과산화수소를 생성하는 것을 넘어, 암세포의 다양한 취약점을 다각적으로 공격하는 복합적인 작용 기전을 가질 가능성이 있다. 이러한 기전들에 대한 연구는 현재도 활발히 진행 중이며 앞으로 IVC 요법의 효과를 예측하고 최적화하는 데 중요한 단서를 제공할 것으로 기대된다.

## 6.3 종양 미세환경과 콜라겐 영향

암의 발생과 진행은 암세포 자체의 특성뿐만 아니라 암세포를 둘러싸고 있는 주변 환경, 즉 종양 미세환경과의 복잡한 상호 작용에 의해 크게 영향을 받는다. 종양 미세환경은 암세포 외에도 면역 세포, 섬유아세포, 혈관 내피세포 그리고 이들 세포가 만들어내는 세포외기질(Extracellular Matrix, ECM), 사이토카인, 성장 인자 등 다양한 구성 요소들로 이루어진 복잡한 생태계이다(Anderson et al., 2020). 고용량 비타민 C는 암세포에 직접적인 영향을 미치는 것 외에도 이 종양 미세환경의 여러 구성 요소와 과정에 영향을 주어 간접적인 항암 효과를 나타낼 수 있는 잠재력을 가지고 있다.

## 세포외기질(ECM) 리모델링과 콜라겐 합성 강화

1970년대 이완 카메론 박사가 제안했던 가설, 즉 비타민 C가 콜라겐 합성을 강화하여 암세포의 침윤과 전이를 막는 물리적 장벽 역할을 할 수 있다는 주장은 현대적인 관점에서 재해석될 수 있다(Cameron & Pauling, 1973). 세포외기질은 조직의 구조적 지지체 역할을 할 뿐만 아니라 세포의 성장, 분화, 이동 등 다양한 생리 과정에 능동적으로 관여한다. 암세포는 주변 세포외기질을 분해하는 효소를 분비하여 침윤과 전이를 촉진하는 반면, 세포외기질의 주성분인 콜라겐은 이러한 암세포의 확산을 억제하는 장벽 역할을 할 수 있다.

비타민 C는 콜라겐 단백질의 성숙과 안정화에 필수적인 프롤릴 수산화 효소(prolyl hydroxylase)와 라이실 수산화효소(lysyl hydroxylase)의 필수 환원 보조인자이다(Pinnell SR, 1985). 따라서 충분한 비타민 C 공급은 정상적인 콜라겐 합성을 촉진하고, 콜라겐 섬유의 삼중 나선 구조를 안정화시켜 세포외기질의 구조적 강도를 높일 수 있다. 이론적으로 이는 암세포 주변의 기질을 더욱 치밀하고 견고하게 만들어 암세포가 주변 조직으로 침투하거나 혈관으로 침입하는 것을 어렵게 만들 수 있다. 또한 비타민 C는 암세포가 분비하는 세포외기질 분해 효소의 활성을 일부 억제할 수도 있다는 연구 결과도 있다. 카메론의 초기 가설이 IVC의 주된 작용 기전으로 여겨지지는 않지만, 종양 미세환경 조절이라는 측면에서 비타민 C의 콜라겐 합성 촉진 역할은 여전히 의미 있는 연구 주제이다.

### | 혈관신생(Angiogenesis) 억제 가능성

암세포가 일정 크기 이상으로 성장하고 전이하기 위해서는 새로운 혈관을 만들어 영양분과 산소를 공급받아야 한다. 이 과정을 혈관신생(angiogenesis)이라고 하며, 암 치료의 중요한 표적 중 하나이다. 혈관신생을 조절하는 핵심 인자 중 하나가 바로 저산소증 유도 인자(HIF-1$\alpha$)이다. 저산소 상태의 암세포에서 안정화된 HIF-1$\alpha$는 혈관내피세포성장인자(Vascular Endothelial Growth Factor, VEGF)와 같은 혈관신생 촉진 유전자들의 발현을 증가시킨다.

앞서 6.2절에서 언급했듯이, 비타민 C는 HIF-1$\alpha$의 분해를 유도하는 HIF 수산화효소의 보조인자 역할을 한다. 따라서 약리학적 농도의 비타민 C는 저산소 조건에서도 HIF-1$\alpha$의 비정상적인 축적과 활성을 억제할 수 있으며(Gao et al., 2007; Kuiper et al., 2014), 이를 통해 결과적으로 VEGF 발현을 감소시켜 종양 혈관신생을 억제하는 효과를 나타낼 수 있다. 전임상 연구들에서 고용량 비타민 C가 종양 내 혈관 밀도를 감소시키고 혈관신생을 억제한다는 결과들이 보고되고 있다(Yeom et al., 2009). 이는 암의 성장과 전이를 억제하는 또 다른 기전이 될 수 있다.

### | 면역 조절 효과: 면역 세포 기능 강화 및 면역 억제 환경 개선

종양 미세환경 내에는 다양한 종류의 면역 세포들이 존재하며, 이들은 암의 진행을 억제하기도 하고 때로는 촉진하기도 한다. 최근 암 치료의 패러다임을 바꾸고 있는 면역항암제(immune checkpoint inhibitors)는 바로 이 종양 미세환경 내의 면역 세포, 특히 T 림프구의 항암 기능을 회복시키는 원리에 기반한다. 흥미롭게도 비타민 C 역시 종양 미세환경 내 면역 환경에 다양한 방식으로 영향을 미쳐 항종양 면역 반응을 강화할 수 있다는 전임상 연구 증거들이 축적되고 있다(Ang et al., 2018; Magrì et al., 2020).

- **T 림프구 기능 강화**: 비타민 C는 T 림프구, 특히 세포독성 T 림프구의 증식, 분화, 생존 및 세포 독성 기능을 향상시키는 데 중요한 역할을 한다. 이는 비타민 C가 T 세포 수용체 신호 전달 경로를 조절하고, 후성유전적 변화를 통해 T 세포 분화를 조절하며, 세포 내 활성산소종 수준을 조절하여 T 세포 기능을 최적화하기 때문으로 생각된다(Manning et al., 2013).
- **NK 세포 활성 증진**: 자연살해세포(NK 세포)는 선천 면역의 중요한 구성 요소로, 종양 세포를 직접 인지하고 살해하는 기능을 가진다. 최근 연구에 따르면 비타민 C는 NK 세포의 증식과 성숙을 촉진하며, 세포독성 활성과 인터페론 감마(IFN-$\gamma$) 생성을 증가시켜 항암 면역 반응을 강화할 수 있다(Huijskens et al., 2015; Kouakanou et al., 2021).
- **면역 관문 분자 조절 가능성**: PD-1/PD-L1과 같은 면역 관문(immune checkpoint) 분자는 T 세포의 활성을 억제하여 종양 세포가 면역 감시를 회피하도록 돕는다. 최근 전임상 연구들에 따르면 고용량 비타민 C는 PD-L1 발현을 억제하거나 T 세포의 항종양 기능을 강화함으로써 면역항암제와의 병용에서 상승 효과를 나타낼 수 있음이 보고되었다. 예를 들어 삼중음성 유방암(TNBC) 모델에서 고용량 비타민 C가 ROS-pSTAT3 신호 경로를 통해 PD-L1 발현을 억제하고, CD8$^+$

T 세포의 침윤 및 IFN-$\gamma$ 생성 증가를 유도함으로써 항종양 면역반응을 강화한다고 보고하였다(Zhao et al., 2024). 또한 림프종 동물 모델에서 고용량 비타민 C가 anti-PD-1 항체와 병용될 때 종양 성장 억제에 상승 효과를 유도한다고 보고되었다(Luchtel et al., 2020). 이러한 결과는 IVC와 면역항암제 병용요법의 가능성을 뒷받침하며, 향후 임상적 검증이 필요한 부분이다.

- **면역 억제 세포 기능 조절**: 종양 미세환경 내에는 조절 T 세포(Treg)와 같은 면역 억제 세포들이 존재하여 항종양 면역 반응을 저해한다. 비타민 C는 TET 효소를 통한 DNA 탈메틸화를 유도함으로써 조절 T 세포의 FOXP3 유전자 발현과 기능을 조절할 수 있으며, 이를 통해 Treg 세포의 면역 억제 기능을 변화시킬 가능성이 제기되고 있다(Kouakanou et al., 2021). 이러한 후성유전학적 기전은 비타민 C의 항암 면역 조절 효과에 기여하는 중요한 메커니즘으로 주목받고 있다.
- **수지상 세포 기능 지원**: 수지상 세포는 항원 제시 세포로서 T 세포 면역 반응을 시작하는 데 핵심적인 역할을 한다. 비타민 C는 수지상 세포의 분화와 성숙 그리고 항원 제시 능력을 향상시키는 데 도움을 줄 수 있다(Kouakanou et al., 2021).

## 염증 반응 조절: 만성 염증과 암의 연결고리 차단

만성 염증은 암 발생 및 진행의 중요한 위험 요인이자 종양 미세환경의 핵심 특징 중 하나이다. 염증 환경에서는 다양한 염증성 사이토카인(예: TNF-$\alpha$, IL-6, IL-1$\beta$)과 성장 인자들이 분비되어 암세포의 증식, 생존, 혈관신생, 침윤 및 전이를 촉진하고 면역 억제 환경을 조성한다.

비타민 C는 강력한 항산화 및 항염증 효과를 가지고 있다. 여러 연구에서 비타민 C가 염증 반응의 핵심 조절 인자인 NF-$\kappa$B(Nuclear Factor kappa B) 신호 전달 경로를 억제함으로써 염증성 사이토카인의 생성을 감소시킨다는 것이 밝혀졌다(Cárcamo et al., 2002). 또한 비타민 C는 백혈구의 과도한 활성화 및 조직 침윤을 조절하고, 산화 스트레스를 감소시켜 염증 반응을 완화하는 데 기여할 수 있다. 암 환자에게 IVC를 투여했을 때 혈중 염증 지표(예: CRP, IL-2, TNF-$\alpha$)가 감소했다는 임상 연구 결과들도 보고되고 있다(Mikirova et al., 2012). 이러한 항염증 효과는 암 진행을 억제하고 환자의 전신 상태 및 삶의 질 개선에 긍정적인 영향을 미칠 수 있다.

결론적으로 고용량 비타민 C는 암세포 자체에 대한 직접적인 공격뿐만 아니라, 암세포를 둘러싼 종양 미세환경의 다양한 요소들(세포외기질, 혈관신생, 면역 세포, 염증 반응)에 복합적으로 영향을 미쳐 항암 효과에 기여할 수 있는 다면적인 잠재력을 가지고 있다. 이러한 종양 미세환경 조절 효과는 IVC 요법의 임상적 이점을 설명하는 중요한 기전으로 주목받고 있으며, 특히 면역항암제 등 다른 치료법과의 병용 전략 개발에 중요한 단서를 제공한다.

## 6.4 고용량 비타민 C와 유전체/후성유전 영향

최근 몇 년간 암 연구 분야에서 가장 역동적인 발전을 보인 영역 중 하나는 유전체와 후성유전체 연구이다. 암은 유전자 변이뿐만 아니라, DNA 염기서열 자체의 변화 없이 유전자 발현을 조절하는 후성유전학적 변화에 의해서도 발생하고 진행된다는 것이 밝혀졌다. 놀랍게도 비타민 C는 이러한 후성유전적 조절 과정에 직접적으로 관여하는 중요한 인자임이 속속 드러나고 있으며, 이는 고용량 비타민 C의 항암 기전을 이해하는 새로운 차원을 열어 주고 있다.

| 후성유전(Epigenetics) 조절자로서의 비타민 C: TET 효소의 핵심 보조인자

후성유전학적 조절의 주요 메커니즘에는 DNA 메틸화, 히스톤 변형 그리고 비번역 RNA(non-coding RNA) 등이 있다. 이 중 DNA 메틸화는 DNA 염기 중 시토신(cytosine)에 메틸기($-CH_3$)가 부착되는 현상으로 주로 유전자 발현을 억제하는 역할을 한다. 암세포에서는 종양 억제 유전자의 프로모터 부위가 비정상적으로 과메틸화되어 그 기능이 억제되는 경우가 흔하다. 반대로 DNA 탈메틸화는 메틸기를 제거하여 유전자 발현을 다시 활성화시키는 과정이다.

이 DNA 탈메틸화 과정에서 핵심적인 역할을 하는 효소가 바로 TET(Ten-Eleven Translocation) 단백질 계열 효소들(TET1, TET2, TET3)이다. TET 효소는 5-메틸시토신(5mC)을 단계적으로 산화시켜 5-하이드록시메틸시토신(5hmC), 5-포르밀시토신(5fC), 5-카르복실시토신(5caC)으로 전환시키며, 이 과정은 궁극적으로 DNA 탈메틸화를 유도한다(Ito et al., 2011).

여기서 비타민 C의 역할이 등장한다. 비타민 C는 TET 효소가 최적의 활성을 나타내는 데 필수적인 보조인자로 작용한다(Yin et al., 2013). TET 효소는 철(이가철, $Fe^{2+}$) 이온과 $\alpha$-케토글루타레이트($\alpha$-KG)를 필요로 하는 이산소화효소(dioxygenase) 계열에 속하는데, 비타민 C는 반응 과정에서 산화된 철 이온(삼가철, $Fe^{3+}$)을 다시 활성 상태인 이가철($Fe^{2+}$)로 환원시켜 효소의 지속적인 활성을 돕는다. 따라서 세포 내 비타민 C 농도는 TET 효소 활성, 5-하이드록시메틸시토신(5hmC) 생성 수준 그리고 전반적인 DNA 메틸화 상태에 직접적인 영향을 미칠 수 있다.

또한 비타민 C는 히스톤 탈메틸화 효소(histone demethylase) 중 JmjC(Jumonji C) 도메인을 함유한 효소들의 보조인자로도 작용한다. 히스톤 단백질의 특정 라이신(lysine) 잔기에 붙은 메틸기를 제거하는 이 효소들 역시 $Fe^{2+}$와 $\alpha$-케토글루타레이트 의존적인 이산소화효소이므로, 비타민 C는 히스톤 메틸화 상태를 조절하여 유전자 발현에 영향을 줄 수 있다(Young et al, 2015).

### | DNA 탈메틸화 촉진을 통한 종양 억제 유전자 재활성화

암세포에서 TET 효소의 기능 저하나 비타민 C 부족은 전반적인 5-하이드록시메틸시토신(5hmC) 수준 감소와 DNA 과메틸화를 유발할 수 있다. 이는 종양 억제 유전자들을 침묵시켜 암 발생 및 진행을 촉진할 수 있다. 반대로 고용량의 비타민 C를 공급하면 TET 효소 활성이 증가하고 5-하이드록시메틸시토신(5hmC) 수준이 회복되면서, 비정상적으로 과메틸화되었던 유전자들의 부위가 탈메틸화되고 그 결과 유전자 발현이 다시 활성화될 수 있다(Cimmino et al., 2017). 즉 비타민 C는 후성유전적 재프로그래밍을 통해 암세포의 악성 표현형을 되돌리는 역할을 할 수 있는 잠재력을 가진다.

### | 특정 유전자 변이 암에서의 역할: TET, IDH, KRAS/BRAF

비타민 C의 후성유전적 조절 기능은 특정 유전자 변이를 가진 암에서 더욱 중요하게 부각된다.

• TET2 돌연변이 혈액암: 골수이형성증후군(MDS)이나 급성 골수성 백

혈병 등 일부 혈액암에서는 TET2 유전자의 기능 상실 돌연변이가 흔하게 발견된다. TET2 기능이 소실되면 DNA 탈메틸화 장애로 인해 조혈모세포의 분화가 억제되고 백혈병 발생이 촉진된다. 흥미롭게도 TET2 돌연변이가 있는 백혈병 세포에 고용량 비타민 C를 처리하면 남아 있는 다른 TET 효소(특히 TET3)의 활성을 증가시키거나 다른 경로를 통해 TET2 기능 부족을 일부 보상하여 백혈병 세포의 증식을 억제하고 분화를 유도할 수 있다는 연구 결과가 나왔다(Cimmino et al., 2017). 이는 TET2 변이 혈액암 환자에게 IVC가 새로운 치료 옵션이 될 수 있음을 시사한다.

- IDH1/2 돌연변이 암: IDH1 또는 IDH2 유전자 돌연변이는 급성 골수성 백혈병, 교모세포종, 연골육종 등 다양한 암에서 발견된다. 돌연변이가 발생한 IDH 효소는 정상적인 대사 산물인 $\alpha$-케토글루타레이트 대신 종양 대사산물인 2-하이드록시글루타레이트(2-hydroxyglutarate, 2-HG)를 대량으로 생산한다. 이 2-HG는 $\alpha$-케토글루타레이트 의존적인 이산소화효소들, 즉 TET 효소와 JmjC 히스톤 탈메틸화 효소의 경쟁적 저해제로 작용하여 후성유전적 변화(DNA 및 히스톤 과메틸화)를 유발하고 암 발생을 촉진한다(Xu et al., 2011). 비타민 C는 이러한 2-HG의 생성을 억제하거나, 2-HG에 의해 억제된 TET 효소 활성을 부분적으로 복구시키는 역할을 할 수 있다는 가능성이 제기되고 있다(Mingay et al., 2018).

- KRAS/BRAF 돌연변이 암: 앞서 6.2절에서 언급했듯이 KRAS 또는 BRAF 돌연변이를 가진 암세포는 해당과정 의존성이 높고 GLUT1 발현이 증가하여 비타민 C(특히 DHA 형태) 유입 및 GAPDH 억제에 민감할 수 있다. 또한 이러한 돌연변이는 세포 내 산화 스트레스 수준을 높이는 경향이 있어, 추가적인 산화 스트레스를 유발하는 고용량 비타민 C에 더욱 취약할 수 있다(Yun et al., 2015).

## 약물 감수성 증진과의 연관성

비타민 C의 후성유전적 조절 능력은 기존 항암제에 대한 암세포의 감수성을 높이는 데에도 기여할 수 있다. 예를 들어 비타민 C가 TET 효소를 활성화시켜 DNA 탈메틸화를 유도하면 과메틸화로 인해 발현이 억제되었던 특정 유전자들이 다시 발현될 수 있다. 만약 이 유전자들이 특정 항암제의 효과에 관여한다면 비타민 C 병용 투여는 해당 항암제의 치료 효과를 증진시킬 수 있다. 실제로 전임상 연구에서는 비타민 C가 PARP 억제제나 DNA 저메틸화제(예: 아자시티딘)와 같은 항암제와 병용 투여 시 시너지 효과를 나타낸다는 결과들이 보고되었다(Shenoy et al., 2018; Liu et al., 2016). 이는 IVC를 기존 항암 요법과 병행하는 통합 치료 전략의 이론적 근거를 강화한다.

## 연구 동향 및 전망: 맞춤형 치료를 향하여

비타민 C의 후성유전적 조절자로서의 역할이 밝혀지면서 이를 이용한 새로운 암 치료 전략 개발에 대한 기대가 높아지고 있다. 향후 연구는 다음과 같은 방향으로 진행될 것으로 예상된다.

- 치료 반응 예측 바이오마커 발굴: 어떤 환자가 IVC 요법에 잘 반응할지 예측하기 위해 암세포의 유전체(예: TET, IDH, KRAS/BRAF 변이) 및 후성유전체(예: DNA 메틸화 패턴, 5hmC 수준) 분석을 통해 바이오마커를 발굴하려는 노력이 필요하다.
- 맞춤형 병용 요법 개발: 특정 유전자 변이나 후성유전적 특징을 가진 암 환자에게 IVC와 특정 항암제(예: 저메틸화제, PARP 억제제, 면역 항암제)를 병용하는 맞춤형 치료 전략을 개발하고 임상시험을 통해 검증하는 연구가 필요하다.
- 작용 기전 심층 연구: 비타민 C가 후성유전적 조절을 통해 암세포 운명

(분화, 사멸 등)에 미치는 영향과 다른 신호 전달 경로와의 상호 작용에 대한 분자 수준의 심층 연구가 계속되어야 한다.

결론적으로 비타민 C는 단순한 항산화제를 넘어 TET 효소 등을 통해 DNA 및 히스톤 메틸화를 조절하는 중요한 후성유전적 조절자로서 기능한다. 이는 고용량 비타민 C가 암세포의 비정상적인 유전자 발현 패턴을 되돌리고, 특정 유전자 변이를 가진 암에서 치료 효과를 나타내며, 다른 항암제의 감수성을 높이는 등 다각적인 항암 기전에 기여할 수 있음을 시사한다. 비타민 C의 후성유전적 역할에 대한 이해는 IVC 요법을 보다 정밀하고 효과적인 암 치료 전략으로 발전시키는 데 핵심적인 역할을 할 것으로 기대된다.

## 7장

# 고용량 비타민 C 정맥주사요법의 임상 연구와 근거

6장에서 우리는 고용량 비타민 C 정맥주사(IVC) 요법의 과학적 기반, 즉 약리학적 특성과 암세포에 대한 다면적인 작용 기전을 심도 있게 살펴보았다. 탄탄한 이론적 배경과 전임상 연구 결과들은 IVC 요법의 임상적 적용 가능성에 대한 기대를 높여 왔다. 하지만 실험실에서의 결과가 실제 환자에게 그대로 재현되는 것은 아니며, 치료법의 진정한 가치는 결국 잘 설계된 임상 연구를 통해 입증되어야 한다.

이 장에서는 고용량 비타민 C가 암 환자를 대상으로 어떻게 연구되어 왔는지, 그 임상적 근거들을 체계적으로 검토하고 평가하는 데 초점을 맞춘다. 먼저 임상 연구의 토대가 된 실험실 및 동물 연구 결과들을 간략히 요약하고 그 의미와 한계를 짚어 볼 것이다. 이어서 1970년대 카메론과 폴링의 선구적인 연구와 그에 대한 메이요 클리닉의 반박 연구로 대표되는 초기 임상 연구 시대를 상세히 분석하며, 이 역사적 논쟁이 남긴 교훈을 되새겨본다.

그후 약 20년간의 침체기를 거쳐 1990년대 후반부터 2,000년대에 걸쳐 IVC 요법이 다시 주목받기 시작한 부활기의 소규모 임상 연구들을 살펴보고, 안전성 데이터 축적과 후속 연구의 필요성 제기라는 측면에서 그 의미를 평가한다. 나아가 2010년대 이후 활발하게 진행되고 있는 최근 임상시험들, 특히 표준 항암화학요법 또는 방사선 치료와의 병용 효과 및 삶의 질 개선 효과를 평가한 주요 1상 및 2상 임상시험 연구 결과들을 암종 별로 상세히 소개한다.

마지막으로 현재까지 발표된 임상 연구 결과들을 종합적으로 평가하기 위해 체계적 문헌고찰 및 메타분석 결과를 살펴보고, 현재 IVC 요법의 근거 수준을 객관적으로 평가하며 임상적 시사점을 정리하고자 한다. 이 장을 통해 의료 전문가들은 고용량 비타민 C 정맥주사요법의 임상적 유효성에 대한 현재까지의 근거를 비판적으로 검토하고, 실제 임상 적용 여부를 판단하는 데 필요한 정보를 얻을 수 있을 것이다.

## 7.1 실험실 및 동물 연구 요약

고용량 비타민 C 정맥주사(IVC) 요법의 임상 적용 가능성을 탐색하기 위한 여정은 실험실에서의 세포 연구와 동물 모델을 이용한 연구에서 시작되었다. 이러한 전임상 연구들은 IVC의 잠재적인 항암 기전을 밝히고, 임상시험 설계의 이론적 토대를 마련하는 데 중요한 역할을 해 왔다.

### | 시험관 내(In Vitro) 연구 결과: 암세포에 대한 직접적인 효과 확인

수많은 시험관 내 연구를 통해 약리학적 농도(주로 1~20mM 범위)의 비타민 C(아스코르브산)가 다양한 종류의 암세포주에 대해 선택적인 세포 독성 효과를 나타낸다는 것이 반복적으로 확인되었다. 이러한 효과는 다음과 같은 다양한 방식으로 나타난다.

- **세포 증식 억제**: 비타민 C는 여러 암세포주의 증식을 농도 의존적으로 억제한다. 이는 세포 주기에 영향을 미쳐 G0/G1기 또는 G2/M기에서 세포 주기 정지를 유도하는 기전과 관련될 수 있다.
- **세포 사멸 유도**: 비타민 C는 세포자멸사를 포함한 다양한 세포 사멸 경로를 활성화하여 암세포를 죽음에 이르게 한다. 이는 6.2절에서 논의된 과산화수소 생성, 미토콘드리아 기능 장애, DNA 손상 등과 연관된다.
- **암세포 유형별 민감도 차이**: 모든 암세포주가 비타민 C에 동일하게 반응하는 것은 아니다. 예를 들어 췌장암, 교모세포종, 비소세포폐암, 급성 골수성 백혈병, KRAS/BRAF 돌연변이 대장암세포주 등이 상대적으로 높은 민감도를 보이는 것으로 보고된 바 있다(Chen et al., 2008; Schoenfeld et al., 2017; Yun et al., 2015). 이러한 민감도 차이는 각 암세포의 항산화 효소(예: 과산화수소분해효소) 발현 수준, GLUT 수송체 발현 정도, 철 대사 상태, 특정 유전자 변이 유무 등과 관련될 수 있다.
- **$IC_{50}$ 값**: 특정 암세포주의 50% 증식을 억제하는 데 필요한 비타민 C 농도($IC_{50}$)는 연구마다 다양하게 보고되지만, 일반적으로 수 mM 범위 내에 있는 경우가 많다. 이는 IVC 요법을 통해 충분히 도달 가능한 약리학적 농도 범위에 해당한다. 이러한 시험관 내 연구 결과들은 고용량 비타민 C가 암세포에 직접적인 항암 효과를 가질 수 있다는 강력한 생물학적 타당성을 제공한다.

## 생체 내(In Vivo) 동물 모델 연구 결과: 생체 내 항암 효과 및 병용 요법 가능성 탐색

생체내 연구의 한계를 넘어 생체 내에서의 효과를 확인하기 위해 다양한 동물 모델, 특히 면역결핍 마우스(생쥐)에 인간 암세포주를 이식한 이종이식 모델을 이용한 연구들이 수행되었다.

- 종양 성장 억제 및 생존 기간 연장: 다수의 마우스 이종이식 모델 연구에서 고용량 비타민 C를 복강 내 또는 정맥으로 투여했을 때 대조군에 비해 종양의 성장이 유의하게 지연되거나 종양 크기가 감소했으며 마우스의 생존 기간이 연장되는 결과가 관찰되었다(Chen et al., 2008; Yeom et al., 2009). 이러한 효과는 비타민 C의 용량과 투여 빈도에 의존적인 경향을 보였다.
- 병용 요법 상승 효과: 고용량 비타민 C 단독 요법의 효과는 제한적일 수 있지만, 기존의 표준 항암 치료(화학요법, 방사선 치료)와 병용했을 때 상승 효과를 나타낼 수 있다는 연구 결과들이 주목받고 있다. 예를 들어 특정 항암제(예: 젬시타빈, 카보플라틴, 파클리탁셀) 또는 방사선 치료와 비타민 C를 병용 투여했을 때 단독 치료군에 비해 종양 억제 효과가 증강되거나 항암 치료의 독성이 감소하는 결과가 관찰되었다(Ma et al., 2014; Schoenfeld et al., 2017; Allen et al., 2019). 이는 임상적으로 IVC를 표준 치료와 병행하는 통합 치료 전략의 중요한 근거가 된다.
- 효과 미미 또는 부정적 결과: 하지만 모든 동물 모델 연구에서 긍정적인 결과만 나온 것은 아니다. 일부 연구에서는 비타민 C 투여가 종양 성장에 큰 영향을 미치지 못했거나, 실제 임상 현실과는 다르지만 경구 투여로 도달 가능한 저용량 비타민 C의 투여가 오히려 종양 성장을 촉진할 수도 있다는 상반된 결과가 보고되기도 했다(Yang et al., 2017).

이는 사용된 동물 모델, 암세포 종류, 비타민 C 투여 프로토콜 등의 차이에 기인할 수 있으며 결과 해석에 신중함이 필요함을 시사한다.

## 전임상 연구의 역할과 한계: 임상 연구로 나아가는 다리

이러한 전임상 연구들은 다음과 같은 중요한 역할을 수행한다.

- **작용 기전 규명**: 비타민 C가 암세포에 영향을 미치는 분자생물학적 메커니즘을 이해하는 데 도움을 준다.
- **임상시험 설계 근거 제공**: 효과적인 투여 용량, 빈도, 병용 약제 선정 등 임상시험 설계를 위한 기초 자료를 제공한다.
- **약동학/약력학 정보 제공**: 생체 내에서 도달 가능한 농도와 그에 따른 약리 효과를 예측하는 데 도움을 준다. 하지만 전임상 연구 결과 해석에는 다음과 같은 명확한 한계점을 인지해야 한다.
- **종간 차이**: 실험실 배양 세포나 마우스 모델의 생리 환경은 인체와 완전히 동일하지 않다. 특히 면역 체계의 차이는 면역 조절 효과를 평가하는 데 큰 제약이 된다.
- **모델의 단순성**: 이종이식 모델 등은 실제 인체 내 암 발생 및 진행 과정의 복잡성(종양 미세환경, 암의 이질성 등)을 완벽하게 반영하지 못한다.
- **결과의 재현성**: 실험 조건이나 연구 디자인의 미묘한 차이에 따라 결과가 달라질 수 있으며, 모든 전임상 결과가 임상적으로 재현되는 것은 아니다.

따라서 전임상 연구 결과는 IVC 요법의 가능성을 탐색하고 가설을 설정하는 중요한 단계이지만, 최종적인 임상적 유효성과 안전성은 반드시 사람을 대상으로 한 잘 설계된 임상 연구를 통해 확인되어야 한다.

이제 다음 절에서는 이러한 전임상 연구 결과들을 바탕으로 초기 임상 연구들이 어떻게 진행되었고 어떤 논쟁을 불러일으켰는지 자세히 알아보고자 한다.

## 7.2 초기 임상연구(1970~80년대): 기대와 논쟁의 서막

고용량 비타민 C가 암 치료에 효과가 있을 수 있다는 전임상적 증거와 이론적 가설들을 바탕으로 1970년대에 이르러 실제 암 환자를 대상으로 한 임상 연구가 시작되었다. 이 시기의 연구들은 비타민 C 암 치료 역사에서 가장 극적인 논쟁을 불러일으켰으며, 후속 연구 방향에 지대한 영향을 미쳤다. 특히 이완 카메론과 라이너스 폴링의 연구 그리고 이에 대한 메이요 클리닉의 반박 연구는 반드시 짚고 넘어가야 할 중요한 이정표이다.

### | 카메론과 폴링 연구: 희망을 던진 선구적 시도

스코틀랜드 외과의사 이완 카메론은 비타민 C가 콜라겐 합성을 강화하여 암 확산을 막는다는 가설을 바탕으로 1970년대 초부터 스코틀랜드 베일 오브 레번 병원에서 말기 암 환자들에게 고용량 비타민 C를 투여하기 시작했다. 이후 라이너스 폴링과 협력하여 연구 결과를 발표했다.

- **연구 디자인 및 대상**: 이들의 대표적인 연구(Cameron & Pauling, 1976; Cameron & Pauling, 1978)는 비무작위 비교 연구(non-randomized comparative study)였다. 연구는 베일 오브 레번 병원에서 수행되었으며 치료 불가능 상태의 말기 암 환자 100명을 대상으로 약 10일간 정맥주사 방식으로 비타민 C를 투여한 뒤 매일

10g씩 경구 복용하게 했다. 이들을 치료군으로 설정하고 대조군으로는 과거 같은 병원에서 비타민 C 치료를 받지 않았던 나이, 성별, 암 유형 등 주요 특성을 최대한 일치시킨 유사한 병기의 말기 암 환자 1,000명의 의료 기록을 사용했다. 대조군은 치료군 환자 1명당 10명씩의 비율로 배정된 역사적 대조군이었다.

- **주요 결과 및 해석**: 연구 결과에 따르면 비타민 C 치료군의 평균 생존 기간이 대조군보다 4.2배 이상( >210일 vs. 50일) 길었으며, 일부 환자들은 20배 이상 더 오래 생존했다고 보고했다(Cameron & Pauling, 1976). 1978년 후속 논문에서도 평균 생존 기간이 비타민 C 치료군에서 유의하게 더 길었음을 보고하며, 비타민 C가 말기 암 환자의 생존 기간을 연장하고 삶의 질을 개선하는 데 효과가 있다고 결론지었다(Cameron & Pauling, 1978).

- **방법론적 한계**: 이들의 연구는 당시 큰 반향을 일으켰지만, 현대 임상 연구 기준에서 볼 때 여러 가지 방법론적 한계를 가지고 있었다.
  - 비무작위 배정: 환자를 무작위로 배정한 것이 아니라, 연구자의 판단이나 환자의 상태에 따라 치료군이 결정되었을 가능성이 있어 선택 편향의 위험이 높다. 즉 처음부터 예후가 더 좋을 것으로 예상되는 환자들이 비타민 C 치료군에 포함되었을 가능성을 배제할 수 없다.
  - 역사적 대조군 사용: 현재 치료받는 환자군과 과거 기록 속의 환자군을 비교하는 것은 시간 경과에 따른 진단 기술, 보조 치료, 전반적인 의료 수준의 차이 등 통제되지 않은 여러 교란 변수의 영향을 받을 수 있다.
  - 눈가림 부재: 환자와 연구자 모두 어떤 치료를 받는지 알고 있었기 때문에 결과 평가 및 해석에 주관적인 편견이 개입될 여지가 크다.

예를 들어 비타민 C 치료를 받는 환자들이 심리적인 요인이나 의료진의 더 많은 관심 등으로 인해 생존 기간이나 삶의 질 평가에 긍정적인 영향을 받았을 수 있다.
- 불명확한 기준: 치료 불가능 상태의 정의나 환자 선정 기준, 생존 기간 외 삶의 질 같은 다른 결과 지표 측정 방법 등이 명확하게 제시되지 않은 부분도 있다.

| 메이요 클리닉 연구: 엄격한 임상시험 그러나 다른 결과

카메론과 폴링 연구의 방법론적 문제점과 그 결과의 타당성에 대한 논란이 커지자, 미국 메이요 클리닉의 연구팀은 이를 검증하기 위해 당시 가장 신뢰도 높은 연구 설계인 무작위 배정, 이중 눈가림, 위약 대조 임상시험(Randomized, Double-blind, Placebo-controlled Trial, RCT)을 수행했다.

- **연구 디자인 및 대상**: 메이요 클리닉 연구팀은 두 번의 임상시험을 수행했다. 첫 번째 연구(Creagan et al., 1979)는 등록군 대부분이 이전에 방사선치료 혹은 항암화학요법 경험이 있는 다양한 종류의 진행성 암 환자 150명을 대상으로 했고, 두 번째 연구(Moertel et al., 1985)는 화학요법 치료 경험이 없는 진행성 대장암 환자 100명을 대상으로 했다. 두 연구 모두 환자들을 무작위로 두 그룹으로 나누어 한 그룹에는 하루 10g의 비타민 C를 경구로 투여하도록 하고, 다른 그룹에는 동일한 모양과 맛의 위약을 투여했다. 환자와 연구자 모두 누가 어떤 약을 복용하는지 모르는 이중 눈가림 상태를 유지했다.
- **주요 결과 및 결론**: 두 연구 모두 결과는 동일했다. 비타민 C 투여군과 위약 투여군 사이에 생존 기간, 종양 반응률, 증상 개선 정도, 식욕 및 체중 변화 등 통계적으로 유의미한 차이가 발견되지 않았다. 부작용

발생률은 두 군 간 차이가 없었다. 연구팀은 이러한 결과를 바탕으로 고용량 비타민 C 경구 투여는 진행성 암 환자에게 위약보다 나은 효과를 보이지 못한다고 결론 내렸다.

| 표 7.1 | 카메론/폴링 연구와 메이요 클리닉 연구 비교(PICO 형식 및 주요 방법론 차이)

| 항목 | Cameron & Pauling (PNAS 1976, 1978) | Mayo Clinic (NEJM 1979, 1985) |
| --- | --- | --- |
| P(환자군/문제) | 치료 불가능 판정 말기 암 환자(다양한 암종) | 진행성 암 환자(1979: 다양한 암종, 이전 항암 O / 1985: 대장암, 이전 항암 X) |
| I(중재) | 고용량 비타민 C(초기 IV 약 10일 + 이후 경구 10g/일) | 고용량 비타민 C(경구 10g/일) |
| C(비교군) | 비타민 C 미투여 과거 환자 기록(동일 병원, 1:10 매칭, 매칭변수: 나이, 성별, 암종 등) | 위약 투여(동일 외형/맛) |
| O(결과) | 생존 기간 유의하게 연장(평균 > 4배, 중앙값 개선) | 생존 기간 연장 효과 없음(위약 대비 유의미한 차이 없음), 종양 반응/증상 개선 효과 없음 |
| 주요 방법론적 차이 | | |
| 연구 디자인 | 비무작위 비교 연구 | 무작위 배정 대조 임상시험 |
| 대조군 | 역사적 대조군 | 위약 대조군 |
| 투여 경로 | 정맥(IV) + 경구(Oral) | 경구(Oral)만 |
| 눈가림 | 없음(Open-label) | 이중 눈가림(Double-blind) |

주: IV = 정맥주사, PNAS = Proceedings of the National Academy of Sciences, NEJM = New England Journal of Medicine

## 두 연구 결과 차이에 대한 논쟁과 해석: 투여 경로의 중요성 부각

정반대의 결론을 내린 두 연구 그룹 사이에는 격렬한 논쟁이 벌어졌다. 폴링 측은 메이요 클리닉 연구가 자신들의 연구와 동일한 조건, 특히 초기에 정맥주사를 시행했던 부분을 제대로 재현하지 못했다고 비판했다. 또한 폴링 측은 메이요 클리닉 연구가 과도한 사전 치료를 받은 환자들을 대상으로 삼았으며 치료를 조기에 중단하는 기준이 부적절했다고 주장했다. 이에 반해 메이요 클리닉과 주류 의학계는 보다 엄격하고 우월한 연구 설계인 임상시험 방식을 근거로, 폴링 연구의 신뢰성에 의문을 제기하면서 자신들의 결과를 지지했다.

결과적으로 당시에는 메이요 클리닉의 연구 결과가 더 설득력 있는 것으로 받아들여졌고, 이는 비타민 C를 이용한 암 치료 연구가 약 20년간 침체된 주요 원인이 되었다. 하지만 2,000년대 이후 비타민 C의 약동학 연구가 발전하면서 이 논쟁에서 핵심적 차이가 투여 경로의 차이, 즉 경구 투여와 정맥주사의 차이였음이 분명해졌다.

6.1절에서 자세히 설명했듯이 경구 투여만으로는 암세포를 사멸시킬 수 있는 약리학적 농도인 mM 단위에 도달하는 것이 불가능하다. 메이요 클리닉 연구는 경구 투여 방식만을 평가했기 때문에 카메론과 폴링이 초기에 사용한 정맥 투여 방식이 가진 잠재적 효과를 제대로 검증하지 못하는 한계가 있었다. 물론 카메론과 폴링의 연구 역시 방법론적 문제점을 가지고 있었다.

## 7.3 부활기 – 소규모 임상연구(1990~2000년대): 다시 피어나는 관심

1980년대 메이요 클리닉의 연구 결과 발표 이후 깊은 침체기를 겪었던 고용량 비타민 C를 이용한 암 치료 연구는 1990년대 후반부터 2000년대에 걸쳐 서서히 다시 수면 위로 떠오르기 시작했다. 이러한 변화는 주로 비타민 C의 약동학적 특성에서 나타난 경구 투여와 정맥 투여 간의 차이에 대한 새로운 이해와 시험관 연구를 통해 밝혀진 비타민 C의 산화 촉진 효과라는 새로운 작용 기전 덕분이었다. 이 시기에는 주로 안전성을 확인하고 임상 적용 가능성을 탐색하는 소규모 연구들이 수행되었으며 일부 환자들에서 주목할 만한 치료 반응을 보였다는 증례 보고들도 발표되었다.

| 1상 임상시험 안전성 및 약동학 연구: 정맥 투여의 안전성 확인

고용량 비타민 C 정맥주사(IVC) 요법의 임상적 유효성을 본격적으로 탐색하기에 앞서 가장 먼저 해결해야 할 과제는 그 안전성을 확인하는 것이었다. 특히 수십 그램에 달하는 많은 양의 비타민 C를 정맥으로 투여했을 때 인체에 어떤 영향이 나타나는지, 인체가 견딜 수 있는 최대 용량(Maximum Tolerated Dose, MTD)은 얼마인지, 실제 환자에게 투여했을 때 목표로 하는 약리학적 혈중 농도(mM 단위)에 도달할 수 있는지 등을 확인하는 연구가 필요했다.

여러 기관에서 진행된 1상 임상시험 결과들이 이를 뒷받침했다. 예를 들어 미국 캔자스주의 리오단 클리닉 연구팀은 다년간의 임상 경험을 바탕으로 IVC 프로토콜을 개발하고 안전성 데이터를 축적했다(Riordan Clinic Research Institute, 2013). 또한 미국 국립보건원의 파다예띠(Padayatty)와 레빈(Levine) 연구팀은 진행성 암 환자들을 대상으로 정맥 비타민 C 투여 시의 약동학과 안전성을 평가하는 연구를 수행했다. 이 연구를 통해 체중당 최대 1.5 g의 용량, 일부 환자의 경우에는 100 g 이상을 투여해도 비교적 안전하며, 목표로 했던 수 mM 이상의 혈중 농도에도 충분히 도달할 수 있음을 확인했다(Padayatty et al., 2004).

이러한 초기 1상 임상시험 연구들을 통해 확인된 주요 내용은 다음과 같다.

- **전반적인 내약성 양호**: 대부분의 환자에서 고용량 IVC는 심각한 독성 없이 비교적 잘 견딜 수 있는 것으로 나타났다. 흔한 부작용은 주로 경미한 오심, 구토, 두통, 피로감, 주사 부위 통증 등이었으며, 용량 제한 독성은 명확히 관찰되지 않는 경우가 많았다.
- **목표 혈중 농도 달성 가능**: 정맥 투여를 통해 용량 의존적으로 혈중 비타민 C 농도를 수 mM에서 최대 20~30mM 이상까지 높일 수 있음이 확인되어, 약리학적 효과를 기대할 수 있는 농도에 도달 가능함을 보여주었다.
- **주의 필요한 특정 부작용 확인**: G6PD 결핍 환자에서의 용혈 위험, 신장 기능 저하 환자에서의 옥살산염 신독성 위험, 체액 과부하 위험 등 고용량 IVC와 관련된 잠재적인 심각한 부작용에 대한 주의가 필요함이 강조되었다(9장 참조).

이러한 1상 임상시험 연구 결과들은 고용량 IVC가 적절한 환자 선정과 모니터링 하에 비교적 안전하게 시행될 수 있음을 시사하며, 후속적인 유효성 평가 연구의 길을 열어 주었다.

## 증례 보고(Case Reports) 및 증례 시리즈(Case Series): 주목할 만한 반응들

1상 임상시험 연구와 더불어 이 시기에는 고용량 IVC 치료 후 예상치 못한 긍정적인 종양 반응을 보이거나 장기간 생존한 개별 환자들의 사례들이 증례 보고 또는 증례 시리즈 형태로 발표되기 시작했다. 예를 들어 Padayatty 등(2006)은 미국 국립보건원의 공식적인 검토를 거쳐,

진행성 신장암, 방광암, 비호지킨 림프종 환자에서 고용량 IVC 단독 또는 다른 치료와 병행 후 장기간의 종양 관해 또는 안정 상태를 보인 3가지 증례를 상세히 보고했다. 이 외에도 다양한 암종(췌장암, 간암, 폐암, 유방암, 난소암, 대장암, 교모세포종, 백혈병 등)에서 IVC 치료 후 긍정적인 결과를 보인 증례들이 간헐적으로 보고되었다. 이러한 증례 보고들은 다음과 같은 의미를 가진다.

- 치료 가능성 제시: 비록 개별 사례에 불과하지만, 특정 환자에서는 IVC가 주목할 만한 항암 효과를 나타낼 수 있다는 가능성을 보여 준다.
- 가설 생성 및 연구 방향 제시: 어떤 유형의 암이나 환자에게 IVC가 더 효과적일 수 있는지에 대한 단서를 제공하고, 향후 연구 방향 설정에 아이디어를 줄 수 있다.

하지만 증례 보고 해석에는 다음과 같은 명백한 한계가 있다.

- 선택 편향 및 출판 편향: 성공적인 사례만 선택적으로 보고될 가능성이 매우 높다. 효과가 없었거나 부정적인 결과를 보인 수많은 다른 사례들은 보고되지 않았을 수 있다.
- 인과 관계 증명 불가: 개별 사례만으로는 관찰된 긍정적인 결과가 반드시 IVC 치료 때문이라고 단정할 수 없다. 다른 병행 치료의 효과, 암의 자연 경과, 또는 측정되지 않은 다른 요인들이 작용했을 가능성을 배제할 수 없다.
- 일반화의 어려움: 특정 환자의 경험을 다른 모든 환자에게 일반화할 수는 없다. 따라서 증례 보고는 치료법의 유효성을 입증하는 과학적 근거로서는 매우 낮은 수준으로 간주된다.

| 표 7.2 | 주요 증례 보고 요약(1980년대 ~ 2024년)

| 저자/연도 | 대상 암종/병기 | 환자수 | 비타민 C 용량/스케줄 |
|---|---|---|---|
| Murata 외 (1982)* | 다양한 말기 암 | 130 | IVC 10-20g + 경구 ≤30g/일 |
| Riordan 외 (1990) | 신장세포암(선암) / 수술 후 전이(폐, 간, 림프절) | 1 | 30g IVC 주 2회 × 7 개월 → 30g IVC 주 1회 × 8 개월 → 15g IVC 주 1회 × 6 개월 → 이후 필요 시 30g IVC 유지 |
| Jackson 외 (1995) | 췌장두부 선암 / 수술 후 잔존 T3 N1 M0 (Stage IIB) | 1 | 57.5-115 g IVC, 8 h 주 ≈3회 × 13 주 → 이후 용량, 빈도 대폭 감소 |
| Riordan 외 (1996) | 유방암 말기 / 전신 골전이 | 1 | 30g IVC 1일차 → 40g 2일차 → 50g 3일차, 이후 100g/5 h IVC 매일 → 퇴원 후 100g IVC 주 3회 지속 |
| Riordan 외 (2004) | 신세포암 전이 2례<br>4기 대장암 1례<br>전이 췌장암 1례<br>비호지킨 림프종 2례<br>말기 전이성 유방암 1례 | 7 | 초회 15-30g IVC → 50-100g IVC로 증량 주 2~3 회(일부는 매일) 지속 예: 100g IVC × 주 2, or 30g → 100g IVC 매일 |
| Padayatty 외(2006) | 전이성 신장암(폐 전이) 근육침윤 방광암(T2) 림프종(DLBCL, 3기) | 3 | 신장암: 65 g IVC 주 2회 × 10개월<br>방광암: 30 g IVC 주 2회 × 3 개월 → 4 년간 간헐 유지<br>림프종: 15 g IVC 주 2회 ≈ 2 개월 → 15 g IVC 간헐 유지 1 년 |
| Seo 외(2015) | 간세포암 재발 + 다발성 폐전이 | 1 | 20 g IVC 주2회 시작 → 증량 후 70 g IVC 주2회 × 10 개월 |

| 주요 결과 | 병행 치료 | 추적 기간 |
|---|---|---|
| 평균 생존 기간 2~6배 연장, 삶의 질 개선 | 없음 | 최대 약 4년 |
| 폐, 림프절 병변 완전 소실, 부작용 없음, 3.5년 이상 무병 생존 유지 | 없음(화학, 호르몬, 세포독성 치료 거부) | ≥ 3.5 년 |
| 고용량 기간 동안 독성 없음, 6개월 CT에서 무진행; 투여 감소 후 재발, 진단 후 12개월 생존, 삶의 질 양호 | 없음(화학, 방사선 거부) | 12 개월 |
| 투여 1주 내 부종, 감염, 통증 급감, 모르핀 중단, 보행 회복, 퇴원; 3개월 시점 생존 및 두개골 전이 소실 확인 | 항응고제, 항생제, 진통제 등 보존적 요법만(항암, 방사선 없음) | IVC 시작 후 ≥ 3 개월 생존 확인; 이후 골절 재입원, 사망(시점 불명) |
| 완전 관해 4례: 신세포암 2, 대장암 1, 비호지킨 림프종 1<br>췌장암: 종양 안정, 예후 초과 생존<br>유방암: 극심한 통증, 감염 소실, 활동성 회복<br>모든 환자에서 고용량 IVC 독성 없음 | 수술, 방사선 후 IVC 단독(신세포암 1) 또는 영양요법 병행; 5-FU/Leucovorin, Gemcitabine 등 화학요법 병용(대장암, 췌장암); 비호지킨 림프종 여성은 방사선 후 IVC 지속 | 신세포암 환자 14년 무병 생존 등 최대 14년<br>기타 환자 1 - 3년 이상 추적, 관해 지속 혹은 예상 생존 초과 |
| 폐 전이 완전 소실, 4년 무병 후 별개, 소세포폐암으로 사망<br>방광암 9년 무재발, 무전이 생존<br>DLBCL 방사선 + IVC 후 10년 완전 관해 유지 | • 공통: 화학요법 없음<br>• 신세포암: 근치적 신절제술(초기), 보조제 복용<br>• 방광암: TURBT만 시행, 각종 영양, 식물성 보조제<br>• DLBCL: 국소 방사선 5주 병행, 영양, 식물성 보조제 | • 신세포암: 7년 생존(CR 4년)<br>• 방광암: ≥ 9년 DFS<br>• DLBCL: ≥ 10년 CR |
| 10개월 후 폐전이 완전 소실 1년 후 TACE 병행하며 간종양도 완전 관해 부작용 없음(갈증 외) | 최초, 추가 TACE 4회, 진통제; 소라페닙 등 항암제는 거부 | IVC 개시 후 ≥ 32개월 생존, 무재발 확인 |

| 저자/연도 | 대상 암종/병기 | 환자수 | 비타민 C 용량/스케줄 |
|---|---|---|---|
| Drisko 외(2018) | 췌관선암 다발성 간 전이 | 1 | 75-125 g IVC, 주 2-3회(포트 사용) → 약 4년간 총 450회 이상 |
| Gonzalez 외(2017) | 전이성 유방암 - 간, 폐, 흉막, 골 전이(ER+ PR+ HER2-) | 1 | 1주 차: 25 g → 50 g → 75 g IVC 이후 75 g IVC, 주 3회 × 6 개월 |
| Baillie 외(2018) | 교모세포종(WHO IV) - 동시진단: 림프절외 변연부 림프종 | 1 | 최초 6 개월: 85 g IVC, 주 3회 이후 3.3년: 85 g IVC, 주 2회(총 45 개월, 최고 1.1g/kg) |
| Foster 외(2018) | 재발 급성 골수성 백혈병 | 1 | 70 g IVC, 주 2회(2014.11.07 시작) → 2015.8월부터 주 1회, 이후 월 1회로 감량. 목표 혈중농도 20-23 mmol/L 유지 |
| Kim 외(2024) | 진행성 담관암(Stage IIIb, 수술 불가) | 1 | 70 g IVC, 주 1회(2018.5 ~ 2024.7), 총 52회 |

주: IVC = 고용량 비타민 C 정맥주사, DFS = 무병 생존 기간, TACE = 경동맥화학색전술, TMZ = 테모졸로마이드, CR = 완전 관해, CIK = cytokine-induced killer, IMRT = 세기조절방사선 치료
*: Hickey et al., 2013 2차 문헌도 참고

| 주요 결과 | 병행 치료 | 추적 기간 |
|---|---|---|
| 치료 1년 내 간 전이 완전 소실 췌장 원발 종양 크기 지속 감소, 3.5년간 안정 ECOG 0, 삶의 질 유지 46개월 생존 후 스텐트 이탈로 인한 소장천공, 패혈증 사망(암 진행과 무관) | 표준 화학요법 거부, IVC 단독, 후기 담관 스텐트(합병증 발생) | IVC 개시 후 46개월 |
| 3개월째 종양표지자(ALP / CEA / CA15-3) 정상근접 감소(750→140 IU/L 등) 6개월 PET/CT: 간, 폐, 골 전이 완전 소실, FDG-avid 병변 없음 → 관해 판단 무독성, 삶의 질 향상 | IVC 기간 중 다른 항암 치료 없음(이전 호르몬요법, capecitabine 중단 후 시작) | IVC 시작 후 ≥ 6개월(논문 시점에 생존, 일상 생활 유지) |
| EORTC-QLQ 점수: 3개월 만에 '매우 나쁨'→'매우 좋음', 이후 1년간 유지 뇌 MRI, CT: 3년간 안정, 3.3년째 진행 확인 전체 생존 4년 3개월(역사적 중앙생존 12개월 대비 우수) 무독성, 신기능 정상 | 개두부 종양 절제 방사선 치료 25회+TMZ 6주기 표준 치료 없이 관찰 33개월 방사선 10회+TMZ 6주기 | IVC 시작 후 45개월 생존, 사망 전 3개월까지만 IVC 지속 |
| 4주 만에 혈소판 25 → 196 × 10³/μL, WBC 0.29 → 4.0 × 10³/μL로 회복, 정상화; 삶의 질 지수(QLQ-C30) Global 58 → 83, 증상점수 39 → 8 유지; 2017-09 현재 완전 관해 지속 | 보조 경구 보충제(α-리포산, 비타민 C 2g, 메틸화 B군, 비타민 D, K1, K2 등) 및 식이, 생활습관 요법, 추가 화학요법 없음 | 2014-11-07 시작 → 2017-09-07 현재까지 약 34개월 이상 관찰, 완전 관해 유지 |
| 종양 3.5 cm → 2.5 cm로 축소, PET-CT에서 대사활성 소실, CA19-9 160 → ≤ 15 U/mL, 진단 후 7년 10개월 무재발 및 임상적 안정 상태 유지 | CIK 세포치료 52회 병행, 선행 화학요법(gemcitabine + cisplatin) 5주기, IMRT 36 Gy/12회 + 프로톤빔 25 Gy/5회 | 진단(2016-10) 이후 7년 10개월, IVC 시작 이후 6년 2개월 현재까지 관찰 |

| 소규모 비대조 연구: 객관적 반응률과 삶의 질 평가

증례 보고의 한계를 넘어서기 위해 특정 암종의 환자 그룹을 대상으로 IVC 단독 또는 병용 투여 후 그 효과를 관찰하는 소규모의 비대조 연구(uncontrolled study) 또는 단일군 연구(single-arm study)들이 수행되기도 했다. 이러한 연구들은 주로 객관적인 종양 반응률(Objective Response Rate, ORR), 질병 진행까지의 시간(Time To Progression, TTP), 전체 생존 기간(Overall Survival, OS) 및 삶의 질(Quality of Life, QoL) 변화 등을 평가했다.

여러 연구 결과들을 종합해 보면 고용량 IVC 단독 요법만으로 객관적인 종양 반응(종양 크기 감소)을 보이는 경우는 드물었으며, 객관적인 종양 반응률은 일반적으로 낮은 경향을 보였다. 하지만 일부 연구에서는 안정된 질병 상태를 유지하거나 질병 진행까지의 시간를 연장시키는 가능성을 시사하기도 했다. 특히 주목할 만한 점은 객관적인 종양 반응은 미미하더라도 많은 연구에서 환자들이 주관적으로 느끼는 삶의 질 개선 효과가 비교적 일관되게 보고되었다는 점이다(Yeom et al., 2007; Takahashi et al., 2012; Vollbracht et al., 2011). 피로감 감소, 통증 완화, 식욕 개선, 전반적인 기능 상태 호전 등이 흔히 관찰되었으며, 이는 IVC가 암 환자의 증상 관리 및 지지 요법으로서의 역할을 할 수 있음을 시사한다.

| 이 시기 연구의 의미와 한계: 다음 단계를 위한 발판

1990년대 후반부터 2000년대에 걸쳐 진행된 이러한 소규모 임상 연구들은 다음과 같은 중요한 의미를 가진다.

- **임상 적용 가능성 재확인**: 고용량 IVC가 특정 조건 하에서 임상적으로 적용될 수 있음을 다시 보여 주었다.
- **안전성 데이터 축적**: 1상 임상시험 연구들을 통해 안전성 프로파일과 주의해야 할 부작용에 대한 이해가 깊어졌다.
- **삶의 질 개선 효과 주목**: 객관적인 항암 효과 외에도 환자의 삶의 질 개선이라는 중요한 측면에서 IVC의 잠재력이 부각되었다.

하지만 이 시기 연구들의 대부분은 다음과 같은 한계를 가지고 있다.

- **연구 규모의 한계**: 대부분 참여 환자 수가 적은 소규모 연구였다.
- **대조군 부재**: 치료 효과를 객관적으로 비교할 수 있는 대조군이 없는 경우가 많아 관찰된 결과가 순전히 IVC의 효과인지 다른 요인의 영향인지 명확히 구분하기 어렵다.
- **연구 디자인의 이질성**: 연구마다 대상 암종, 환자 선정 기준, IVC 프로토콜의 용량, 빈도, 기간 및 병용 요법 등이 매우 다양하여 결과를 종합적으로 해석하고 일반화하기 어렵다.

결론적으로 이 부활기의 연구들은 고용량 IVC 요법에 대한 과학적 관심을 다시 불러일으키고 안전성에 대한 기본적인 정보를 제공했지만, 그 유효성을 명확히 입증하기에는 근거가 부족했다. 따라서 더 높은 수준의 근거를 확보하기 위해 보다 잘 설계된 대규모 임상시험, 특히 무작위 대조군 임상시험의 필요성이 제기되었다. 이러한 요구는 2010년대 이후 진행된 최근 임상시험들의 배경이 된다.

| 표 7.3 | 주요 1/2상 임상시험 연구 결과 요약(1990~2009년)

| 저자/연도 | 대상 암종 | 연구 디자인 | 환자 수(시험군) |
|---|---|---|---|
| Padayatty 외(2004) | 해당 없음(건강한 성인) | 용량-농도 약동학 연구(비무작위, 단일군) | 17명 |
| Yeom 외(2007) | 말기 고형암 환자 - 위암 10, 폐암 7, 대장암 9 등 | 전향적 단일군 건강-관련 삶의 질 평가 | 39명 |
| Hoffer 외(2008) | 표준치료 실패 또는 불응의 진행성 고형암, 혈액암 | 단일기관, 전향적, 공개 용량-상승 1상(PK 포함) | 24명 |

주: IVC = 고용량 비타민 C 정맥주사, mM = millimolar($10^{-3}$ mol/L), Cmax = 최고 혈중 농도,
PK = 약동학, AUC = 곡선 아래 면적, DLT = 용량 제한 독성, QoL = 삶의 질, CR = 완전 관해, PR = 부분관해,
SD = 안정병변, PD = 진행병변

| 중재 내용<br>(표준치료 + IVC Protocol) | 결과(안전성) | 결과(유효성 / 반응) |
| --- | --- | --- |
| 경구 비타민C 0.015-1.25 g vs.정맥 비타민C 0.015-1.25 g 추가로 1-100 g IV 용량에 대한 약동학 모델링 | 투여된 최고 IVC 용량(1.25 g)까지 중대한 이상 반응 보고 없음 | 1.25 g IVC 실측 Cmax 0.885 mM(경구 0.135 mM 대비 ≈7배↑); PK 모델링상 50 g IVC → 13.4 mM 예상; AUC, Cmax 경구 대비 30-70배↑ |
| 일반 완화 치료 +<br>① IVC 10 g × 2회(3일 간격)<br>② 경구 비타민C 4 g/일 × 7일 | 투여 기간 동안 중대한 이상반응 없음 | 글로벌 QoL 36 → 55 점(p = 0.001); 신체, 역할, 정서, 인지, 사회 기능 유의적 개선(p < 0.05); 피로, 오심/구토, 통증, 식욕 부진 등 증상 점수 유의적 감소(p < 0.005); |
| 일반 완화 치료 + IVC 0.4 → 0.6 → 0.9 → 1.5 g/kg 주 3회, ≥4주(90 g ≤ 120분 주입) 다음 사이클 무독성 시 용량 상승 | Grade 1-2 경미한 부작용(두통, 홍조, 구역 등) 외 DLT 없음; 신장/혈액학적 독성, Oxalate 과배출, 용혈 미관찰 → 모든 용량 양호 | 객관적 종양 반응 CR/PR 0건; 0.6 g/kg 군 2명 SD ≥6 사이클, 그 외 PD; 1.5 g/kg에서 혈중 ≥10 mM 4시간 유지, PK 목표 달성 → 권장 2상 용량 1.5 g/kg 제시 |

## 7.4 최근 임상시험(2010년대 이후): 표준 치료와의 병용 및 삶의 질 중심 연구

2010년대 이후 고용량 비타민 C 정맥주사(IVC) 요법에 대한 임상 연구는 새로운 국면을 맞이했다. 이전 시기의 연구들이 주로 안전성 확인과 단독 요법으로서의 가능성 탐색에 초점을 맞추었다면, 최근 연구들은 IVC를 기존의 표준 암 치료인 항암화학요법, 방사선 치료, 표적 치료, 면역항암제 등의 치료와 병용했을 때의 안전성과 유효성을 평가하는 방향으로 크게 전환되었다. 또한 객관적인 종양 반응뿐만 아니라 환자의 삶의 질 개선 효과에 대한 관심도 높아졌다.

### 표준 치료와의 병용 연구 동향: 상승 효과와 독성 감소 기대

IVC를 표준 치료와 병용하는 전략은 다음과 같은 이론적 배경과 기대를 바탕으로 한다.

- **항암 효과 증강**: 전임상 연구에서 IVC가 특정 항암제나 방사선의 암세포 살상 효과를 증강시킬 수 있다는 결과들이 보고되었다. 이는 IVC가 유발하는 산화 스트레스가 항암 치료에 의한 DNA 손상이나 세포 사멸을 증폭시키거나, 암세포의 항암제 내성을 극복하는 데 도움을 줄 수 있다는 가설에 기반한다.(6.2절, 10.3절, 10.4절 참조)

- **항암 치료 독성 감소**: IVC의 항산화 및 항염증 효과가 표준 치료로 인해 발생하는 정상 조직의 손상과 부작용(예: 피로, 오심, 구토, 신경 독성, 골수 억제 등)을 완화시켜 줄 수 있다는 기대이다. 이는 환자의 치료 내약성을 높여 예정된 표준 치료를 끝까지 완료하는 데 도움을 줄 수 있다.

- 삶의 질 개선: 항암 치료 과정에서 흔히 경험하는 극심한 피로감, 통증, 식욕 부진 등을 개선하여 환자의 전반적인 삶의 질을 향상시키는 효과를 기대한다.

이러한 기대를 가지고 다양한 암종에서 표준 치료와 IVC 병용 요법의 안전성과 유효성을 평가하는 1/2상 임상시험들이 활발히 진행되었고, 그 결과들이 속속 발표되고 있다.

## 주요 1/2상 임상시험 연구 결과 상세 소개

최근 10여 년간 발표된 주요 병용 요법 임상시험 결과는 몇 가지 암종별로 다음과 같이 정리할 수 있다.

- 난소암
  - Ma 외(2014, Sci Transl Med): 3기 혹은 4기 난소암 환자 27명을 대상으로 표준 항암화학요법(카보플라틴/파클리탁셀) 단독군과 IVC(75-100g, 주 2회) 병용군을 비교한 무작위 배정 1/2a 임상시험이다. 주요 결과는 안전성 평가였으며 IVC 병용군에서 항암 치료 관련 독성 중에 특히 신경 독성, 골수 억제, 위장관 독성 등이 전반적으로 감소하는 경향을 보였다. 유효성 측면에서는 통계적으로 유의하지는 않았지만 무진행 생존 기간 중앙값이 병용군에서 약 8.75개월 더 길게 나타나는 긍정적인 경향을 관찰했다(25.5개월 vs. 16.75개월). 이 연구는 IVC 병용이 안전하며 항암 독성 감소 및 잠재적인 생존 이득 가능성을 시사하여 더 큰 규모의 후속 연구 필요성을 제기했다.

• 췌장암

췌장암 특히 췌관선암(Pancreatic Ductal Adenocarcinoma)은 5년 생존율이 평균 12% 정도에 불과하고 진단 시 이미 원격 전이가 있을 경우는 3%에 지나지 않다. 대표적인 난치암으로 새로운 치료 패러다임 발굴이 시급하며 IVC와 같은 보조 요법에 대한 관심이 꾸준히 이어져 왔다.

- Monti 외(2012, PLoS One): 전이성 췌장암 환자 9명을 대상으로 젬시타빈과 표적치료제인 얼로티닙 병용요법에 IVC(50~100g, 주 3회)를 추가하는 1상 임상시험 연구를 수행했다. 병용 요법의 안전성을 확인했으며, 일부 환자에서 안정 병변(SD) 상태가 관찰되었다.

- Welsh 외(2013, Cancer Chemo Pharm): 국소 진행성 또는 전이성 췌장암 환자 14명을 대상으로 표준 항암화학요법과 IVC(50~125g, 주 3회) 병용의 안전성과 최대 내약 용량을 평가한 1상 임상시험 연구이다. 연구 결과에 따르면 병용 요법은 안전하게 시행 가능했으며 일부 환자에서 예상보다 긴 생존 기간이 관찰되었다.

- Bodeker 외(2024, Redox Biology): 미국 아이오와 대학 연구팀은 고용량 비타민 C 정맥주사(IVC)가 전이성 췌장암 치료에서 가지는 가능성을 엄밀히 평가하기 위한 지속적인 노력을 기울이고 있다. 최근 발표된 주목할 만한 무작위 대조 임상시험에서는 전이성 췌장암 환자 36명을 대상으로 표준 치료법인 젬시타빈과 냅-파클리탁셀 병용 요법만을 시행한 대조군과, 동일한 표준 치료에 고용량 IVC(75g, 주 3회)를 추가한 시험군으로 나누어 비교했다.

이 연구의 일차 평가 지표인 전체 생존기간 중앙값은 IVC 병용군에서 16개월로 나타났으며, 이는 대조군의 8.3개월에 비해 통계적으로 유의미하게 더 긴 것으로 확인되었다(HR = 0.46; 90% CI 0.23, 0.92; p = 0.030). 이차 평가 지표인 무진행 생존기간 역시 IVC 병용군이 6.2개월로 대조군의 3.9개월보다 유의하게 개선된 결과를 보였다(HR = 0.43; 90% CI 0.20, 0.92; p = 0.029).

안전성 측면에서도 IVC 병용군은 대조군보다 심각한 부작용 발생률이 낮았고, 특히 3 등급 이상의 혈액학적 독성(빈혈, 호중구 감소증, 혈소판 감소증 등)의 발생률이 유의하게 감소했다. 이러한 결과는 IVC 병용군이 항암제를 더 오랜 기간(중앙값 179일 vs 94일) 동안 더 높은 누적 용량으로 투여받았음에도 나타났으며, 이는 IVC가 항암치료의 내약성을 높이는 데 도움이 될 수 있음을 시사한다. 삶의 질 평가(EORTC QLQ-C30)에서도 IVC 추가가 삶의 질에 부정적 영향을 주지 않았고, 일부 지표(불면증, 변비, 재정적 어려움)의 악화 시점을 지연시키는 긍정적인 경향이 관찰되었다.

연구진은 이러한 결과를 바탕으로, 고용량 IVC가 표준 항암 치료와 병용 시 전이성 췌장암 환자의 전체 생존 기간과 무진행 생존 기간을 의미 있게 연장할 수 있으며, 이는 추가적인 독성이나 삶의 질 저하 없이 달성될 수 있었다고 결론지었다.

이 연구는 비록 소규모이지만, 전이성 췌장암 치료에서 IVC의 생존 이점을 무작위 대조 임상시험으로 처음으로 입증한 연구라는 점에서 매우 의미가 크다. 이 결과는 이전 초기 연구들의 가능성을 뒷받침하며, 향후 보다 큰 규모의 3상 임상시험을 위한 중요한 근거로 작용할 것으로 기대된다. 또한 IVC가 항암 치료의 독성을 증가시키지 않으면서도 생존율을 높일 수 있다는 점에서 향후 임상적으로 활용될 가능성을 제시한다. 물론 다른 항암 요법과의 병용이나 다양한 환자군에서도 추가 연구가 필요하지만, 이번 연구 결과는 전이성 췌장암 치료에서 IVC의 긍정적인 역할을 기대하게 하는 중요한 진전이다.

• 교모세포종(Glioblastoma Multiforme, GBM)

교모세포종은 가장 공격적인 형태의 뇌종양이다. 표준 치료는 종양 절제술 후 방사선치료 및 테모졸로마이드 치료로 이루어지는데 무진행 생존 기간이 약 7 개월이고, 전체 생존 기간 14~16개월로 예후가 매우 불량 하다. 최근에는 고용량 비타민 C 정맥주사요법을 병용한 임상 연구결과들이 보고되며 치료의 가능성을 보여 주고 있다.

- Allen 외(2019, Clin Cancer Res): 새로 진단된 교모세포종 환자 11명을 대상으로 표준 치료(방사선 치료 및 테모졸로마이드 항암제)와 IVC(점증 용량 87.5g, 목표 혈중 농도 20mM)를 병용하는 1상 임상시험 연구를 수행했다. 연구 결과에 따르면 병용 요법은 안전하고 내약성이 양호했으며, 특히 IVC 투여로 인한 추가적인 독성은 관찰되지 않았다. 흥미롭게도 이 연구에 참여한 환자들의 무진행 생존 기간 중앙값은 9.4개월이고 전체 생존 기간 중앙값은 18개월로, 기존 표준 치료만 받은 환자들의 역사적 데이터와 비교했을 때 유의미한 개선 가능성을 보여주었다(Allen et al., 2019).

- Petronek 외(2024, Clin Cancer Res): 바로 위에 기술한 1상 임상시험 후에 확장 시행된 2상 임상시험이다. 새로 진단된 교모세포종 환자 55명을 대상으로 1상 임상시험에서 권고한 대로 IVC 87.5g을 병용 치료를 진행했다. 병용 치료는 추가적인 독성 없이 기존 치료와 유사한 수준의 안전성을 보였다. 이 연구에서는 환자

들의 전체 생존기간 중앙값이 19.6개월(90% CI 15.7-26.5)로 역사적 대조군의 14.6개월 대비 통계적으로 유의한 연장을 보여주었다. 무진행 생존 기간 중앙값은 8.3개월이었다. 이 연구에서 흥미로운 점은 T2* MRI를 이용한 종양 철(Fe) 대사 지표가 초기 T2* ≤ 50ms인 환자에서 무진행 생존 기간이 11.2 개월로 T2* 〉 50ms인 환자의 무진행 생존 기간 5.7 개월에 비해 생존 이득(p 〈 0.05)이 뚜렷하게 보였다는 점이다. T2 MRI는 IVC 반응을 조기 예측할 수 있는 비침습적 기전 기반 바이오마커 가능성이 있어, 향후 임상 적용 시 치료 의사 결정의 정밀도를 높여 줄 것으로 기대된다.

- 비소세포폐암
  - Furgan 외(2022, Redox Biology): 진행성 비소세포폐암 환자 38명을 대상으로 고용량 비타민 C(75 g IV, 주 2회)를 카보플라틴, 파클리탁셀과 병용한 본 2상 임상시험은 객관적 반응률(34.2%)을 역사적 대비(20%) 약 1.7배, 질병 조절률을 84.2%로 끌어올리면서도 추가 중증 독성 없이 허용 가능한 안전성을 보였다. 무진행 생존 기간 중앙값은 5.7개월, 전체 생존 기간은 12.8개월로 역사적 백금 항암제 치료 결과(각각 4~6개월, 10~12개월)에 비해 개선된 결과를 보였다. 특히 면역 활성 CD8 T 세포 증가와 저 PD-L1 또는 면역치료 실패 환자군에서 확인된 임상 효과는 IVC가 종양 미세환경의 철, 산화 스트레스뿐 아니라 면역 반응까지 증폭할 수 있음을 시사한다.

이 외에도 대장암, 유방암, 혈액암 등 다양한 암종에서 IVC와 표준 치료 병용 요법에 대한 소규모 임상 연구들이 진행되었거나 진행 중이며, 대부분 안전성과 내약성은 양호하다는 결과를 보고하고 있다. 하지만 유효성 측면에서는 아직 일관된 결론을 내리기 어렵고, 대부분 연구가 1/2상 임상시험 단계에 머물러 있어 더 높은 수준의 3상 임상시험이 필요한 상황이다.

### 삶의 질 평가 결과: 피로감 감소 및 기능 개선 효과

객관적인 종양 반응 외에 환자의 삶의 질에 미치는 영향은 IVC 요법의 중요한 평가 지표 중 하나이다. 여러 임상 연구에서 표준화된 삶의 질 평가 도구(예: EORTC QLQ-C30, FACT-G 등)를 사용하여 IVC 병용 효과를 측정했다.

- 피로 감소: 암 환자들이 가장 흔하게 호소하는 증상 중 하나인 암 관련 피로(Cancer-Related Fatigue, CRF)가 IVC 투여 후 유의하게 감소했다는 보고가 다수 있다(Takahashi et al., 2012; Vollbracht et al., 2011). 이는 환자의 일상생활 수행 능력과 전반적인 만족도 향상에 크게 기여할 수 있다.

- 전반적인 기능 상태 및 삶의 질 개선: 일부 연구에서는 IVC 병용군에서 전반적인 신체 기능, 역할 기능, 정서 기능 등 삶의 질 하위 척도 점수가 개선되거나 악화를 방지하는 효과를 보였다(Yeom et al., 2007; Carr et al., 2014 리뷰). 오심, 구토, 통증, 식욕 부진 등 다른 증상 완화 효과도 보고된 바 있다.

이러한 삶의 질 개선 효과는 IVC가 직접적인 항암 효과를 나타내지 않더라도, 암 환자의 지지 요법으로서 중요한 임상적 의미를 가질 수 있음을 시사한다. 특히 힘든 항암 치료를 받는 환자들의 치료 과정을 돕고 삶의 질을 유지하는 데 기여할 수 있다는 점에서 IVC의 가치를 찾을 수 있다.

## 진행 중인 연구 및 향후 전망: 더 높은 근거를 향하여

현재 고용량 비타민 C 정맥주사(IVC) 요법과 관련하여 다양한 임상연구가 활발히 진행되고 있다. ClinicalTrials.gov와 같은 임상시험 등록 사이트에는 여러 건의 1상 및 2상 시험이 등록되어 있으며, 이들 연구는 보다 높은 근거 수준의 데이터를 확보하기 위한 노력을 담고 있다.

이들 임상시험은 주로 췌장암, 폐암, 뇌종양, 혈액암 등 다양한 암종을 대상으로, 표준 치료법인 화학요법, 방사선 치료, 표적 치료, 면역항암제 등과 IVC를 병용했을 때의 효과와 안전성을 평가하는 데 중점을 두고 있다. 또한 최적의 IVC 투여 용량과 빈도, 치료 기간 및 스케줄을 규명하려는 시도도 이루어지고 있다.

아울러 치료 반응을 예측할 수 있는 바이오마커를 찾기 위한 연구도 진행 중이다. 예를 들어 KRAS나 BRAF 유전자 변이, 과산화수소 분해효소의 활성도, DNA 후성유전 변화의 지표인 5-하이드록시메틸사이토신(5hmC) 수준 등이 후보로 검토되고 있다. 이 외에도 IVC의 면역 조절 작용이나 후성유전적 변화 유도와 같은 작용 기전에 대한 심층 연구 역시 중요한 과제로 다루어지고 있다.

앞으로 이러한 연구들, 특히 잘 설계된 무작위 대조 임상시험(Randomized Controlled Trials, RCT)의 결과가 발표되면, 고용량 IVC 요법의 임상적 유효성과 역할에 대해 보다 명확한 결론을 내릴 수 있을 것으로 기대된다.

| 표 7.4 | 최근 주요 1/2상 임상시험 결과 요약(2010~2024년)

| 저자/연도 | 대상 암종 | 연구 디자인 | 환자 수 (시험군) | 중재 내용(표준 치료 + IVC) |
|---|---|---|---|---|
| Vollbracht 외(2011) | 수술 후 보조요법 단계 유방암(UICC IIa-IIIb) | 독일 15개 센터 후향적 다기관 코호트(추적 1년) | 125 명 (53 명) | 표준 치료(유방 절제/유방보존 + 보조 CTx, RTx, HTx) IVC 7.5 g 1회/주, ≥4 주 - 보조요법 시행일은 제외 |
| Monti DA 외(2012) | 전이성 췌관선암 | 1상, 단일기관, 공개, 3 + 3 용량-상승 | 14명 (9명 완주) | 표준요법: Gemcitabine 1 g/m² 주 1회×7주 + Erlotinib 100 mg 매일 + IVC 3회/주 × 8주 용량군: 50g → 75g → 100g/회 |
| Takahashi 외(2012) | 다양한 고형암 & 혈액암(신규 진단 환자, 37/60 전이 O) | 다기관, 전향적, 공개 관찰(4 주 | 60 명 | 통상 치료(56.7 % 병용 CTx 포함) +IVC 2회/주, 4 주 초회 12.5-25 g → 단계적 증량, 4 주차 중간 용량 50 g(60 %) ≥75 g(35 %)목표: 투여 직후 혈중 ≥ 350 mg/dL; 경구 비타민C 2-4 g/일 병용 |
| Welsh 외(2013) | 전이, 국소진행 췌장선암 | 1상 단일기관 용량 증량 연구 | 9 명 | Gemcitabine 1g/m² IV 주 1회 × 3주 + 1주 휴식(28일 주기) + IVC 15 → 50-125g 2회/주 투여, 혈장농도 ≥20mM (≥350 mg/dL) 목표 |
| Stephenson 외 (2013) | 재발, 불응성 진행성 고형암: 대장, 췌장, 유방 등 11개 암종 | 1상 단일기관, 개방표지 용량-증량 | 17명 | 표준항암 없음(IVC 단독요법) 고용량 IVC 30→110g/m² (1g/분) 주 4일 × 4주, 20g/m² 단계 증량, 권장용량 70-80 g/m² |
| Ma 외(2014) | 진행성(III, IV기) 난소암 | 1/2a상 파일럿 연구, 전향적 무작위 배정 | 25명 (IVC 군 13명) | Paclitaxel + Carboplatin 표준요법에 IVC(75-100g/회, 혈중 20-23mM 목표) 주 2회, 12개월 투여(첫 6개월은 화학요법 병행) |

| 결과(안전성) | 결과(유효성 / 반응) |
|---|---|
| IVC 관련 이상반응 0건; 내약성 평가 '매우 우수' 86.8 %, '양호' 13.2 % | 조정 후 총 증상 강도 점수 보조요법 기간 대조군의 ≈½, after-care 기간 ≈⅓(p = 0.013/0.021) 유의 ↓: 구역, 식욕 부진, 피로, 우울, 수면 장애, 어지럼, 출혈 경향(p < 0.05) Karnofsky 지수 80 % vs 71 %(p < 0.001); ECOG-PS 1.6 → 1.1(IVC) vs 2.1 → 1.7(대조) |
| 총 23건 부작용 중 IVC 관련 중대한 독성 없음. 경미한 어지럼, 구역 등 삼투성 반응 외 추가 독성 보고되지 않음 | SD 7, PD 2; 8/9에서 원발 종양 크기 감소(0~42%↓) 100 g 군 3명 모두 SD, 비표적 병변 안정/개선. PFS 중앙값 89일, OS 182일 |
| 경미 두통, 구역, 현기 등 Grade 1 증상만 보고(≤ 8.3 %);치료 중단 0명 | EORTC QLQ-C30: 글로벌 QOL 44.6 → 61.4(+16.8점, p<0.01); 신체, 역할, 정서, 인지, 사회 기능 모두 ↑(p<0.05); 피로, 불면, 통증 등 증상 척도 유의 ↓; 의사 CGIC '개선' 46.7%(2주) → 60%(4주) |
| DLT 없음, 심각한 부작용 없음 IVC 관련 경증 부작용: 구강건조 6건, 설사 4건 | 평균 PFS 26 ± 7 주 평균 OS 13 ± 2 개월 소수 환자에서 종양 크기 감소 관찰 |
| DLT 미발견 대체로 경증 두통, 오심 Grade ≥3 전해질 이상(고Na, 저K) 소수 | 객관적 반응 0/16명 안정병변 3명, 진행 13명 PK: Cmax 49 mM(70-90 g/m²), 혈중 10-20 mM ≥ 5-6 시간 |
| IVC 추가로 grade 3-4 독성 증가 없음. grade 1-2 독성은 대부분 장기계통에서 유의하게 감소 | 무진행, 재발까지 중앙기간이 8.75 개월 연장(25.5 vs 16.75개월, NS). 전체 생존율 개선 경향 있으나 통계적 유의성 미달 |

| 저자/연도 | 대상 암종 | 연구 디자인 | 환자 수 (시험군) | 중재 내용(표준 치료 + IVC) |
|---|---|---|---|---|
| Hoffer 외(2015) | 진행성 다종암 | 1/2상 단일군 (안전성, 약동학, 예비 유효성) | 14 명 | 표준 또는 오프라벨 항암화학요법 + IVC 1.5g/kg, 주 2-3회(화학요법 주간 3회, 비주간 2회) 90-120분 정주 |
| Nielsen 외(2017) | 전이성 거세저항성 전립선암 | 2상 단일군 시험, 단일기관, 비비교 | 23 명 등록, 20 명 12주 평가 | 지속적 안드로겐 차단 요법 + 주 1회 IVC: 1주 5g → 2주 30g → 3-12주 60g(1g/분 주입) + 경구 비타민C 500mg/일 |
| Zhao 외(2018) | 60 세 이상 고령 급성 골수성 백혈병 | 2상 단일기관 비무작위 비교 시험 | 73 명(39 명 IVC 병용) | DCAG ± IVC Decitabine d1-5, Cytarabine d3-9, Aclarubicin d3-6, G-CSF d0-9, IVC 50-80mg/kg d0-9 |
| Allen 외(2019) | 신규 진단 교모세포종 | 1상, 단일기관, 공개라벨, 단계적 용량 상승 | 11 명 | 표준 치료: 분할 방사선 61.2 Gy/34회 + 테모졸로마이드 75mg/m$^2$(동시 병용 단계) & 150-200mg/m$^2$(보조 단계 28일 주기 6 주기) - IVC: 15-87.5g, 동시 병용 기간 주 3회, 보조 기간 주 2회, 혈중 ≥ 20mM 목표, 권장용량 87.5g |
| Mansoor 외(2021) | 치료 중(IIA-IIIb) 여성 유방암 | 2상 단일기관, 병렬, 단일맹검 무작위 위약 대조 시험 | 343 명(IVC 172명) | 기존 항암, 방사선, 호르몬 치료 + IVC 25g 주 1회(15g/시간) × 4주 |

| 결과(안전성) | 결과(유효성 / 반응) |
|---|---|
| 중증 독성, 신손상 없음, 일시적 구역, 갈증, 오한 등 경미한 이상반응만 보고 | 객관적 종양 반응은 없었으나 3명(21%)에서 예기치 않은 일시적 안정병변과 에너지, 기능 호전 관찰 나머지는 대부분 질병 진행 |
| 총 53건 부작용, 이 중 11건 심각한 부작용, 3건 IVC 관련(수액 부하) - 치료 관련 Grade ≥3 독성, 신손상, 용혈 없음 | 1차 지표(PSA 50% 감소) 달성 0명, PSA 중앙값 + 17μg/L, Bone Scan/삶의 질 호전 없음 → 질병 관해 효과 미확인 |
| Grade ≥3 혈액독성(호중구, 혈소판감소) 발생률 DCAG군과 비슷 감염률, 회복기간 동등 IVC 추가에 따른 중대한 추가 독성 없음(심각 DVT 1 례) | 1차 유도 후 CR 79.9% vs 44.1%(P = 0.004) 2 주기 총 CR 84.6% vs 70.6% 중앙 OS 15.3 vs 9.3개월(P = 0.039) 3년 생존율 28.6 % vs 12.5 % ⇒ IVC 추가가 CR 향상, 생존 연장 |
| DLT 없음, 주된 IVC 관련 부작용: 일시적 구강 건조(75%), 오한(54%), 저칼륨혈증 Grade 3 1례 전반적 독성은 역사적 표준 치료와 유사 | 중앙 PFS 9.4 개월, 중앙 OS 18 개월(MGMT 비메틸화 8명 OS 23개월) 역사적 RTx/TMZ 단독(PFS 7 개월, OS 14~16개월) 대비 개선 가능성 |
| 시험군에서 새로운 중대한 부작용, 치료 중단 사례 없음 위약군과 유사한 안전성 프로파일 | 28일 후 VAS 점수 유의 감소: 오심, 식욕부진, 종양통, 피로, 불면(모두 $p ≤ 0.007$) ⇒ 증상 완화, 삶의 질 향상, 위약군 변화 없음 |

| 저자/연도 | 대상 암종 | 연구 디자인 | 환자 수 (시험군) | 중재 내용(표준 치료 + IVC) |
|---|---|---|---|---|
| Furqan 외(2022) | 진행성 비소세포폐암 | 2상 단일군, 공개라벨, Simon 2-단계 | 38명 | 표준: 카보플라틴(AUC 6) + 파클리탁셀 200 mg/m² 3주 간격 × 4 주기, IVC 75g 주 2회, 12 주 |
| Wang 외(2022) | 절제 불가, 전이 치료력 없는 전이성 대장암 | 3상 다기관, 무작위, 공개라벨 | 442명(IVC 221명) | 표준 mFOLFOX6 ± 베바시주맙, 2주 간격 최대 12 주기 vs IVC 1.5g/kg/day(3시간) 1-3일, 각 주기마다 병용 |
| Bodeker 외(2024) | 전이성 췌장암 | 2상 다기관, 무작위, 비가중치 | 34 명(IVC 18 명) | 표준: 젬시타빈 1g/m² + 냅-파클리탁셀 125mg/m², 1, 2, 3주 투여, 4주/주기 IVC: 75g, 주 3회, 전 주기 기간 병용 |
| Paller 외(2024) | 전이성 거세저항성 전립선암 | 2상 무작위, 이중 맹검, 위약-대조 임상시험 | 50 명(IVC 34 명) | Docetaxel 표준요법(최대 8주기) + 고용량 IVC 1 g/kg 주 2회, 이후 진행 시 오픈라벨 연장 가능 |
| Petronek 외(2024) | 새로 진단된 교모세포종 | 2상 임상시험, 단일군 | 55명(모두 병용요법) | 표준치료: 분할 방사선 61.2 Gy/34회 + 테모졸로마이드 75 mg/m² 매일. IVC: 87.5 g 주 3회(동시 병용 단계) → 주 2회(보조 단계, 테모졸로마이드 총 6 주기) |

주: IVC = 고용량 비타민 C 정맥주사, RCT = 무작위 대조 임상시험,(시험군) = IVC 병용군 환자 수(해당시), CGIC = 임 상 전반 변화 인상 척도, CTx = 항암화학요법, RTx = 방사선치료, HTx = 호르몬요법, ECOG-PS = 활동 상태 평가, NS = 통계적으로 유의하지 않음, PFS = 무진행 생존 기간, OS = 전체 생존 기간, QoL = 삶의 질, DLT = 용량 제한 독성, PK = 약동학, Cmax = 최고혈중농도, CR = 완전관해, PR = 부분관해, SD = 안정 병변, PD = 진행 병변, ORR = 객관적 반응률, DCR = 질병 통제율, TRAE = 치료 관련 부작용, SAE = 심각한부작용, PSA50 = 치료 전 대비 PSA 수치 50% 이상 감소, rPFS = 영상의학적 무진행 생존 기간.

| 결과(안전성) | 결과(유효성 / 반응) |
|---|---|
| IVC 관련 Grade 4-5 독성 0건 TRAE Grade 5 1건(호중구감소성 발열), Grade 4 혈구감소 5건 등으로 기존 화학요법 수준과 유사 | 객관적 반응률 34.2%(13/38, 모두 PR, 역사적 대조군: 약 20%), 질병 조절률 84.2%. 중앙 PFS 5.7 개월, 중앙 OS 12.8 개월 |
| Grade ≥3 TRAE 33.5%(대조 30.3%); 주독성 - 호중구감소 (14.9%), 구토(3.2%) 등으로 화학요법 단독과 유사, 신규 SAE 없음 | 전체 : 중앙 PFS 8.6 vs 8.3 개월(HR 0.86, P = 0.10), ORR 44.3%, OS 20.7개월, RAS 변이 : PFS 9.2 vs 7.8 개월(HR 0.67, P = 0.01)로 유의한 개선 |
| Grade ≥3 독성 총 건수 및 빈도 표준치료 대비 감소 중대한 독성 증가 없음 (IVC vs CTx) 호중구감소 33.3% vs 62.5% 호중구감소성 발열 0% vs 12.5% | 중앙 OS 16.0 개월 vs 8.3 개월(HR 0.46, p = 0.030) 중앙 PFS 6.2 개월 vs 3.9 개월(HR 0.43, p = 0.029) ORR 38 % vs 23 % |
| 선택 독성(피로, 오심 등) Grade 3-4 발생 6%(대조군 0%) 고용량 IVC 관련 중대한 이상반응 없음 | PSA50 반응률 41% vs 33%(P = 0.44); 중앙 rPFS 10.1 vs 10.0 개월(HR 1.35); 중앙 OS 15.2 vs 29.5 개월(HR 1.98) - 유의한 차이 없음; 중간 분석에서 무효성으로 시험 조기 중단 |
| IVC 관련 DLT 없음. 고등급(≥G3) 이상반응 발생률은 기존 화학-방사선 치료와 유사 | 중앙 PFS 8.3 개월, 중앙 OS 19.6 개월로 역사적 대조(OS 14.6 개월) 대비 유의한 연장. T2* MRI가 초기 값 ≤ 50 ms인 환자에서 PFS 11.2 개월 vs 5.7 개월(>50 ms)로 예후 예측 지표로 제시 |

※ 본 표는 주요 결과 요약이므로, 상세 내용은 원문을 참조해야 한다.

결론적으로 2010년대 이후의 임상 연구들은 고용량 IVC를 표준 치료와 병용하는 전략의 안전성을 확인하고, 일부 암종에서 독성 감소, 삶의 질 개선 그리고 잠재적인 생존 이득 가능성을 제시하며 IVC 연구의 새로운 지평을 열었다. 하지만 여전히 대규모 확증적 연구가 부족하여 그 임상적 가치를 최종적으로 판단하기에는 이르며, 현재 진행 중인 연구 결과들을 주목해야 할 필요가 있다.

## 7.5 종합적 평가와 메타 분석

지금까지 고용량 비타민 C 정맥주사(IVC) 요법의 전임상 연구부터 최근의 임상시험 결과까지 그 발전 과정을 폭넓게 고찰했다. 이제부터는 체계적 문헌고찰과 메타분석을 통해 현재까지 축적된 임상 근거를 종합적으로 평가하고, 근거 기반 의학의 관점에서 IVC 요법의 임상적 위상과 향후 과제를 논하고자 한다.

| 체계적 문헌고찰 결과: 안전성과 삶의 질 개선은 일관적, 생존 효과는 추가 연구 필요

체계적 문헌고찰은 특정 임상 질문에 대해 관련된 모든 개별 연구들을 체계적인 방법으로 검색, 평가, 종합하여 결론을 도출하는 연구 방법이다. 고용량 IVC 요법의 효과와 안전성에 대한 여러 편의 체계적 문헌고찰이 발표되었다.

- Fritz 외(2014, Integr Cancer Ther): 암 환자를 대상으로 IVC의 효과를 평가한 37편의 연구를 분석한 체계적 문헌고찰이다. 분석 결과 IVC는 전반적으로 안전하고 내약성이 양호했으며, 특히 삶의 질

을 개선하고 항암 치료 관련 부작용 특히 피로, 오심, 통증 등을 감소시키는 데 긍정적인 효과를 보인다는 일관된 결과가 관찰되었다. 하지만 생존 기간 연장이나 종양 반응률 개선과 같은 객관적인 항암 효과에 대해서는 근거가 불충분하거나 상반되어 명확한 결론을 내리기 어렵다고 평가했다.

- Nauman 외(2018, Antioxidants): 암 환자를 대상으로 IVC를 단독 또는 병용 요법으로 사용한 효과를 평가한 23편의 임상 연구를 분석한 체계적 문헌고찰이다. 분석 결과 IVC는 단독 및 병용 투여 시 모두 안전한 것으로 나타났으며, 일부 연구에서 삶의 질 개선, 항암 독성 감소, 무진행 생존기간 연장 등의 긍정적인 결과를 보였다. 하지만 대부분의 연구가 대조군이 없는 소규모 연구이므로 해석에 한계가 있음을 지적하며, 효과를 명확히 입증하기 위해 잘 설계된 대규모 무작위 대조 이 필요하다고 강조했다.

- Mir 외(2025, Journal of Clinical Oncology): 췌관선암 환자에게 표준 치료(화학요법 또는 방사선요법)와 고용량 비타민 C 정맥주사를 병용한 5편의 임상 연구를 분석한 체계적 문헌고찰이다. 분석 결과에 따르면 IVC 병용은 최소한의 추가 독성으로 내약성이 양호했으며, 역사적 데이터와 비교 시 무진행 생존 기간과 전체 생존 기간을 개선하는 등 잠재적 이점을 보였다. 저자들은 이러한 결과가 유망하지만, 분석된 연구가 대부분 대조군이 없는 소규모 연구임을 지적하며, 효과를 확증하기 위한 대규모 이 필요하다고 결론지었다.

이러한 체계적 문헌 고찰들을 종합해 보면 고용량 IVC 요법은 안전성 프로파일이 비교적 양호하며, 특히 환자의 삶의 질 개선과 항암 치료 부작용 완화 측면에서는 일관되게 긍정적인 결과들이 보고되고 있다. 그러나 생존율 향상, 종양 축소 같은 직접적인 항암 효과에 대한 근거는 아직 더 필요하고 연구 결과가 일관되지 않아 명확한 결론을 내리기에는 시기 상조라는 것이 일반적인 견해이다.

### 메타분석 결과: 제한적인 데이터와 해석의 어려움

메타분석은 여러 개별 연구들의 정량적인 결과(예: 생존율, 반응률)를 통계적으로 통합하여 전체적인 효과 크기를 추정하는 분석 방법이다. 고용량 IVC 요법에 대한 메타분석은 아직 충분히 이루어지지 못하고 있는데, 이는 다음과 같은 이유 때문이다.

- **연구의 부족 및 이질성**: 분석에 포함될 수 있는 높은 질의 대규모 무작위 대조 임상시험이 절대적으로 부족하다. 기존 연구들은 대상 암종, 환자군, IVC 프로토콜, 병용 요법, 평가 지표 등이 매우 다양하여 이질성이 높아 이들을 통계적으로 통합하여 의미 있는 결론을 도출하기 어렵다.

- **결과의 편향 가능성**: 출판된 연구들, 특히 소규모 연구나 증례 보고는 긍정적인 결과 위주로 발표될 경향이 있어 이를 바탕으로 한 메타분석 결과는 실제 효과를 과대 평가할 수 있다. 만약 향후 더 많은 동질적인 무작위 대조 임상시험 결과들이 축적된다면, 메타분석을 통해 IVC 요법의 효과 크기를 보다 정확하게 추정하고, 특정 하위 그룹(예: 특정 암종, 특정 유전자 변이)에서의 효과 차이를 분석하는 것이 가능해질 것이다.

## 현재 근거 수준 평가: 아직 가야 할 길

근거 기반 의학에서는 임상적 의사 결정을 위해 사용되는 근거의 질을 평가하는 시스템(예 GRADE; Grading of Recommendations Assessment, Development and Evaluation)을 사용한다. 현재 고용량 비타민 C 정맥주사요법은 대규모 3상 무작위 대조 임상시험 결과가 거의 없고, 소규모 연구가 많기 때문에 항암 효과에 대한 임상적 근거 수준은 전반적으로 충분하지는 못한 것으로 평가될 수 있다. 따라서 현재까지의 근거만으로는 고용량 IVC 요법을 표준 암 치료의 대안으로 권고하기에는 아직 부족한 것이 사실이다. 삶의 질 개선이나 부작용 완화와 같은 효과에 대해서는 좀 더 긍정적인 근거들이 있지만 더 높은 수준의 연구를 통해 확증될 필요가 있다.

## 결론 및 임상적 시사점: 현재 위치와 미래 방향

현재까지 축적된 과학적, 임상적 근거들을 종합적으로 평가할 때 고용량 비타민 C 정맥주사요법에 대한 결론 및 임상적 시사점은 다음과 같이 정리할 수 있다.

- **안전성**: 적절한 환자 선정(G6PD 정상, 신장 기능 정상 등)과 표준화된 프로토콜 및 모니터링 하에 시행될 경우, 고용량 IVC는 전반적으로 안전하고 내약성이 양호한 치료법으로 간주된다.
- **항암 효과**: IVC 단독 요법의 종양 축소, 생존율 향상 같은 직접적인 항암 효과를 명확하게 입증하는 높은 수준의 임상 근거는 아직 부족하다. 따라서 IVC는 표준 암 치료를 대체할 수는 없다.
- **보조 요법으로서의 가능성**: 항암화학요법, 방사선 치료 등의 표준 암 치료와 병용할 때 IVC는 항암 치료의 독성을 감소시키고 환자의 삶의 질을 개선하며, 치료 내약성을 향상시키는 데 긍정적인 역할을 할

수 있다는 잠재력을 보여주는 연구 결과들이 축적되고 있다. 일부 연구에서는 특정 조건 하에서 표준 치료와의 상승 효과(생존 기간 연장 등) 가능성도 제시되고 있다. 향후 추가적인 확증 연구가 필요하다.
- **임상적 적용**: 현재 IVC는 주로 근거 기반 통합 종양학의 관점에서 표준 치료를 받는 암 환자의 지지 요법 또는 보조 요법의 하나로 고려될 수 있다. 적용 여부는 반드시 환자 개개인의 상태, 표준 치료 계획, 치료 목표 등을 종합적으로 고려하여 주치의 및 IVC 전문가와 충분한 상의를 거쳐 신중하게 결정해야 한다.
- **향후 연구 방향**: IVC 요법의 임상적 가치를 명확히 규명하기 위해서는 잘 설계된 대규모 3상 무작위 대조 임상시험이 필요하다. 또한 치료 반응 예측 바이오마커 발굴, 최적의 투여 프로토콜 표준화, 최신 항암 치료(면역항암제, 표적치료제)와의 병용 효과 연구, 장기적 안전성 및 비용 효과성 분석 등이 중요한 연구 과제로 남아 있다.

고용량 비타민 C 정맥주사요법은 오랜 역사와 논쟁 속에서 과학적 근거를 쌓아오며 다시금 주목받고 있는 분야이다. 비록 아직 해결해야 할 과제들이 많지만 암 환자의 치료 과정 개선과 삶의 질 향상에 기여할 수 있는 잠재력을 가진 치료법으로서 지속적인 연구와 관심이 필요하다. 이어지는 장들에서는 실제 임상 현장에서 IVC 요법을 안전하고 효과적으로 적용하기 위한 구체적인 방법론을 다룰 것이다.

8장

# 고용량 비타민 C 정맥주사요법의 실제: 조제와 투여

앞선 6장과 7장에서는 고용량 비타민 C 정맥주사요법의 과학적 근거, 즉 약리학적 특성과 다양한 항암 기전 그리고 현재까지 축적된 주요 임상 연구 결과들을 심도 있게 검토했다. 이러한 이론적 배경과 임상 근거는 IVC 요법의 잠재력을 시사하지만, 이를 실제 임상 현장에 안전하고 효과적으로 적용하기 위해서는 구체적인 실행 방법론에 대한 정확한 이해와 숙지가 필수적이다.

이 장은 IVC 요법을 처방하고 시행하는 의료 전문가를 위한 실질적인 지침을 제공하는 데 목적을 둔다. 신뢰할 수 있는 의약품 등급의 비타민 C 주사제 선택과 보관 원칙부터 시작하여, 환자의 안전을 위한 필수 조건인 청결 환경에서의 정확한 조제 방법, 개별 환자의 상태를 고려한 용량 결정 및 삼투압 조절을 위한 희석 계산법, 적절한 정맥 투여 경로 선택과 필요한 의료기기 사용법 그리고 안전한 주입 속도 설정과 부작용 예방 및 조기 발견을 위한 필수적인 모니터링 항목까지, IVC 요법 시행의 전 과정을 단계별로 상세하게 다룰 것이다.

또한 대한임상암대사의학회에서 제시하는 한국형 프로토콜 및 국제적으로 알려진 리오단 프로토콜(Riordan Protocol) 등 표준화된 프로토콜의 예시를 소개하고(부록 참조), 임상 현장의 유용한 지침들을 제공하여 처음 IVC 요법을 도입하거나 기존 프로토콜을 개선하려는 의료진에게 실질적인 도움을 주고자 한다. 모든 과정에서 환자의 안전 확보가 최우선 원칙이므로 각 단계마다 안전 관련 주의 사항을 강조할 것이다. 이 장의 내용을 통해 의료 전문가들은 고용량 IVC 요법을 보다 체계적이고 안전하게 임상에 적용하는 데 필요한 지식과 기술을 습득하게 될 것으로 기대한다.

## 8.1 고용량 비타민 C 정맥주사요법 제제의 준비

고용량 비타민 C 정맥주사요법의 성공적인 시행은 모든 정맥 주사 요법과 마찬가지로 사용될 제제의 철저한 준비 과정에서 시작된다. 적합한 주사제의 선택, 올바른 보관 방법 준수, 엄격한 조제 환경 및 절차 그리고 필요한 도구의 정확한 사용은 치료의 안전성과 효과성을 보장하는 기본 요건이다.

### 사용 가능한 비타민 C 주사제: 보존제 미포함(Preservative-Free) 확인은 필수

임상적으로 IVC 요법에 사용되는 비타민 C 주사제는 대부분 주사용 아스코르브산 나트륨(Sodium Ascorbate for Injection) 형태이다. 순수 아스코르브산(Ascorbic Acid)은 pH가 2.5~3.0 정도로 강한 산성을 띠어 직접 정맥 주사 시 심한 혈관통과 정맥염을 유발할 수 있다. 따라서 탄산수소나트륨, 수산화나트륨 등으로 pH를 중성 범위(pH 5.5~7.0)로 조절한 아스코르브산 나트륨 제형이 표준적으로 사용된다. 국내에서 생산되는 비타민 C 주사제의 성분을 보면 아스코르브산 (Ascorbic Acid)으로 표기가 되어 있는데 첨가제를 찾아보면 대부분 탄산수소나트륨을 포함하고 있으며 소수의 주사제는 수산화나트륨도 포함하고 있는 것을 확인할 수 있다. 부록에 수록되어 있는 국내 유통 비타민 C 주사제의 대부분은 탄산수소나트륨을 이용해서 주사제를 중성 범위로 조절한 제품으로 아스코르브산 나트륨(Sodium Ascorbate)의 형태라고 보면 된다.

여기서 가장 중요하게 확인해야 할 사항은 반드시 보존제(방부제)가 포함되지 않은 제품을 사용해야 한다는 점이다. IVC 요법에서는 통상적으로 10g에서 많게는 100g 이상의 고용량 비타민 C를 투여하게 되는데, 이는 주사 원액 자체의 부피도 상당량(예: 500mg/mL 농도 기준 20~200mL 이상)을 차지한다. 만약 소량의 보존제(예: 벤질 알코올, 메틸파라벤, 프로필파라벤 등)가 포함된 비타민 C 제제를 고용량 투여에 사용한다면 환자에게 허용 기준치를 훨씬 초과하는 다량의 보존제가 함께 투여되어 심각한 전신 독성(예: 벤질 알코올에 의한 가쁜 호흡 증후군, 대사성 산증 등)을 유발할 수 있으며, 특히 신생아, 미숙아 또는 간/신장 기능 저하 환자에게는 치명적일 수 있다. 따라서 IVC 요법에 사용되는 비타민 C 주사제는 제품 라벨, 포장 또는 제품 설명서를 통해 보존제 포함 여부를 반드시 확인하는 것이 필수적이다.

국내에서는 휴온스, 녹십자웰빙, 대한뉴팜 등 여러 제약회사에서 IVC 요법에 사용 가능한 고농도(주로 500mg/mL)의 보존제가 포함되지 않은 비타민 C 주사제(예: 메리트씨주®, 메가그린주®, 대한뉴팜 비타민씨주® 등 상품명 다양)를 바이알(vial) 또는 앰플(ampoule) 형태로 생산, 공급하고 있다. 일반적으로 10g/20mL, 25g/50mL 등의 규격이 사용된다. 해외에서도 다양한 제조사의 제품(예: McGuff Pharmaceuticals의 Ascor®, Merit Pharmaceuticals의 MEGA-C-PLUS® 등)이 사용되고 있다. 처방된 비타민 C 용량에 맞춰 적절한 제품 규격과 수량을 선택하고 정확한 양을 취하여 조제해야 한다. 고용량 비타민 C 정맥주사요법에 필요한 주사제 및 수액 제품 목록은 책의 부록에 수록되어 있다.

### 제제 보관 및 안정성: 빛, 열, 산소에 대한 민감성

아스코르브산은 화학적으로 비교적 불안정한 분자로, 특히 수용액 상태에서는 빛, 열, 산소 노출 그리고 특정 금속 이온(구리, 철 등) 존재 하에 쉽게 산화되어 분해될 수 있다. 분해 산물(예: 디하이드로아스코르브산, 옥살산 등)은 약효를 감소시킬 뿐만 아니라 잠재적인 독성을 나타낼 수도 있다. 따라서 비타민 C 주사제의 보관 및 취급에는 다음과 같은 세심한 주의가 필요하다.

- 차광 보관: 빛에 매우 민감하므로 반드시 원래의 차광 포장(예: 갈색 바이알, 차광 상자) 상태를 유지하고 빛이 직접 닿지 않는 곳에 냉장 보관해야 한다. 조제된 수액 역시 투여 전까지 차광 상태를 유지하는 것이 좋다(예: 차광 수액 세트 또는 차광 커버 사용 고려).
- 권장 온도 준수: 제품 설명서에 명시된 보관 온도(2-8℃, 냉장)를 철저히 준수해야 한다. 고온에 노출되면 분해 속도가 현저히 빨라진다. 또한 얼지 않도록 주의해야 한다.
- 유효 기간 확인: 사용 전 반드시 제품의 유효 기간을 확인하고, 기간이 만료된 제품은 절대 사용하지 않고 규정에 따라 폐기한다.
- 개봉 후 즉시 사용 및 폐기: 보존제가 없는 주사제는 미생물 오염에 취약하므로 앰플이나 바이알을 개봉한 후에는 즉시 필요한 양만큼만

무균적으로 취하여 조제하고 바로 사용해야 한다. 질병관리본부에서 발간한 의료 관련 감염 표준예방지침에 따르면 무균조제대에서 제조된 약물이 아닌 경우는 약물을 준비하는 과정에서 미생물 오염 가능성을 배제하기 어렵기 때문에 미생물에 오염된 후 보통 1~4시간부터 기하급수적으로 미생물이 증식하는 것을 감안하면 약물을 준비 후 1시간 이내에 투여하는 것이 바람직하다고 권고하고 있다(질병관리본부, 2017). 조제 후 남은 약액이나 조제된 수액이라도 규정된 시간내에 사용하지 않은 경우 미생물 증식 및 약물 안정성 저하 위험으로 인해 즉시 폐기해야 한다.

- 용액 상태 육안 확인: 사용 직전에 바이알이나 앰플 내 용액의 색깔과 투명도를 반드시 육안으로 확인해야 한다. 정상적인 아스코르브산 나트륨 용액은 무색 또는 매우 옅은 노란색을 띤다. 만약 용액이 진한 노란색이나 갈색으로 변색되었거나 혼탁하거나 침전물이 관찰된다면 이는 비타민 C가 산화되거나 변질되었음을 의미하므로 절대 사용해서는 안 된다.

## 무균 조제 환경 및 절차: 감염 예방의 첫걸음

정맥 주사제는 혈관으로 직접 투여되어 전신 순환으로 들어가므로 조제 과정에서의 미생물 오염은 환자에게 치명적인 패혈증 등 심각한 감염을 유발할 수 있다. 따라서 IVC 용액 조제는 반드시 혈액이나 체액에 의한 오염 위험이 낮은 청결한 구역을 지정하여 준비하는 것이 필요하다. 투약 준비 구역의 청결과 오염 구역을 구분할 수 있는 시설과 구조를 구축하는 것이 중요하다. 투약 준비 구역에서 철저한 무균 조작술을 숙지하고 준수해야 한다.

- 투약 준비 공간 준비: 이상적으로는 수평 또는 수직 층류(Laminar

Air Flow, LAF) 후드 또는 생물학적 안전 작업대(Biological Safety Cabinet, BSC)와 같이 공기 중 입자와 미생물이 제어되는 ISO Class 5 수준의 청정 환경 내에서 조제하는 것이 원칙이다. 이것이 어려운 병·의원 환경이라도 수액 조제는 다른 작업 공간과 물리적으로 분리되고 청결하며 사람의 통행이나 공기 흐름의 방해가 적은 별도로 지정된 투약 준비 공간에서 수행되어야 한다.

- **철저한 무균 조작술 준수**
  - 조제 시작 전후 손 위생 즉 손 씻기 및 소독을 철저히 시행한다.
  - 마스크, 가운, 장갑을 올바르게 착용한다.
  - 비타민 C 바이알 및 희석 수액의 고무 마개 또는 앰플 절단 부위를 70% 이소프로필 알코올 스왑 등으로 소독하고 약 30 초 정도 완전히 건조시킨 후 사용한다.
  - 주사 바늘이나 주사기 끝이 조제자의 손이나 주변 환경에 절대 접촉되지 않도록 주의한다.
  - 수액 백 또는 병의 주입 포트를 소독한 후에 무균적으로 비타민 C 주사액 및 마그네슘 같은 추가할 주사액을 주입하고 부드럽게 혼합한다.

## 조제 시 사용 도구: 안전과 정확성을 위한 필수품

- **주사기 및 바늘**: 처방된 비타민 C 용량을 정확하게 측정하고 취할 수 있는 적절한 용량의 멸균 주사기를 사용한다. 바이알에서 약물을 취할 때는 고무 마개의 고무가 떨어져 나오는 코어링 현상을 방지하기 위해 주사기 바늘의 베벨이 수직으로 고무 마개를 뚫고 들어가도록 주의해야 한다. 비타민 C 주사액이 점성이 있어 주사액을 빼내는 것이 힘들 수 있다. 주사기의 공기를 바이알로 주입하면서 주사액이 밀

려나오도록 하는 방식으로 작업하는 것이 좀 더 수월할 수 있다. 일반적으로 유리 앰플에서 약물을 취할 때는 유리 파편이 혼입되는 것을 방지하기 위해 필터 니들(filter needle, 보통 5마이크론(μm) 필터 내장)을 사용하는 것을 권장한다. 필터 니들로 약물을 주사기에 뽑은 후 필터 니들로 그대로 주입하면 안 되고 수액 백에 주입하기 전에는 일반 멸균 주사 바늘로 교체하여 주입해야 한다. 고무 마개가 있는 바이알에서 약물을 취할 때도 필터 니들 사용이 권장될 수 있으나 필수 사항은 아니다. 비타민 C 주사액이 점성이 있어 필터 니들을 이용하면 약물을 취하기에 어려움이 있다. 국내에 유통되는 비타민 C 주사액은 모두 바이알 형태이기 때문에 위에 설명한 방식으로 필터 니들 없이 일반 주사기로 작업하면 된다.

- 수액 용기: 희석된 비타민 C 용액을 담을 용기로는 수액 백 또는 유리병을 사용할 수 있다. 수액 백을 사용할 경우에는 일부 플라스틱 재질(특히 PVC)은 비타민 C와 상호 작용하거나 용출물을 발생시킬 수 있다는 우려가 있다. 따라서 가능하면 PVC-free(예: 폴리프로필렌(PP), 폴리올레핀(PO) 기반) 또는 EVA(Ethylene Vinyl Acetate) 재질의 수액 백을 사용하는 것이 권장된다. 2025년 현재 국내에는 PVC 재질의 수액 백은 사용되지 않고 있다. 또한 빛에 민감하므로 차광 기능이 있는 수액 백이나 별도의 차광 커버 사용을 고려할 수 있다.

| 조제 과정 체크리스트: 최종 안전 점검(5 Rights and Beyond)

인적 오류를 방지하고 조제의 정확성과 안전성을 극대화하기 위해 조제 전 과정에 걸쳐 다음과 같은 확인 단계를 포함하는 체크리스트를 활용하는 것이 매우 유용하다.

- 정확한 환자(Right Patient): 처방전에 기재된 환자 정보(이름, 등록번호, 생년월일 등)와 조제 라벨 정보를 일치 확인한다.
- 정확한 약물(Right Drug): 사용할 비타민 C 주사제의 제품명, 함량/농도, 유효 기간, 보존제 미포함 여부, 외관 상태(변색/침전 없음) 확인한다.
- 정확한 용량(Right Dose): 처방된 비타민 C 용량(g)과 조제에 필요한 주사 원액의 부피(mL)를 정확히 계산하고 측정했는지 재확인한다.
- 정확한 경로(Right Route): 정맥 주사 용도로 조제되는지 확인한다.
- 정확한 시간(Right Time): 조제 시점 및 투여 예정 시간을 확인하고, 조제된 수액의 안정성 유지 시간 고려한다.
- 정확한 희석액 및 부피(Right Diluent & Volume): 처방된 희석액(주사용 증류수, 생리식염수 등) 종류와 부피, 유효 기간 확인. 최종 수액 부피가 적절한지 확인한다.
- 정확한 라벨링(Right Labeling): 조제된 수액 용기에 환자 정보, 약물명 및 최종 함량(예: Vit C 50g/500mL), 희석액 정보, 조제 일시, 유효 시간 등을 명확하고 정확하게 기재한 라벨 부착한다.
- 최종 검수(Final Check): 조제된 최종 수액 제제의 외관(이물질, 침전, 변색 없음), 라벨 정보와 원 처방 내용의 일치 여부를 다시 한 번 확인한다.

이러한 체계적이고 꼼꼼한 준비 과정은 고용량 IVC 요법의 안전하고 효과적인 시행을 위한 첫걸음이다. 다음 절에서는 환자 상태에 따른 적절한 용량 결정과 안전한 삼투압 유지를 위한 희석 방법에 대해 더 자세히 살펴본다.

## 8.2 용량 결정과 희석 방법

고용량 비타민 C 정맥주사요법을 시행할 때 각 환자에게 맞는 최적의 용량을 결정하고, 이를 안전하게 투여하기 위한 적절한 농도와 삼투압으로 희석하는 과정은 치료 효과와 안전성 모두에 매우 중요하다. 아직 모든 경우에 적용되는 단일 표준은 없지만, 일반적으로 사용되는 용량 결정 방식과 희석 시 고려해야 할 핵심 원칙들을 이해하는 것이 필요하다.

### 투여 용량 결정 기준: 환자 맞춤형 접근

IVC 요법의 투여 용량을 결정하는 데는 몇 가지 접근법이 있으며, 실제 임상에서는 환자의 특성과 치료 목표에 따라 복합적으로 고려된다.

- **체중 기반 용량(Weight-based Dosing)**: 환자의 현재 체중(kg)을 기준으로 용량을 결정하는 방식이다. 가장 널리 참조되는 프로토콜 중 하나인 리오단 프로토콜(Riordan IVC Protocol) 등에서는 0.1g/kg에서 시작하여 점차 증량, 1.0~1.5g/kg 범위를 목표 용량으로 권장하는 경우가 많다(Riordan Clinic Research Institute, 2013). 예를 들어 체중 70kg 환자에게 1.0g/kg을 적용하면 70g을, 1.5g/kg을 적용하면 105g을 투여하게 된다. 이는 환자의 체격 차이를 반영할 수 있다는 장점이 있지만, 비만 환자의 경우 과도한 용량이 계산될 수 있어 상한선(예: 100~150g)을 두는 것이 일반적이다.

- **고정 용량 점증법(Fixed dose escalation)**: 비교적 낮은 특정 용량(예: 10g 또는 20g)에서 시작하여, 환자의 내약성(부작용 발생 여부)을 확인하면서 미리 정해진 단계(예: 20g → 30g → 50g → 70g → 90g →100g → 최대 125g 또는 150g)로 용량을 점차 늘려 가는 방식이

다. 각 용량 단계에서 1~2회 투여 후 부작용을 평가하고, 문제가 없으면 다음 단계로 증량한다. 도달 가능한 최대 용량은 환자의 내약성, 임상적 판단 또는 사용하는 특정 프로토콜에 따라 달라질 수 있다. 이 방식은 실제 임상에서 적용하기 편리하고 안전성을 확보하는 데 유리하다.

- **목표 혈중 농도 기반 용량 조절(Target Concentration-based Dosing)**: 일부 클리닉(예: Riordan Clinic)에서는 IVC 투여 후 혈장 비타민 C 농도를 측정하여, 암세포 사멸 효과를 기대하는 약리학적 목표 농도 범위(예: 20~23mM 이상 또는 350~400mg/dL)에 도달하도록 투여 용량을 개별적으로 조절한다(Mikirova et al., 2013; Riordan Clinic Research Institute, 2013). 치료 목표 농도에 도달하지 못하면 용량을 증량하고 충분히 도달하면 해당 용량을 유지하는 방식이다. 이는 치료 효과를 최적화하려는 노력이지만 검체 처리 및 분석 안정성 같은 혈중 농도 측정의 기술적 어려움, 비용과 측정 시점 표준화 문제 등으로 인해 보편적으로 시행되기는 어렵다.

실제 임상에서는 주로 고정 용량 점증법을 기본으로 하되, 환자의 체중, 전신 상태(ECOG-PS 등), 암의 종류 및 병기, 종양 부담(tumor burden), 염증 상태(CRP 등), 병용 치료 유무, 신장 기능 그리고 환자의 치료 목표 등을 종합적으로 고려하여 초기 용량, 증량 속도, 최대 목표 용량을 개별화하는 것이 일반적이다.

## 초기 용량 설정 및 증량 스케줄: 안전이 최우선

IVC 요법을 처음 시작하는 환자에게는 안전성 확보를 위해 반드시 낮은 용량에서 시작해야 한다. 첫 투여 용량은 대개 10g 또는 20g으로 설정한다. 이는 환자가 비타민 C 주입 자체에 대한 내약성을 확인하고, 드물지만 발생 가능한 과민 반응이나 급격한 종양 괴사(tumor lysis) 위험을 최소화하기 위함이다. 첫 투여 시에는 특히 주입 속도를 느리게 하고(8.4절 참조) 환자 상태를 면밀히 관찰해야 한다.

첫 투여에서 특별한 부작용 없이 잘 견디는 것이 확인되면 다음 투여 시 용량을 한 단계 증량할 수 있다. 예를 들어 20g → 40g → 60g → 80g → 100g 순서로 증량하는 방식이다. 각 용량 단계에서 최소 1회 이상 투여하며 부작용 발생 여부 및 내약성을 재평가하고, 문제가 없으면 목표 용량에 도달할 때까지 점진적으로 증량한다. 환자가 특정 용량에서 불편감(예: 오심, 어지러움)을 호소하면 해당 용량을 유지하며 주입 속도를 조절하거나, 이전 단계 용량으로 다시 감량하는 것을 고려한다. 최대 목표 용량은 환자 상태와 프로토콜에 따라 다르지만 보통 50~100g 범위가 흔히 사용된다. 100g 이상의 용량은 혈청 삼투압 모니터링이 권장되는 등 더욱 신중한 접근이 필요하다.

| 희석 용액 선택과 삼투압 조절: 안전성의 핵심

국내에서 유통 중인 비타민 C 500mg/mL 농도의 주사제 원액은 약 5,340mOsm/L 정도의 매우 높은 삼투압 농도를 가진다. 이를 그대로 또는 불충분하게 희석하여 정맥 주사하면 혈관 내피 세포 손상으로 인한 심한 혈관통, 정맥염, 혈전 형성 그리고 삼투압 차이로 인한 적혈구 용혈까지 유발할 수 있다. 따라서 안전한 IVC 투여를 위해서는 반드시 적절한 희석 용액을 충분히 사용하여 최종 주입 용액의 삼투압을 안전한 범위 내로 낮추어야 한다.

- **희석 용액 종류**
  - 멸균 주사용 증류수(Sterile Water for Injection, SWFI): 삼투압이 0mOsm/L이므로 고삼투압의 비타민 C를 희석하여 최종 삼투압을 낮추는 데 가장 효과적이다. 따라서 IVC 조제 시 주로 권장된다.
  - 1/2 생리식염수(0.45% NaCl, Half Saline): 삼투압이 약 154mOsm/L로 낮아 희석액으로 사용될 수 있다.
  - 0.9% 생리식염수(Normal Saline, NS) 또는 링거액(Lactated Ringer's solution, LR): 삼투압이 약 280~310mOsm/L로 체액과 등장성(isotonic)이다. 따라서 고용량 비타민 C 희석에 사용하면 최종 삼투압이 과도하게 높아질 수 있어 일반적으로 고용량 IVC 희석에는 권장되지 않는다. 단 저용량(예: 10g 또는 20g) 투여 시에는 말초 정맥 자극을 줄이기 위해 NS 250mL나 링거액 250mL 정도에 희석하여 사용할 수 있다.

- **최종 목표 삼투압**: 주입 경로에 따라 권장되는 최종 삼투압 범위가 다르다.
  - 말초 정맥 투여 시: 혈관 자극 및 정맥염 위험을 최소화하기 위해 최종 삼투압을 900 mOsm/L 이하로 유지하는 것이 이상적이다. 리오단클리닉 프로토콜에서는 삼투압이 1,200 mOsm/kg H2O 미만인 경우도 대부분의 환자들이 잘 견디었다고 기술하고 있다.
  - 중심 정맥 투여 시: 혈류가 빠르고 희석 효과가 커서 높은 삼투압도 견딜 수 있으며, 일반적으로 중심정맥 투여시 삼투압 상한선이 명시되어 있지는 않다.

- **최종 농도 및 총 수액량 계산**: 목표 삼투압을 맞추기 위해 투여할 비타민 C 용량에 따라 희석액의 종류와 총 부피를 결정한다. 일반적으로

최종 비타민 C 농도가 60~100mg/mL(6-10%) 범위가 되도록 희석하는 경우가 많다. 예를 들어 국내의 프로토콜을 참고하면 비타민 C 50g을 희석할 경우 총 수액량의 부피가 약 500~830mL 정도가 되는 것을 볼 수 있다. 부록에 첨부된 대한임상암대사의학회 2019 프로토콜 및 2025년 증류수 기반 프로토콜은 각 비타민 C 용량에 따른 구체적인 희석액 종류, 부피, 예상 최종 삼투압, 권장 주입 속도 및 시간 등을 상세히 제시하고 있으므로 실제 조제 시 유용하게 참조할 수 있다.

## pH 및 전해질 고려: 나트륨 부하와 마그네슘/칼슘 보충

- 나트륨 부하(Sodium Load): IVC에 주로 사용되는 아스코르브산 나트륨(Sodium Ascorbate) 제제는 비타민 C 외에 나트륨을 함유하고 있다. 비타민 C의 pH 조절을 위해 탄산수소나트륨(Sodium Bicarbonate, $NaHCO_3$)이 첨가되어 있다. 휴온스 제약사로부터 제공받은 자료에 따르면, 대표 제품인 메리트씨주를 기준으로 한 나트륨 함량은 다음과 같다. 다른 국내 회사들의 제품들도 대동소이할 것으로 생각되지만 정확한 성분과 함량 등의 정보는 사용하는 제품의 회사에 확인하는 것이 필요하다. 비타민 C 주사제의 pH를 투여가 가능한 5.8~6.9 수준으로 조정하기위해 비타민 C(ascorbic acid) 500mg당 탄산수소나트륨이 240mg 정도 들어 있다. 나트륨의 질량으로 65.68mg에 해당한다. 따라서 비타민 C 10g 을 투여할 때 나트륨이 1,313.6mg 정도가 함께 투여된다고 볼 수 있다. 따라서 고용량 특히 50g 이상 IVC 투여 시에는 상당량의 나트륨이 환자에게 부하될 수 있다. 이는 하루 나트륨 섭취 권장량(WHO 기준 2g 미만, 한국인 목표 섭취량 2.3g 미만)을 훨씬 초과하는 양이다. 따라서 심부전, 신부전, 복수, 부종 등 염분 및 수분 제한이 필요한 환자에게는

IVC 투여가 상대적 금기가 될 수 있으며, 투여 시에는 용량 제한, 주입 속도 감속, 총 수액량 조절 그리고 체액 상태 및 혈압에 대한 매우 면밀한 모니터링이 필수적이다.

- 마그네슘(Magnesium): 많은 IVC 프로토콜에서는 혈관 이완 및 경련 예방, 비타민 C의 항암 효과 보조, 세포 내 에너지 대사 지원 등의 목적으로 마그네슘(주로 황산마그네슘 $MgSO_4$ 또는 염화마그네슘 $MgCl_2$)을 비타민 C 용액에 함께 혼합하여 투여한다. 첨가 용량은 프로토콜마다 차이가 있으나 리오단 클리닉과 캔자스 주립대 프로토콜에서는 비타민 C 용량에 비례하여 $MgCl_2$ 20% 주사액 기준으로 1~2mL(약 200~400mg $MgCl_2$) 정도를 사용한다. 국내에서는 $MgSO_4$ 10% 주사액이 많이 사용되기 때문에 동일한 마그네슘 용량을 포함하게 조정하여 $MgSO_4$ 10% 주사액 기준으로 2.5~5mL(약 250~500mg $MgSO_4$) 정도를 사용한다. 또한 IVC 전문가에 따라 마그네슘 투여량을 환자의 상태와 목적에 따라 $MgSO_4$ 10% 주사액 기준으로 1~10mL(약 100~1,000mg $MgSO_4$)를 조정하여 투여하기도 한다. 즉 환자마다 필요에 따라 마그네슘 용량을 조절하여 투여할 수 있다. 단 신장 기능 저하 환자에서는 고마그네슘혈증 위험이 있으므로 감량을 고려할 수 있다.

- 칼슘(Calcium): 고용량 IVC는 삼투성 이뇨 효과와 함께 소변으로 칼슘 배설을 증가시킬 수 있다. 드물지만 투여 중 손발 저림, 근육 경련, 떨림 등의 저칼슘혈증으로 인한 증상이 나타날 수 있다. 특히 저칼슘혈증 병력이나 증상이 있었던 환자는 IVC 투여 시 예방적으로 10% 글루콘산 칼슘(Calcium Gluconate) 1g/10mL를 함께 혼합 투여하는 것을 고려할 수 있다(단, 고칼슘혈증 환자는 제외). 투여 중

관련 증상 발생 시 즉시 의료진에게 알리도록 교육하고, 필요 시 응급 처치를 준비해야 한다(9.5절 참조).

결론적으로 IVC 용량 결정과 희석은 단순히 처방된 그램(g) 수를 맞추는 것을 넘어 환자의 체중, 임상 상태, 신장 기능, 체액 상태 등을 종합적으로 고려하여 안전한 삼투압과 나트륨 부하 범위 내에서 개별화된 접근이 필요하다. 제시된 프로토콜들을 참고하되 항상 환자 안전을 최우선으로 신중하게 결정하고 적용해야 한다.

## 8.3 투여 경로와 의료기기

고용량 비타민 C 정맥주사 용액이 환자 상태에 맞게 안전하게 조제되었다면, 다음 단계는 이를 환자에게 효과적이고 안전하게 투여하기 위한 적절한 정맥 접근 경로를 확보하고 필요한 의료기기를 올바르게 준비 및 사용하는 것이다. 또한 투여 시작 직전에 최종적으로 확인해야 할 환자 상태 및 검사 결과들이 있다.

### 투여 경로 선택: 말초 정맥 vs 중심 정맥

IVC 요법은 투여 용량, 농도(삼투압), 예상 치료 기간, 환자의 혈관 상태 등을 종합적으로 고려하여 말초 정맥 또는 중심 정맥 경로를 통해 투여할 수 있다. 각 경로의 장단점을 명확히 이해하고 환자에게 가장 적합한 경로를 선택하는 것이 중요하다.

- 말초 정맥: 팔(주로 전완부)이나 손등의 표재 정맥에 짧은 혈관 카테터나 나비 바늘을 삽입하여 투여하는 방식이다. 이 방법의 장점은 시

술이 비교적 간단하고 신속하며, 특별한 장비 없이 일반적인 정맥 주사 기술로 접근 가능하다는 점이다. 따라서 단기간 또는 간헐적인 저용량 IVC 치료에 적합할 수 있다. 그러나 가장 큰 단점은 정맥염(phlebitis) 및 혈관통 발생 위험이 높다는 것이다. 고농도, 고삼투압의 비타민 C 용액은 말초 혈관 내피에 상당한 자극을 줄 수 있으며, 특히 가는 혈관, 반복적인 주사, 빠른 주입 속도는 이러한 위험을 더욱 높인다. 또한 주사 바늘 이탈로 인한 혈관 외 유출 발생 시 조직 손상을 유발할 수 있고, 항암 치료 등으로 혈관 상태가 좋지 않은 환자는 적절한 혈관 확보 자체가 어려울 수 있다. 그러므로 말초 정맥으로 투여할 경우에는 주입 속도를 천천히 조절하고, 굵고 건강한 혈관을 신중하게 선택하는 등 세심한 주의가 필요하다. 만약 말초 정맥으로 투여할 때 혈관통이 있다면, 증류수 양을 늘려 낮은 농도(삼투압 900mOsm/L 이하)로 희석하여 투여를 시도해 볼 수 있다.

- **중심 정맥**: 특수 카테터를 사용하여 상대정맥과 같이 크고 혈류량이 많은 중심 정맥으로 직접 약물을 주입하는 방식이다. IVC 요법에는 주로 말초 삽입형 중심 정맥 카테터(PICC)나 피하 이식형 케모포트(chemo-port)가 사용된다. 중심 정맥 투여의 장점은 고용량(예: 50g 이상), 고농도의 IVC 용액을 안전하게 투여할 수 있다는 것이다. 빠른 혈류에 의해 약물이 신속하게 희석되므로 정맥염이나 혈관통 발생 위험이 거의 없다. 또한 장기간 반복적인 치료가 필요한 환자에게 매번 혈관을 확보해야 하는 불편함과 고통을 덜어 주며, 다른 수액이나 약물(항암제 등) 투여 경로로도 활용될 수 있다. 반면 단점으로는 카테터 삽입을 위한 시술이 필요하며 시술 자체의 합병증(기흉, 출혈, 감염 등) 위험이 있다는 점 그리고 카테터 유치 기간 동안 감염(CRBSI) 및 혈전(thrombosis) 형성 위험이 존재하므로 철저한

무균 관리와 주기적인 유지 관리가 필수적이라는 점이다. 비용 부담도 고려해야 한다.

결론적으로 고용량(특히 50g 이상) IVC를 장기간 투여할 계획이거나, 말초 혈관 상태가 불량하거나, 수분 제한이 필요한 환자에게는 중심 정맥 경로 확보(PICC 또는 케모포트)가 필요할 수 있다. 하지만 혈관 상태가 괜찮은 환자들은 말초 정맥으로도 충분히 고용량 비타민 C 정맥주사요법을 받을 수 있다. 말초 정맥으로 투여할 경우 정맥염 등 부작용 발생 가능성에 대해 환자에게 충분히 설명하고 면밀한 모니터링 하에 시행해야 한다.

말초 정맥 주사 시에는 몇 가지 주의 사항이 있다. 혈관은 크고 곧으며 탄력 있는 정맥(주로 전완부)을 선택하고 관절 부위는 피해야 한다. 혈관 카테터는 24게이지 또는 26게이지를 사용하는 것이 일반적이다. 희석 시 삼투압은 리오단 클리닉 프로토콜에서 1,200mOsm/L 미만 수액도 문제 없이 투여했다고 기술하고 있으나, 충분히 희석하여 최종 삼투압을 900mOsm/L 이하로 유지하면 혈관통 발생률을 낮추는 데 도움이 된다. 주입 속도는 분당 0.5g 이하로 느리게 시작하여 조절하며 분당 1g을 넘지 않도록 하고, 주사 부위에 온찜질을 적용하는 것을 고려할 수 있다. 투여 중에는 주사 부위의 발적, 부종, 통증, 경화, 혈액 역류 여부 등을 면밀히 관찰하고, 이상 발생 시 즉시 중단 및 적절한 조치를 취해야 한다.

중심 정맥 카테터를 이용할 경우에는 PICC 또는 케모포트 종류에 따른 소독, 드레싱, 관류(flushing), 헤파린 락(heparin lock) 등 표준 관리 지침을 철저히 준수하여 감염 및 혈전 합병증을 예방해야 한다.

## | 선택적인 투여 장비: 정확성과 안전성 확보의 동반자

정확하고 안전한 투여를 위해 몇 가지 선택적인 장비를 고려할 수 있다. 필요 시 차광 수액 세트를 사용하여 빛에 민감한 비타민 C를 보호할 수 있다. 또한 수액 라인 중간에 0.22 마이크론(micron) 멸균 인라인 필터(In-line Filter)를 연결하여 사용하는 것을 고려할 수 있다. 이는 조제 과정에서 발생할 수 있는 미세한 유리 파편이나 고무 입자, 수액 백이나 세트 자체의 미립자, 드물지만 비타민 C 용액의 미세 침전물 그리고 외부로부터의 미생물 오염 등을 걸러내어 폐색전증이나 감염, 정맥염 등의 위험을 현저히 줄여 준다. 마지막으로 인퓨전 펌프(Infusion Pump) 사용은 단순 중력 점적 방식의 단점인 주입 속도 변동 위험을 줄여 준다. 인퓨전 펌프는 일정한 주입 속도를 보장하고 투여 시간을 예측 가능하게 하며, 설정된 총량이 정확히 주입되도록 관리하는 데 도움이 된다.

## | 사전 검사 확인: 투여 직전 최종 점검

IVC 용액 주입을 시작하기 바로 전에 환자 상태 및 사전 검사 결과 중 안전과 관련된 핵심 항목들을 다시 한 번 확인하는 것이 필수적이다. G6PD 효소 활성도가 정상인지 반드시 재확인해야 하며(특히 30g 이상 투여 시), 가장 최근의 신장 기능 검사 결과(Cr, eGFR)가 투여 가능한 범위 내에 있는지, 급격한 변화는 없었는지 확인해야 한다. 또한 전해질(특히 $Na^+$, $K^+$, $Ca^{2+}$, $Mg^{2+}$) 수치가 기저치 대비 큰 변화는 없는지, 투여에 지장을 줄 만한 심각한 불균형은 없는지 확인한다. 당뇨병 환자의 경우 투여 전 혈당 수준을 확인하고 저혈당/고혈당 여부를 평가하며, 혈당 측정기 간섭 문제에 대해 환자 및 의료진이 인지하고 있는지 재확인해야 한다. 마지막으로 투여 직전 환자의 전반적인 컨디션, 활력 징후, 수분 상태(탈수 또는 부종 여부) 등을 간략히 평가한다.

이러한 철저한 준비와 최종 확인은 고용량 IVC 요법 시행 중 발생할 수 있는 위험을 최소화하고 환자의 안전을 보장하는 데 필수적인 과정이다. 다음 절에서는 실제 주입 과정에서의 속도 조절과 필수적인 환자 모니터링 방법에 대해 더 자세히 다룬다.

## 8.4 주입 속도와 모니터링

고용량 비타민 C 정맥주사(IVC) 요법의 안전하고 효과적인 시행을 위해서는 적절한 주입 속도를 유지하고, 투여 중 환자 상태를 면밀히 모니터링하는 것이 무엇보다 중요하다. 주입 속도는 부작용 발생과 직결되며, 철저한 모니터링은 잠재적 위험을 조기에 감지하고 신속하게 대처하는 데 필수적이다.

### 권장 주입 속도: 천천히 그리고 점진적으로

고용량 IVC 용액의 높은 삼투압으로 인한 혈관 자극 및 전신 부작용을 최소화하기 위해 주입 속도는 신중하게 조절되어야 한다. 일반적으로 널리 권장되는 주입 속도는 분당 0.5g에서 최대 1.0g의 비타민 C가 투여되는 범위이다(Riordan Clinic Research Institute, 2013; 첨부된 프로토콜 표 참조). 예를 들어 30g IVC는 0.5g/min 속도 시 60분, 1.0g/min 속도 시 30분이 소요되며, 50g IVC는 각각 100분(1시간 40분)과 50분이 걸린다. 100g IVC는 200분(3시간 20분)과 100분(1시간 40분)이 소요될 수 있다.

투여 속도(분당 방울 수)는 조제된 총 수액량과 목표 투여 시간을 알면 간단히 계산할 수 있다. 국내에서 유통되는 수액 세트의 점적계수(drip factor), 즉 1mL에 해당하는 방울 수는 20방울이므로, 아래의 공식을 이용하면 투여하고자 하는 수액의 투여 속도를 계산할 수 있다.

$$\text{투여 속도(방울/분)} = \frac{\text{(조제된 총 수액량(mL))} \times 20 \text{ 방울/mL(점적계수)}}{\text{(투여 시간(분))}}$$

예를 들어 IVC 50g(조제된 총 수액량 505mL)을 분당 0.5g(투여 시간 100분)으로 투여하는 속도는

$$\frac{505\text{mL} \times 20 \text{ 방울/mL}}{100\text{분}}$$

으로 계산하여 약 101 방울/분이다.

제시된 속도는 일반적인 권장 범위이며, 실제 적용 시에는 환자의 내약성, 연령, 체중, 심혈관 및 신장 기능 상태, 투여 경로(말초 vs. 중심 정맥) 등을 고려하여 개별적으로 조절해야 한다. 특히 고령, 심부전/신부전 환자, 처음 IVC를 받는 환자, 말초 정맥으로 투여하는 경우에는 더 느린 속도(예: 0.5g/min 이하)로 시작하고 유지하는 것이 안전하며, 환자가 주입 중 불편감을 호소하면 즉시 속도를 더 늦춰야 한다.

### | 초기 주입 시 속도 조절: 안전을 위한 첫 15분

IVC 주입을 시작할 때는, 특히 해당 환자에게 처음 투여하거나 용량을 증량하는 경우, 처음 15분 동안은 목표 속도보다 훨씬 느린 속도(예: 목표 속도의 1/2 또는 0.25g/min 이하)로 주입하며 환자 반응을 집중적으로 관찰하는 것이 매우 중요하다. 이 초기 단계에서 환자의 활력 징후 변화, 주관적 증상(어지러움, 오심, 흉부 불편감, 알레르기 반응 등),

주사 부위 상태를 면밀히 평가한다. 특별한 이상 반응이 없다면 이후 점진적으로(예: 15분 간격으로 단계적으로) 목표 주입 속도까지 증량한다. 이는 혹시 모를 급격한 부작용이나 과민 반응 발생 시 즉각적으로 대처할 수 있도록 시간을 벌어주는 필수적인 안전 절차이다.

| **투여 중 환자 모니터링 항목: 놓치지 말아야 할 신호들**

IVC가 주입되는 전 과정 동안 의료진은 환자 곁에서 또는 주기적으로 환자 상태를 면밀히 모니터링해야 한다. 모니터링은 단순히 관찰하는 것을 넘어 이상 징후를 조기에 감지하고 기록하며 필요한 조치를 취하는 능동적인 과정이어야 한다.

주요 모니터링 항목에는 활력 징후가 포함되며 투여 시작 전, 투여 종료 후, 필요 시 투여 중에 혈압, 맥박, 호흡수, 체온, 산소 포화도(필요시)를 측정하고 저혈압, 고혈압, 빈맥, 서맥, 불규칙한 맥박, 호흡 곤란, 발열, 오한 등을 주의 깊게 관찰한다. 주사 부위 상태는 특히 말초 정맥 투여 시 매 15~30분마다 확인하며 발적, 부종, 통증/압통, 작열감, 경화, 온도 변화(냉감), 혈액 역류 여부 등을 관찰하여 정맥염 및 혈관 외 유출 징후를 조기에 발견하는 것이 중요하다.

환자 주관적 증상으로는 주기적으로 불편한 점이 없는지 질문하고, 흔한 증상인 입마름/갈증, 오심, 어지러움, 두통, 피로감/졸음, 주사 부위 불편감 발생 여부를 확인한다. 또한 주의가 필요한 증상인 오한/떨림, 발열, 심한 오심/구토, 흉통/가슴 답답함, 호흡 곤란, 심계항진, 심한 어지러움/실신 직전 느낌, 요통/옆구리 통증, 시야 흐림, 손발 저림/근육 경련, 피부 발진/가려움증 등이 나타나는지 구체적으로 확인하고, 불편감 발생 시 참지 말고 즉시 의료진에게 알리도록 환자를 교육한다.

필요 시 특히 당뇨병 환자의 경우 혈당 모니터링을 시행한다. 이때 자가 혈당 측정기를 사용할 때 혈액 내 높은 농도의 비타민 C를 포도당으로 잘못 인식하여 실제보다 혈당 수치가 매우 높게 측정되는 거짓고혈당 위험에 대해 다시 한 번 강조하고, 반드시 실험실 검사를 이용하도록 안내해야 한다. IVC 주입 후 최소 8~10시간(가능하면 12시간 이상) 동안은 간섭 가능성이 있는 자가 혈당 측정기 사용을 금지한다. 측정 시점은 당뇨병 환자의 경우 투여 전에 혈당을 측정하여 IVC 투여 중에 발생 가능한 상황을 미리 준비하고, 저혈당이 의심될 때 저혈당 조치를 취하며 경과를 관찰하고, 고혈당 증상이 의심되어 검사가 필요할 경우에는 실험실 검사를 이용한다.

수분 상태 모니터링으로는 소변량(환자에게 질문), 구강 건조, 피부 긴장도, 부종 발생 여부(특히 하지, 안면), 호흡 양상(호흡 곤란 여부) 등을 관찰한다. 투여 중 구강 건조 및 탈수 예방을 위해 물을 자주 마시도록 권장하며(단, 수분 제한 환자는 제외), 체액 과부하 위험군(심부전, 신부전 등)은 폐 청진, 경정맥 확장 여부 등 추가적인 모니터링을 시행한다.

### | 모니터링 프로토콜 예시 및 기록의 중요성

각 의료 기관에서는 IVC 투여 환자 모니터링을 위한 표준화된 프로토콜 및 기록지를 마련하여 사용하는 것이 좋다. 여기에는 환자 기본 정보, 투여 약물/용량/속도, 시간대별 활력 징후, 주사 부위 상태, 환자 증상 체크리스트, 혈당 측정 결과(측정 방법 명시), 시행된 조치 및 그 결과 등이 체계적으로 기록되어야 한다.

정확하고 상세한 기록은 환자 안전 확보에 필수적이며, 시간에 따른 변화 추이를 파악하고 이상 징후를 조기에 발견하는 데 도움을 준다. 또한 의료진 간 의사소통을 원활하게 하고, 치료 효과 평가 및 향후 치료 계획 조정에 활용될 수 있으며, 의료 과실 등 문제 발생 시 중요한 증빙 자료가 된다.

결론적으로 고용량 IVC 요법의 안전성은 적절한 주입 속도 조절과 철저한 환자 모니터링에 달려 있다. 표준화된 프로토콜을 따르며 항상 환자 개개인의 반응에 주의를 기울이고, 이상 징후 발생 시 신속하고 정확하게 대처할 수 있도록 평소 준비하는 것이 필요하다.

## 8.5 혈중 비타민 C 농도 측정

**혈중 비타민 C 농도 측정 방법: 검체 채취, 처리, 분석 및 희석의 중요성**

- **검체 채취 및 전처리**: 혈중 비타민 C 농도 측정 방법을 실제 환자 사례를 통해 설명한다. 52세의 여성 유방암 환자가 IVC 80g을 투여받은 직후의 혈중 비타민 C 농도를 측정한 경우이다. 환자의 체중은 46kg이었고, IVC는 비타민 C 80g과 황산마그네슘 10% 8mL를 주사용 증류수 800mL에 혼합하여 2시간 40분 동안 정맥으로 투여했다.

채혈은 IVC 투여를 종료하고 3분 동안 정맥혈을 흘려보낸 후 투여한 팔의 정맥 카테터 부위에서 진행했다. 이때 초기 3mL 혈액은 폐기하고 이어 5mL를 채혈했다. 원칙적으로는 반대편 팔에서 채혈하는 것이 표준이지만, 해당 유방암 환자는 과거 액와림프절 절제 수술을 받은 병력으로 인해 수술받은 쪽의 팔에서 채혈을 피해야 했으므로, 부득이하게 주사를 투여한 팔에서 채혈을 진행했다(임상적 참고: 리오단 클리닉의 강의 영상에 따르면 IVC 투여 직후 최고 농도 측정을 위해 동일 부위 채혈을 고려할 수 있다고 한다. 이는 투여 부위와 반대편 팔에서 채혈한 결과 간에 큰 차이가 없다는 보고에 근거한다. 그러나 표준적인 정맥 채혈 지침은 오염 및 희석 효과를 최소화하기 위해 투여 부위와 다른 곳, 즉 가급적 반대편 팔에서 채혈하는 것을 권장한다(Riordan Clinic IVC and Cancer Symposium, 2009).).
검체 처리는 채취된 혈액을 즉시 알루미늄 호일로 차광한 혈청분리관 튜브(SST)에 담아 빛에 의한 비타민 C 파괴를 방지하고, 20분간 냉장 보관하여 응고를 유도했다. 이후 3000rpm에서 10분간 원심분리하여 혈청을 분리했으며, 분리된 혈청은 즉시 밀봉 후 다시 알루미늄 호일로 차광하여 냉동실에 보관했다. 이렇게 준비한 검체는 다음 날 검사기관으로 의뢰하여 HPLC 분석을 시행했다.

- 고농도 비타민 C 측정 시 희석의 필요성과 결과 해석: 생리적 농도(보통 30~80µmol/L)의 비타민 C와 달리 IVC 투여 후 혈중 농도는 수천에서 수만 µmol/L(수십에서 수백 mg/dL, 즉 mM 단위)에 이르는 약리적 농도에 도달한다. 대부분의 임상 검사실 분석 장비는 생리적 농도 범위 측정에 최적화되어 있어, 이러한 고농도 검체는 분석기의 선형 범위(Linear Range)를 벗어나 실제보다 현저히 낮게 측정될 수 있다. 따라서 검체를 단계적으로 희석(예 1배, 2배, 4배, 10배)하여 분석하고, 희석 배율에 따라 측정값이 일정하게 수렴하는 지점을 실제 농도로 판단하는 것이 필요하다. 경험적으로는 4배 정도 희석하는 것이 적절할 것으로 생각된다. 본 증례의 측정 결과는 다음과 같다.

| 표 8.1 | 희석 배수에 따른 농도 변화

| 희석 배수 | 측정 농도(μmol/L) | 변환 농도(mg/dL) |
|---|---|---|
| 원샘플 | 17,565 | 309 |
| 2배 희석 | 24,427 | 430 |
| 4배 희석 | 25,141 | 443 |
| 10배 희석 | 25,328 | 446 |

결과에서 보듯이 희석 배수가 높아질수록 측정값이 증가하다가 4배와 10배 희석에서 약 25,100~25,300μmol/L(약 443~446mg/dL 또는 25.1~25.3mM) 수준으로 수렴하였다. 이는 원샘플 및 2배 희석 시에는 장비의 측정 한계를 초과하여 결과가 낮게 측정되었고, 4배 이상 희석할 때 비로소 신뢰할 수 있는 농도 범위에 도달했음을 의미한다. 따라서 이 환자의 경우 IVC 80g 투여 후 최고 혈중 농도는 약 25mM(440mg/dL 이상)에 도달한 것으로 판단되며, 이는 암세포 사멸을 유도할 수 있는 효과적인 약리학적 농도 범위에 해당한다.

추가 고려 사항으로 혈액 채취 후 검체 처리까지의 시간(본 사례에서는 응고 20분, 원심분리 10분 등) 동안에도 비타민 C가 일부 파괴될 수 있다. 리오단 클리닉의 강의 영상(Riordan Clinic IVC and Cancer Symposium, 2009)에서는 25g의 IVC를 투여받은 후 10분 간격으로 채혈했을 때 평균적으로 10분마다 약 8%의 비타민 C 농도가 감소하는 것으로 나타났다고 언급하고 있다. 또한, 실온에서 4시간 방치된 혈액 샘플은 비타민 C가 10% 감소했으며, 특히 혈청 샘플은 부적절하게 처리될 경우 91%까지 수치가 낮게 나왔고 심지어 검출되지 않는 경우도 있었다. 따라서 실제 최고 혈중 농도는 측정된 값보다 다소 높았을 가능성을 고려해야 한다.

- **임상 적용: 자가 혈당 측정기를 이용한 혈중 비타민 C 농도의 간접적 추정**
  정확한 혈중 비타민 C 농도 측정을 위한 HPLC 검사실 의뢰가 모든 임상 현장에서 용이한 것은 아니다. 이러한 경우 자가 혈당 측정기를 이용하여 혈중 비타민 C 농도를 간접적으로 추정하는 방법을 참고할 수 있다. 이는 고농도의 비타민 C가 특정 혈당측정 스트립의 화학 반응에 간섭하여 실제 혈당보다 높게 측정되는 현상(거짓고혈당, pseudo-hyperglycemia)을 활용하는 것이다(9.5절 참고). 하지만 이방법은 정확성이 낮고 신뢰도가 떨어진다. 따라서 이는 어디까지나 매우 제한적인 상황에서 참고할 수 있는 간접적인 추정 방법이며, HPLC 등을 이용한 정확한 혈중 농도 측정을 대체할 수 없다.

## 8.6 치료 일정 및 기간

고용량 비타민 C 정맥주사(IVC) 요법을 시작한 후 치료를 얼마나 자주 그리고 얼마 동안 지속해야 하는지는 환자와 의료진 모두에게 중요한 질문이다. 하지만 앞서 언급했듯이 암 치료 보조 목적의 IVC 요법에는 아직 보편적으로 확립된 표준 치료 일정이나 명확한 치료 기간 가이드라인이 존재하지 않는다. 따라서 실제 임상에서는 환자의 상태, 치료 목표, 치료에 대한 반응, 내약성 그리고 병용하는 표준 치료 등을 종합적으로 고려하여 개별화된 치료 계획을 수립하고, 정기적으로 재평가하며 조정해 나가는 과정이 필요하다.

### | 일반적인 치료 스케줄 패턴: 집중 단계와 유지 단계
다양한 임상 연구 프로토콜과 실제 임상 경험을 바탕으로 볼 때, IVC 치료 스케줄은 크게 초기 집중 치료 단계와 유지 요법 단계로 나누어

진행되는 경우가 많다.

- 초기 집중 치료 단계(Induction Phase): 치료의 초기 단계로서, 체내 비타민 C 농도를 빠르게 높이고 조직 내 저장량을 보충하며 임상적 효과를 유도하기 위해 비교적 짧은 기간 동안 집중적으로 IVC를 투여하는 시기이다. 이 단계에서의 투여 빈도는 일반적으로 주 2~3회이며, 기간은 대개 4주에서 8주(1~2개월) 정도 지속한다. 용량은 8.2절에서 설명한 용량 점증법을 통해 환자가 견딜 수 있는 최대 내약 용량 또는 목표 용량(예 50g, 70g, 90g 또는 체중 kg당 1.0~1.5g)까지 도달시키는 것을 목표로 한다.

- 유지 요법 단계(Maintenance Phase): 초기 집중 치료 후 환자 상태가 안정화되거나 목표했던 긍정적인 효과가 나타나면, 그 효과를 유지하고 장기적인 관리를 위해 투여 빈도를 점차 줄여서 지속하는 단계이다. 암의 근치 치료 후 재발 예방 목적으로 투여하는 경우, 환자의 반응과 상태에 따라 투여 빈도를 주 2회에서 주 1회, 2주에 1회 그리고 월 1~2회 등으로 점진적으로 줄여나갈 수 있다. 예를 들어 리오단 클리닉에서는 치료 시작 6개월 동안은 주 2회, 그 후 주 1회로 감량하고 2년차부터는 격주 1회로 순차적으로 감량할 수 있다고 안내하고 있으며, 캔자스 주립대의 경우 치료 시작 1년 동안은 주 2~3회를 유지하고 그 이후에는 월 1~2회 수준으로 천천히 감량할 수 있다고 안내했다. 다만 암의 재발이나 전이 등으로 인해 항암 치료가 계속 필요한 상황에서 고용량 비타민 C 정맥주사요법이 도움이 된다고 판단되면, 감량 없이 주 2~3회 치료를 지속할 수도 있다. 유지 요법 단계의 치료 기간은 명확히 정해진 종료 시점이 없으며, 수개월에서 수년 이상 장기간 지속하는 경우가 많다. 치료 효과 유지 여부, 환

자의 내약성, 전신 상태 변화, 비용 부담 그리고 환자의 선호도 등을 종합적으로 고려하여 의료진과 환자가 함께 지속 여부 및 중단 시점을 결정하게 되며, 재발 예방 목적으로 장기간 유지하는 경우도 있다. 용량은 집중 치료 단계에서 도달했던 용량을 유지하는 것이 일반적이지만, 환자 상태 변화나 부작용 발생 시 감량을 고려할 수 있다.

## 병용 치료 시 스케줄 조정 전략: 표준 치료와의 조화 유지

IVC 요법을 항암화학요법이나 방사선 치료와 병행할 경우에는 IVC 투여 스케줄을 표준 치료 일정과의 간섭을 최소화하고 잠재적인 시너지 효과를 고려하여 신중하게 계획해야 한다(이 내용은 10.3절 및 10.4절에서 더 자세히 다루어진다.).

항암화학요법과 병용할 때 스케줄 옵션으로는 항암제 투여 당일(투여 전 또는 후)에 IVC를 병행하거나, 항암제 투여일과 다른 날(예: 항암 치료 주기 사이 또는 전/후 1~2일 간격)에 IVC를 투여하는 방법이 있다. 이때 고려해야 할 사항으로는 병용 항암제의 작용 기전(예: ROS 생성 의존성 여부), 약동학적 특성(반감기 등), 주요 독성 프로파일(예: 신독성, 신경독성) 그리고 IVC 병용의 주된 목표(항암 효과 증강 vs. 독성 감소) 등이 있다. 예를 들어 신독성이 우려되는 항암제와 병용할 경우에는 IVC로 인한 추가적인 신장 부담 가능성을 염두에 두고 수분 공급과 신기능 모니터링을 강화해야 하며, 이론적인 상호 작용 우려(예: 보르테조밉)가 있는 경우에는 투여 간격을 두는 방식을 고려할 수 있다. 이러한 결정에는 IVC 적용 경험이 풍부한 전문가의 검토가 필수적이다.

방사선 치료와의 병용 시에도 스케줄 옵션은 방사선 조사 당일(조사 전/후)에 IVC를 투여하여 방사선민감화 효과를 기대하거나, 방사선 치료 기간 중 주 2~3회 또는 격일로 IVC를 투여하는 방법이 있다. IVC와 방사선 치료를 병용할 때에는 방사선 민감화(radiosensitization)를 통한 항암 효과 증대와 정상 조직을 보호하는 방사선 보호(radioprotection)를 통한 부작용 감소라는 두 가지 잠재적 이점을 모두 고려해야 한다(10.4절 참조). 이는 방사선 치료 계획의 세부 사항, 즉 총 방사선량, 분할 조사 방식(예: 전통적 분할 vs. 저분할/SBRT), 조사 범위 및 포함되는 정상 조직의 종류와 양에 따라 중요도가 달라질 수 있다. 예를 들어 중요 장기 주변에 고선량이 조사되거나 조사 범위가 넓어 정상 조직 손상이 우려되는 경우 IVC의 방사선 보호 효과가 더 중요하게 고려될 수 있으며, 반대로 방사선 저항성이 예상되는 종양의 경우에는 민감화 효과를 극대화하는 스케줄(예: 조사 직전 투여)을 고려해 볼 수 있다. 또한 종양 내 저산소증 정도 역시 방사선 감수성 및 IVC 효과에 영향을 미칠 수 있는 요인이다(6.3절 참조). 따라서 환자의 임상 상태, 종양 특성, 방사선 치료 계획을 면밀히 검토하고, 잠재적 이득과 위험을 고려하여 최적의 병용 스케줄 및 IVC 용량을 결정하는 것이 중요하다.

## 치료 기간 설정: 언제까지 지속해야 하는가?

IVC 유지 요법의 적절한 치료 기간에 대해서는 아직 명확한 합의나 강력한 근거가 없다. 임상 현장에서는 치료 반응 및 질병 상태, 환자 내약성 및 안전성, 삶의 질 변화, 환자의 의사 및 선호도 그리고 비용 대비 효과 등의 요인들을 종합적으로 고려하여 치료 지속 여부를 개별적으로 판단한다. 예를 들어 암이 안정적으로 유지되거나 종양 표지자가 안정적이거나 감소하는 등 긍정적인 치료 반응이 지속되는 경우에는 유지 요법을 지속하는 것을 고려할 수 있다. 반면 명백한 질병 진행 소견이 보일 경우에는 고용량 비타민 C 정맥주사가 삶의 질 향상에 도움이 될 때는 유지하고 그렇지 않을 경우 단독 유지 요법의 의미는 적어지며 다른 치료 전략을 고려해야 한다. 또한 장기간 투여에도 환자가 부작용 없이 잘 견디고 정기적인 안전성 모니터링(신장 기능 등)에서 문제가 없는지 확인해야 하며, 환자가 주관적으로 느끼는 피로감 감소, 활력 증가, 통증 완화 등 삶의 질 개선 효과가 유지되는지 평가해야 한다. 삶의 질 개선이 주된 치료 목표였다면 이 효과가 유지되는 동안 치료를 지속할 수 있다. 치료를 계속 이어나갈지에 대한 환자의 의사와 선호도를 존중하며, 치료의 잠재적 이득과 부담(시간, 비용 등)에 대해 지속적으로 소통하고 공동으로 결정하는 과정이 필요하다. 마지막으로 비급여 치료인 IVC의 장기간 투여에 따른 경제적 부담과 그로 인해 얻는 임상적 이득 사이의 균형을 현실적으로 고려해야 한다.

| 치료 효과 평가 시점 및 방법: 정기적인 점검

IVC 요법의 효과와 지속 필요성을 판단하기 위해서는 정기적인 평가가 필수적이다. 평가 시점은 일반적으로 초기 집중 치료 종료 시점(예: 2~3개월 후)에 첫 평가를 시행하고, 이후 유지 요법 중에는 3~6개월 간격으로 정기적인 평가를 시행한다.

평가 방법으로는 먼저 환자의 전신 상태(ECOG-PS), 체중 변화, 주관적 증상(통증, 피로 등) 변화를 면밀히 평가하는 임상적 평가가 있다. 다음으로 CT, MRI, PET-CT 등 이전에 사용했던 영상 검사를 반복하여 종양 크기 및 활성도 변화를 평가하며(RECIST, irRECIST 등 기준 적용), 관련 있는 종양 표지자 수치의 변화 추이를 모니터링한다. 또한 표준화된 설문지(예: EORTC QLQ-C30, FACT-G)를 이용하여 삶의 질 변화를 객관적으로 평가하고, 염증 지표(CRP 등)나 면역 관련 지표 등 기타 혈액 검사 결과를 참고할 수 있다.

이러한 평가 결과를 바탕으로 의료진과 환자는 IVC 요법을 현재대로 유지할지, 용량이나 빈도를 조절할지(예: 안정 상태가 오래 지속되면 빈도 감량), 또는 효과 부족이나 질병 진행 시 IVC 용량과 빈도를 증량하거나 혹은 중단하고 다른 치료로 전환할지 등을 결정하게 된다.

| **프로토콜 예시 참조 안내**

이 장에서 논의된 용량 결정, 희석, 스케줄 등에 대한 구체적인 예시는 대한임상암대사의학회 2019년 프로토콜, 2025년 증류수 기반 프로토콜 그리고 리오단 클리닉 프로토콜 등에서 찾아볼 수 있으며, 이들 프로토콜의 상세 내용은 본 책의 부록에 수록되어 있다. 임상 현장에서 IVC 요법을 적용할 때 이 프로토콜들을 중요한 참고 자료로 활용하되, 항상 환자 개개인의 특수성을 고려하여 최적의 치료 계획을 수립해야 한다.

결론적으로 IVC 요법의 치료 일정과 기간은 고정된 것이 아니라 환자 중심적인 관점에서 치료 목표, 반응, 안전성, 삶의 질 등을 종합적으로 고려하여 역동적으로 조절해 나가야 하는 과정이다. 이를 위해 정기적인 평가와 의료진과 환자 간의 긴밀한 소통이 무엇보다 중요하다.

## 9장

# 고용량 비타민 C 정맥주사요법의
# 안전성과 부작용 관리

고용량 비타민 C 정맥주사(IVC) 요법은 그 잠재적인 치료 효과에 대한 관심과 함께 안전성 프로파일과 부작용 관리에 대한 깊이 있는 이해를 필요로 한다. 모든 의학 치료와 마찬가지로 IVC 역시 잠재적인 위험성을 내포하고 있으며, 특히 부적절한 환자 선정이나 관리 소홀 시 심각한 부작용을 초래할 수 있다. 따라서 이 치료법을 임상에 적용하는 의료 전문가는 발생 가능한 부작용의 종류, 기전, 위험인자, 예방 및 대처 방안에 대해 명확히 숙지하고 있어야 한다.

이 장에서는 현재까지의 임상 연구와 경험을 바탕으로 고용량 IVC 요법의 전반적인 안전성 프로파일을 검토하고, 흔하게 발생하는 경미한 부작용부터 드물지만 치명적일 수 있는 심각한 부작용까지 상세히 다룰 것이다. 특히 IVC 요법의 주의사항에 해당하는 G6PD 결핍 환자에서의 용혈 반응, 신장 기능과 관련된 옥살산염 신병증 및 신결석 형성 위험, 체액 및 전해질 불균형 문제 등을 중심으로 발생 기전, 예방 전략 그리고 발생 시 대처 요령을 자세히 설명한다. 또한 다른 약물, 특히 항암제와의 잠재적 상호 작용에 대한 최신 지견을 정리하여 임상 적용 시 고려해야 할 사항들을 제시한다.

궁극적으로 이 장의 목표는 의료 전문가들이 고용량 IVC 요법을 시행함에 있어 환자의 안전을 최우선으로 확보하고, 발생 가능한 위험을 최소화하며, 부작용 발생 시 신속하고 적절하게 대처할 수 있도록 필요한 지식과 실질적인 가이드라인을 제공하는 데 있다.

## 9.1 전반적 안전 프로파일

고용량 비타민 C 정맥주사요법은 수십 년간 연구되고 임상에 적용되어 오면서 그 안전성 프로파일에 대한 상당한 데이터가 축적되었다. 전반적으로 적절한 환자 선정 기준과 표준화된 프로토콜을 준수하고 면밀한 모니터링 하에 시행될 경우 IVC는 비교적 안전하고 내약성이 우수한 치료법으로 평가받고 있다.

### 임상 연구에서의 안전성 보고 요약

7장에서 살펴보았듯이 1990년대 후반 이후 재개된 다수의 1상 및 2상 임상시험들은 주로 IVC 요법의 안전성과 내약성 평가에 중점을 두었다. 이들 연구(Hoffer et al., 2008; Stephenson et al., 2013; Welsh et al., 2013; Ma et al., 2014) 및 여러 체계적 문헌고찰(Fritz et al., 2014; Nauman et al., 2018)에서 일관되게 보고된 바에 따르면, 최대 1.5 g/kg 체중 또는 100g 이상의 고용량 IVC 투여에도 불구하고 심각한 독성(Grade 3~4 이상)의 발생 빈도는 매우 낮았다. 대부분의 부작용은 경미하거나(Grade 1~2), 일시적이었으며, 용량 조절이나 대증요법으로 쉽게 관리될 수 있었다. 용량 제한 독성이 명확히 규명되지 않은 경우가 많아, 최대 내약 용량(Maximum Tolerated Dose, MTD)

에 도달하지 못하는 연구들도 있었다. 이러한 결과들은 IVC 요법이 적절한 관리 하에 암 환자에게 비교적 안전하게 적용될 수 있음을 시사하는 중요한 근거가 된다.

## 흔하게 보고되는 경미한 부작용 및 관리

임상 현장에서 IVC 투여 중 또는 투여 직후 비교적 흔하게 관찰될 수 있는 경미한 부작용들은 다음과 같다.

- **주사 부위 관련 증상**: 특히 말초 정맥으로 투여할 때 주사 부위의 통증, 작열감, 발적, 부종, 경화 등 정맥염 증상이 나타날 수 있다. 이는 주로 고농도, 고삼투압 용액에 의한 혈관 내피 자극 때문이다. 예방 및 관리를 위해 굵은 정맥 선택, 충분한 희석(낮은 최종 삼투압 유지), 느린 주입 속도, 온찜질 적용 등이 도움이 된다(8.3절 참조).
- **일시적 오심 / 구토**: 일부 환자에서 경미한 오심이나 드물게 구토가 발생할 수 있다. 주입 속도를 늦추거나, 투여 전 가벼운 식사를 하도록 권장하고, 필요 시 항구토제를 예방적 또는 치료적으로 사용할 수 있다.
- **두통 / 어지러움 / 현기증**: 투여 중 일시적으로 나타날 수 있으며, 대개 주입 속도를 늦추면 호전된다. 탈수와 관련될 수도 있으므로 충분한 수분 섭취가 중요하다.
- **피로감 / 졸음**: 투여 중 또는 투여 후 몇 시간 동안 피로감이나 졸음을 느낄 수 있다. 이는 일시적인 현상으로 대개 휴식을 취하면 회복된다.
- **입마름 / 갈증**: 고삼투압 용액 투여로 인한 이뇨 작용 및 체액 이동과 관련하여 흔히 발생한다. 투여 전후 및 투여 중 충분한 수분 섭취를 격려하는 것이 중요하다.
- **오한 유사 증상**: 드물게 투여 중 오한이나 몸이 떨리는 증상이 나타날 수 있다. 비타민 C 주사액을 냉장 보관하기 때문에 조제된 수액이 차

가운 경우가 많다. 투여하는 수액줄과 말초 정맥 투여 부위에 온찜질을 적용하는 것이 도움이 될 수 있다. 또한 체온 변화나 면역 반응과 관련될 수 있으며, 주입 속도를 늦추거나 일시 중단하고 담요 등으로 보온해 주면 대개 호전된다. 발열이 동반되는 경우 감염 가능성을 감별해야 한다.

이러한 경미한 부작용들은 대부분 일시적이며, 주입 속도 조절, 충분한 수분 공급, 대증 요법 등으로 충분히 관리 가능하다. 하지만 환자에게 발생 가능한 증상에 대해 미리 설명하고, 불편감 발생 시 즉시 의료진에게 알리도록 교육하는 것이 중요하다.

### 과민 반응의 가능성

매우 드물지만 IVC 투여 중 또는 투여 직후 주사제에 포함된 다른 성분 특히 비타민 C 주사제가 옥수수의 포도당에서 합성됨에 따라 옥수수 유래 성분에 대한 과민 반응이 이론적으로 발생 가능하다. 하지만 비타민 C 주사제의 옥수수 알레르기 항원이 원인이 되어 과민 반응을 보였다는 문헌보고는 발견되지 않았다. 만약의 경우에 대비해 옥수수에 대한 알레르기 병력이 있는 환자에게는 특히 주의가 필요하며, 투여 전 알레르기 과거력을 확인해야 한다. 모든 IVC 투여 환경에서는 아나필락시스 발생에 대비하여 약물(에피네프린, 항히스타민제, 스테로이드 등)을 구비해 두어야 한다(9.5절 참조).

### 투여 관련 감염 위험 관리

모든 정맥 주사 요법과 마찬가지로 IVC 역시 주사 부위 감염이나 카테터 관련 혈류 감염의 위험성을 내포한다. 특히 장기간 치료를 위해 중심 정맥 카테터(PICC, 케모포트 등)를 유치하고 있는 환자의 경우 감염 위험 관리가 매우 중요하다. 감염 예방을 위해서는 다음과 같은 원칙을 철저히 준수해야 한다.

- **무균 조제**: 8.1절에서 강조했듯이 반드시 청결한 투약 준비 공간에서 무균 조작법을 준수하여 IVC 용액을 조제한다.
- **피부 소독**: 주사 부위 또는 카테터 연결 부위 소독은 표준 지침(예: 클로르헥시딘 혹은 알코올 기반 소독제 사용)에 따라 철저히 시행한다.
- **카테터 관리**: 중심 정맥 카테터 관리(드레싱 교환, 헤파린 주입 등)는 해당 병원의 감염 관리 지침을 엄격히 따른다.
- **조기 발견 및 대처**: 오한, 발열, 주사 부위 발적/통증/분비물 등 감염 징후가 의심되면 즉시 적절한 검사(혈액 배양 검사 등)와 항생제 치료를 포함한 조치를 취해야 한다.

전반적으로 IVC는 안전한 치료법으로 간주되지만, 이는 철저한 사전 평가와 준비, 표준화된 프로토콜 준수 그리고 세심한 모니터링이 전제될 때 가능하다. 다음 절부터는 IVC 요법과 관련된 보다 특수하고 잠재적으로 심각한 부작용들에 대해 자세히 설명한다.

## 9.2 G6PD 결핍과 용혈 반응

고용량 비타민 C 정맥주사요법을 시행하기 전에 반드시 확인해야 할 금기증 중 하나가 바로 G6PD 결핍증(Glucose-6-Phosphate Dehydrogenase Deficiency)이다. 이 유전 질환을 가진 환자에게 고용량의 비타민 C를 투여할 경우 심각하고 치명적일 수 있는 용혈성 빈혈을 유발할 수 있기 때문이다. 따라서 모든 IVC 시행 의료진은 G6PD

결핍증의 중요성을 명확히 인지하고, 스크리닝 검사를 철저히 시행해야 한다.

### G6PD 결핍증이란 무엇인가?

G6PD 결핍증은 X-염색체 연관 열성 유전 질환으로 전 세계적으로 약 4억 명 이상이 이환되어 있는 가장 흔한 효소 결핍 유전병 중 하나이다(Luzzatto et al., 2020). 국내에서는 그동안 희귀 질환으로 여겨졌지만 국제 결혼 및 이민 등으로 점차 증가할 것으로 예상되고 있어 관심을 가질 필요가 있다. G6PD 효소는 적혈구 내에서 오탄당 인산 경로(Pentose Phosphate Pathway)의 첫 단계를 촉매하여 NADPH(Nicotinamide Adenine Dinucleotide Phosphate)를 생성하는 데 필수적인 역할을 한다. NADPH는 적혈구 내의 중요한 항산화 물질인 글루타치온을 환원시키는 데 필요하며, 이는 산화 스트레스로부터 적혈구를 보호하는 핵심적인 방어 기전이다.

G6PD 효소 활성이 정상보다 낮은 G6PD 결핍 환자의 적혈구는 NADPH 생성 능력이 부족하여 산화 스트레스에 매우 취약하다. 평상시에는 별다른 증상이 없다가도, 특정 약물(예: 항말라리아제, 설폰아미드계 항생제), 감염, 또는 특정 음식(예: 잠두콩, fava beans) 등에 의해 산화 스트레스가 급격히 증가하면 적혈구가 파괴되는 용혈이 발생할 수 있다.

### 용혈 발생 기전: 과산화수소와 항산화 방어 시스템의 붕괴

고용량의 비타민 C는 체내에서 과산화수소를 생성할 수 있다고 앞서 설명했다(6.2절). 정상적인 적혈구는 과산화수소 분해효소나 글루타치온 퍼옥시다제(Glutathione Peroxidase, GPx)/글루타치온 환원효소

(Glutathione Reductase, GR) 시스템을 통해 생성된 과산화수소를 효과적으로 제거할 수 있다. 특히 글루타치온 시스템은 글루타치온이 과산화수소를 환원시키면서 자신은 산화형 글루타치온(GSSG)으로 변하고, GSSG는 글루타치온 환원효소(GR)에 의해 NADPH를 사용하여 다시 글루타치온으로 환원되는 순환 과정을 통해 작동한다.

하지만 G6PD 결핍 환자의 적혈구는 G6PD 활성 저하로 인해 NADPH 생성이 부족하다. 따라서 고용량 비타민 C 투여로 과산화수소가 과도하게 생성되면, 이를 처리하기 위해 글루타치온이 빠르게 소모되지만 부족한 NADPH 때문에 GSSG를 다시 글루타치온으로 효율적으로 환원시키지 못한다. 결국 세포 내 글루타치온이 고갈되고, 축적된 과산화수소와 다른 활성산소종들이 적혈구의 헤모글로빈, 세포막 단백질, 지질 등을 직접 공격하여 산화적 손상을 일으킨다. 손상된 적혈구는 비장 등에서 파괴되거나 혈관 내에서 직접 용혈되어 급성 용혈성 빈혈을 초래하게 된다(Beutler, 1994).

**| 임상적 중요성 및 위험도: 생명을 위협할 수 있는 합병증**
G6PD 결핍 환자에게 고용량 IVC 투여로 인한 급성 용혈은 매우 심각한 임상 경과를 보일 수 있다. 갑작스러운 다량의 적혈구 파괴는 다음과 같은 합병증을 유발할 수 있다.

- **급성 빈혈**: 심한 피로, 쇠약감, 창백, 호흡 곤란, 빈맥 등 유발한다.
- **황달**: 파괴된 적혈구에서 방출된 빌리루빈이 축적되어 피부와 눈 흰자위가 노랗게 변한다.
- **혈색소뇨**: 다량의 헤모글로빈이 소변으로 배출되어 소변 색깔이 진한 갈색 또는 붉은색으로 변한다.

- **급성 신부전**: 다량의 유리 헤모글로빈이 신 세뇨관을 손상시키거나 막아서 발생할 수 있으며, 이는 매우 치명적일 수 있다.
- **기타**: 발열, 오한, 복통, 요통 등이 동반될 수 있다.

이러한 이유로 모든 환자는 고용량 비타민 C 정맥주사요법을 시작하기 전에 반드시 G6PD 효소 활성도 검사를 받아 결핍증 유무를 확인해야 한다. 이는 IVC 치료의 가장 중요한 안전 수칙 중 하나이다.

### 스크리닝 검사: G6PD 활성도 측정

G6PD 결핍증을 진단하기 위한 스크리닝 검사는 주로 혈액 검체를 이용해 G6PD 효소의 활성을 측정하는 방식으로 이루어진다. 이 중에서도 정량 검사는 적혈구 내 G6PD 효소의 활성도를 정확히 측정하여 결과를 단위(U/g Hb)로 제시한다. 이는 결핍의 정도를 평가하는 데 가장 정확하고 유용한 방법으로 간주된다.

검사 결과를 해석할 때는 몇 가지 중요한 사항들을 함께 고려해야 한다. 첫째, 검사실마다 기준으로 삼는 참고 범위가 다를 수 있으므로 해당 검사실의 기준값을 확인해야 한다. 둘째, 환자의 인종적 배경도 중요하다. G6PD 결핍증의 유병률은 인종과 지역에 따라 큰 차이를 보이기 때문이다. 예를 들어, 지중해 연안, 아프리카, 동남아시아 지역에서는 이 질환의 유병률이 높지만, 한국인을 포함한 동아시아 인구에서는 상대적으로 매우 낮아 희귀 질환으로 여겨져 왔다. 실제로 과거 연구에서는 한국인의 G6PD 결핍증 유병률이 0.9%에 불과하거나 아예 증례가 없다고 보고되기도 했다(Lee et al., 2020).

마지막으로 최근 수혈 이력이 있는 경우, 수혈을 통해 들어온 정상 적혈구가 검사 결과에 영향을 미쳐 G6PD 결핍이 있음에도 불구하고 정상처럼 보이는 위음성 결과가 나올 수 있으므로 주의가 필요하다. 또한 용혈이 발생하고 있는 상태라면 결핍된 적혈구가 이미 제거되어 정확한 측정이 어려울 수도 있으므로 이러한 임상적 상황들도 함께 고려해야 한다.

최근 국내 대규모 검사실 데이터를 분석한 연구(Choi et al., 2023) 결과는 주목할 필요가 있다. 2021년 7월부터 2022년 6월까지 국내 대형 수탁 검사 기관에 의뢰된 5193명의 G6PD 검사 결과를 분석한 자료이다. G6PD 활성이 감소(< 7.9 U/g Hb)한 사람의 전체 유병률은 0.4%(한국인 19/5111, 비한국인 2/82)였다. WHO TSS 분류 기준에 따른 G6PD 결핍(<30% of adjusted male median) 유병률은 전체 남성의 0.4% (7/1722), 전체 인구의 0.14%로 나타났으며, 모든 결핍 환자는 남성이었다(한국인 6명, 비한국인 1명). WHO TSS 기준 중간 활성(intermediate activity, 30-80% of adjusted male median)을 보이는 여성의 비율은 2.9%(101/3471)였다. 연령별로는 소아/청소년(0~19세)에서 감소된 활성 및 결핍 유병률이 가장 높았지만, 50대에서도 결핍 환자가 확인되는 등 전 연령층에서 발견될 수 있음을 시사했다. 이 연구 결과는 비록 검사를 의뢰한 특정 환자 집단을 대상으로 했다는 한계는 있지만, 국내에서도 무시할 수 없는 수준의 G6PD 활성 저하 또는 결핍 환자가 존재함을 보여준다. 특히 이민과 국제 결혼 증가 등으로 인구 구성이 다양해짐에 따라 G6PD 결핍증에 대한 인식이 더욱 중요해지고 있다. 따라서 인종이나 배경에 관계없이 모든 환자를 대상으로 IVC 치료 전 G6PD 스크리닝 검사를 시행하는 원칙을 준수해야 한다.

### G6PD 결핍 환자에서의 금기 및 저용량 투여 논란

G6PD 결핍증으로 확인된 환자에게는 일반적으로 25g 이상의 고용량 비타민 C 정맥주사는 절대적인 금기이다. 이는 생명을 위협하는 심각한 용혈 반응을 유발할 수 있기 때문이다. 그렇다면 저용량(예: 수 그램 이하)의 비타민 C 투여는 가능할까? 이에 대해서는 아직 논란이 있다. 일부 전문가들은 매우 낮은 용량(예: 1~4g)은 G6PD 결핍 환자에게도 비교적 안전하게 투여될 수 있다고 주장하기도 하지만, 환자의 결핍 정도나 동반된 산화 스트레스 상태에 따라 반응이 다를 수 있고 안전성에 대한 명확한 근거가 부족하다. 만약 불가피하게 투여해야 할 경우에는 극히 낮은 용량에서 시작하여 매우 신중한 모니터링하에 시행되어야 하고, 투여의 잠재적 이득과 위험에 대해 환자와 충분히 상의해야 한다. 참고로 리오단 클리닉의 프로토콜에는 G6PD 활성도가 비정상적으로 낮았던 5명에게 25g 미만의 IVC를 시행했을 때 용혈이나 부작용은 없었다고 밝히고 있다.

### 용혈 발생 시 응급 관리 프로토콜

만약 IVC 투여 중 환자가 급성 용혈을 시사하는 증상인 갑작스러운 피로 혹은 쇠약감, 황달, 혈색소뇨, 요통 등을 보이거나 검사상 용혈 소견(빈혈, 빌리루빈/LDH 증가, 합토글로빈 감소 등)이 확인되면, 다음과 같은 응급 관리 프로토콜에 따라 신속하게 대처해야 한다.

- 즉시 비타민 C 주입 중단: 가장 먼저 IVC 주입을 즉시 중단한다.
- 활력 징후 안정화 및 산소 공급: 환자의 혈압, 맥박, 호흡, 산소 포화도 등을 면밀히 모니터링하고 필요 시 산소를 공급한다.
- 수액 공급: 급성 신부전 예방을 위해 충분한 양의 생리식염수 등의 정맥 수액을 공급하여 소변량을 확보하고 신장 관류를 유지한다. 필요

시 이뇨제 사용을 고려할 수 있다.
- **실험실 검사 및 모니터링**: CBC(빈혈 정도 확인), 빌리루빈, LDH, 합토글로빈, 신장 기능 검사(BUN/Cr), 전해질 검사, 요검사 등을 반복 시행하여 용혈 정도와 신장 기능 변화를 모니터링한다.
- **수혈 고려**: 빈혈이 심하거나 임상적으로 불안정한 경우 적혈구 수혈을 고려한다.
- **전문가 협진**: 혈액내과 및 신장내과 전문의와 신속하게 협진하여 전문적인 평가와 치료 계획을 수립한다.

G6PD 결핍증은 고용량 IVC 요법의 가장 심각한 잠재적 위험 중 하나이므로 철저한 사전 스크리닝과 함께 용혈 발생 가능성에 대한 경각심을 항상 유지하고, 의심 시 즉각적이고 체계적인 대처가 필요하다.

## 9.3 신장 부작용 및 대책

고용량 비타민 C 정맥주사요법과 관련하여 주의해야 할 또 다른 중요한 잠재적 부작용은 신장 기능에 미치는 영향이다. 특히 비타민 C의 대사 과정에서 생성되는 옥살산(oxalate)이 신장에 문제를 일으킬 수 있다는 점에 주목해야 한다.

### 옥살산염 신병증(Oxalate Nephropathy): 급성 신손상 위험에 대한 고려

비타민 C(아스코르브산)는 체내에서 대사되어 최종적으로 옥살산(oxalic acid)과 다른 물질들로 분해된다. 정상적인 상황에서는 이렇게 생성된 옥살산이 소변을 통해 신장으로 배설된다. 고용량 비타민 C 정맥주사(IVC)가 옥살산 배설을 얼마나 증가시키는지 알아보기 위해,

Robitaille 등(2009)은 정상 신장 기능(혈청 크레아티닌 175μmol/L 이하≈2 mg/dL)을 가진 암 환자들에게 0.2g/kg부터 최대 1.5g/kg(체중에 따라 수십 g에서 약 100g에 해당)의 비타민 C를 정맥 주사한 후 소변 내 옥살산 배설량을 측정했다.

연구 결과에 따르면 가장 높은 용량인 1.5 g/kg(평균 약 100g 주입)을 투여한 그룹에서 비타민 C 주입 종료 후 6시간 동안 배설된 옥살산의 총량은 평균 약 81mg이었다. 투여된 비타민 C 총량의 약 0.17%(몰 기준)가 옥살산의 형태로 배설되었다. 일반적인 식사를 하는 건강한 성인의 24시간 옥살산 배설량은 보통 10mg에서 60mg 사이로 알려져 있다. 따라서 실험 중 체내에서 자연적으로 대사되어 생성되는 옥살산의 양을 제외한다면 IVC로 인해 생성되는 옥살산의 양이 많지 않다고 생각할 수도 있다.

그러나 소변 내 옥살산 농도가 과도하게 높아지면 소변 속 칼슘 이온과 결합하여 용해도가 낮은 칼슘 옥살산염 결정을 형성할 가능성이 있다. 이 결정들이 신장의 세뇨관 내강에 침착되면 세뇨관의 폐색이나 조직 손상을 초래하여 급성 신손상을 유발할 수 있으며, 이를 옥살산염 신병증이라 한다(Lamarche et al., 2011). 옥살산염 신병증은 신장 기능이 급격히 악화될 수 있는 심각한 합병증으로 중증인 경우 투석 치료가 필요할 수도 있다.

임상적으로 정상 신장 기능을 가진 사람에서 고용량 비타민 C 투여 후 옥살산염 신병증 발생 사례는 극히 드물게 보고되었으나, 만성 신부전 환자나 기존에 옥살산 결석의 병력이 있는 환자는 이러한 합병증에 특히 취약할 수 있으므로 투여 전 주의 깊은 선별과 주기적인 신장 기능 모니터링이 권장된다(Prier et al., 2018).

옥살산염 신병증의 발생 위험을 높이는 인자들은 다음과 같다.

- 기존 신장 기능 저하: 만성 신부전 등 이미 신장 기능이 저하된 환자는 옥살산염 배설 능력이 떨어져 있어 위험이 더 높다. 특히 사구체여과율(eGFR)이 30~45mL/min/1.73m² 미만인 환자는 IVC 투여에 매우 신중해야 하거나 금기증으로 간주될 수 있다.
- 탈수(Dehydration): 체내 수분이 부족하면 소변이 농축되어 옥살산염 결정 형성이 촉진된다.
- 고용량 및 장기간 투여: 투여되는 비타민 C 용량이 높을수록 그리고 투여 기간이 길어질수록 옥살산 생성 및 축적 위험이 커진다.
- 특정 장내 세균총 변화: 장내 세균 중에는 옥살산을 분해하는 능력을 가진 Oxalobacter formigenes 등이 있는데, 항생제 사용 등으로 인해 이러한 유익균이 감소하면 체내 옥살산 흡수가 증가하여 위험을 높일 수 있다는 연구도 있다.
- 기타: 위장관 수술(특히 공회장 우회술) 병력, 만성 췌장염 등도 장내 옥살산 흡수를 증가시킬 수 있다.

## 신결석 형성 위험 증가 가능성

옥살산염 신병증 외에도 소변 내 옥살산 배설 증가는 신결석(요로결석), 특히 가장 흔한 형태인 칼슘 옥살산염 결석의 형성 위험을 높일 수 있다는 우려가 있다(Massey et al., 2005). 비록 IVC 요법이 신결석 발생 위험을 증가시켰다는 연구는 없지만 이론적으로 가능성이 존재하며, 특히 과거 신결석 병력이 있었던 환자의 경우에는 재발 위험이 높으므로 IVC 투여 시 환자에게 미리 설명하여 이해시키고 주의깊은 관찰이 필요하다.

## 예방 전략: 수분 공급과 신장 기능 모니터링이 핵심

이러한 신장 관련 부작용을 예방하기 위한 전략은 다음과 같다.

- 충분한 수분 공급: 가장 중요하고 효과적인 예방책은 IVC 투여 전, 중, 후에 충분한 수분을 공급하여 소변량을 늘리고 소변 내 옥살산 농도를 희석시키는 것이다. 환자에게 경구로 물을 충분히 마시도록 격려하고, 필요 시 투여 전후로 정맥 수액을 추가로 공급하는 것을 고려할 수 있다. 하루 총 소변량이 2L 이상 유지되도록 하는 것이 좋다.
- 신장 기능 평가 및 고위험군 배제/주의: 모든 환자는 IVC 시작 전에 혈청 크레아티닌(Cr) 및 사구체여과율(eGFR) 측정을 통해 신장 기능을 평가해야 한다. eGFR이 45mL/min/1.73m² 미만인 환자는 금기로 간주하거나, 매우 낮은 용량에서 시작하고 철저한 모니터링하에 신중하게 투여해야 한다. eGFR 30mL/min/1.73m² 미만인 경우는 일반적으로 절대적인 금기증으로 여겨진다. 신결석 병력이 있는 환자도 상대적 금기증으로 간주하거나 매우 신중한 접근이 필요하다.
- 주기적인 신장 기능 및 소변 검사 모니터링: IVC 치료 중에는 정기적으로(예: 매월 또는 치료 주기마다) 혈청 Cr 및 eGFR을 측정하여 신장 기능 변화를 모니터링해야 한다. 또한 소변 검사를 통해 혈뇨나 옥살산염 결정뇨 여부를 확인하는 것이 도움이 될 수 있다. eGFR이 15~20% 감소하면 1~2주 간격으로 검사를 반복한다. eGFR이 20% 넘게 감소하면 IVC를 중단하고 발생 가능한 원인을 찾아야 한다. 가능한 원인으로는 탈수, 검사 전에 고단백식이 섭취, IVC 투여 24시간 이내에 혈액검사, 새로운 약물 투여 여부 등을 탐색하고 적절한 조치를 취해야 한다.
- 적절한 용량 및 빈도: 불필요하게 과도한 용량이나 너무 잦은 빈도의 투여는 피하고, 환자의 상태와 치료 반응에 따라 최소 유효 용량 및

적절한 간격으로 조절하는 것이 바람직하다.

### 고위험군 관리: 만성 신장병(CKD) 및 투석 환자

만성 신부전 환자, 특히 투석을 받고 있는 환자는 리오단 클리닉 프로토콜에서도 금기증으로 안내를 하고 있어 투석을 하는 분들은 고용량 비타민 C 정맥주사 치료를 시행하기 어렵다. 다만 만성 신부전을 앓고 있는 환자분들은 위에서 기술한 것처럼 주의 깊은 모니터링을 하면서 저용량부터 치료를 시도할 수 있다.

### 전해질 불균형 가능성 및 관리

고용량 IVC 투여는 신장 기능 외에도 체액 및 전해질 균형에 영향을 미칠 수 있다.

- **고삼투압성 이뇨 및 탈수/고나트륨혈증**: IVC 용액의 높은 삼투압은 삼투성 이뇨를 유발하여 소변량을 증가시키고, 이는 부적절한 수분 보충 시 탈수로 이어질 수 있다. 또한 주로 사용되는 아스코르브산 나트륨 제제는 다량의 나트륨을 포함하고 있어, 특히 신장 기능 저하 환자나 과도한 수분 손실 시 고나트륨혈증을 유발할 위험이 있다. 충분한 수분 공급과 함께 필요 시 혈청 전해질 모니터링이 권장된다.
- **저칼륨혈증/저칼슘혈증**: 드물지만 IVC 투여 후 일시적인 저칼륨혈증이나 저칼슘혈증이 보고된 바 있다. 이는 삼투성 이뇨로 인한 소변 배설 증가 또는 세포 내 이동 변화 등과 관련될 수 있다. 특히 심장 질환이 있거나 관련 약물(예: 이뇨제)을 복용 중인 환자에게는 주의가 필요하며, 임상적으로 의심되거나 정기 모니터링 시 혈청 칼륨 및 칼슘 수치를 확인하고 필요 시 교정해야 한다.

결론적으로 고용량 IVC 요법은 신장에 잠재적인 부담을 줄 수 있으며, 특히 옥살산염 관련 합병증은 임상적으로 중요한 부작용이다. 철저한 사전 신장 기능 평가, 적절한 환자 선정, 충분한 수분 공급 그리고 주기적인 모니터링을 통해 이러한 위험을 최소화하는 것이 필수적이다.

## 9.4 체액 과부하 및 나트륨 부하

고용량 비타민 C 정맥주사요법은 신중하게 관리해야 할 부작용 위험 중 하나가 체액 과부하 및 관련 합병증이며, 이는 크게 두 가지 요인, 즉 희석 수액으로 인한 용적 부하(volume load)와 비타민 C 제제 자체의 나트륨 부하(sodium load)에 의해 복합적으로 유발될 수 있다. 이 두 요인을 명확히 이해하고 관리하는 것이 중요하다.

### | 희석 수액으로 인한 용적 부하(Volume Load from Diluent Fluid)

고용량의 비타민 C는 삼투압 농도가 높아 직접 정맥 주사로 투여하기 어렵기 때문에 상당량의 수액(보통 멸균 증류수 또는 생리식염수 100~1,000mL 이상)에 희석하여 투여해야 한다(프로토콜 참조). 이 과정에서 상대적으로 짧은 시간 안에 많은 양의 수액이 체내로 주입되어 혈관 내 용적이 급격히 증가한다. 대부분의 건강한 성인은 이 정도의 용적 부하를 큰 문제 없이 감당할 수 있다.

하지만 심부전, 신부전, 또는 간경변 등 체액 조절 능력에 근본적인 문제가 있는 기저 질환을 가진 환자에게는 이러한 급격한 혈관 내 용적 증가가 심각한 부담이 될 수 있다. 이는 폐부종으로 인한 호흡 곤란, 전신 부종, 혈압 상승, 심장 부담 증가 등 체액 과부하(fluid overload)

증상으로 이어질 수 있으며, 심한 경우 생명을 위협할 수도 있다 (Padayatty et al. 2010).

## 비타민 C 제제 자체의 나트륨 부하
### (Sodium Load from Buffered Vitamin C)

단순한 수액량 외에 간과하기 쉽지만 임상적으로 매우 중요한 요인은 비타민 C 제제 자체에 포함된 나트륨(sodium) 함량이다. 비타민 C(아스코르브산)는 그 자체로 강한 산성(pH 2.5~3.0)을 띈다. 정맥 주사 시 혈관 자극과 통증을 최소화하고 혈액의 생리적 pH(약 7.4)에 가깝게 맞추기 위해, 대부분의 정맥주사용 비타민 C 제제는 염기성 나트륨 화합물로 중화시켜 아스코르브산 나트륨(sodium ascorbate) 형태로 만든다.

실제로 국내에서 널리 사용되는 메리트씨주사(휴온스)의 경우, 식품의약품안전처 허가 정보에서도 pH 조절을 위한 첨가제로 탄산수소나트륨(sodium bicarbonate) 사용을 확인할 수 있다(식품의약품안전처, 2025). 더 구체적으로 제조사인 휴온스 제약사의 DDS연구실로부터 직접 제공받은 성분 함량 정보는 아래 표 9.1과 같다. 이 정보를 바탕으로 계산하면 비타민 C 10g(20mL 바이알 1개)을 중화시키기 위해 첨가된 탄산수소나트륨(총 4,800mg)으로부터 유래하는 순수 나트륨(Na)의 양은 약 1,314mg(1.31g)에 달한다.

| 표 9.1 | 비타민 C 주사제(500mg/mL)의 조성

| 성분명 | 분량 |
| --- | --- |
| Ascorbic acid | 500mg |
| Sodium bicarbonate | 240mg (Na 65.68mg + HCO3 174.32mg) |
| Disodium edetate | 0.25mg |
| Water for injection | pH 5.8~6.9 |

이제 고용량 IVC 시나리오를 가정해 본다. 만약 비타민 C 50g을 투여한다면(메리트씨주사 100mL 사용), 비타민 C 제제 자체에서만 유래하는 나트륨 부하는 1,314mg/10g×50g=약 6,570mg (6.57g)에 이른다. 생리식염수 1리터에 포함된 나트륨의 양이 3.54g 정도인 것을 감안하면 상당한 양이 들어 있는 것을 알 수 있다. 따라서 단순히 희석액의 부피만 고려해서는 안 되며, 투여하는 비타민 C 용량에 따른 나트륨 부하를 반드시 계산하고 환자의 상태(특히 심장, 신장 기능 및 나트륨 제한 필요성)를 고려해야 한다.

이 높은 나트륨 부하는 삼투압 효과를 통해 세포 외액 구획으로 수분을 끌어당겨 혈관 내 용적을 더욱 증가시키고 체액 저류를 유발한다. 따라서 나트륨 섭취를 엄격히 제한해야 하는 심부전, 신부전, 고혈압, 복수 환자에게는 단순한 수액 용적 부하뿐만 아니라, 이 과도한 나트륨 부하가 훨씬 더 심각한 문제를 일으킬 수 있다.

결론적으로 IVC 요법으로 인한 체액 과부하 위험 평가는 단순히 주입되는 수액의 부피뿐만 아니라, 투여되는 비타민 C 총량에 따른 나트륨 부하까지 함께 고려해야 한다. 특히 수십 그램 단위의 고용량 IVC를 시행할 때는 비타민 C 제제 자체의 나트륨 함량이 임상적으로 매우 중요하고 위험한 요인이 될 수 있음을 명심해야 한다.

## 예방 및 관리

IVC 요법의 안전성을 확보하기 위해서는 다음 사항들을 철저히 준수해야 한다.

- **사전 평가**: IVC 시작 전 환자의 심혈관(심부전 병력, 심박출률 등), 신장 기능(사구체 여과율 등), 간 기능(복수 유무 등), 전해질 상태(특히 혈청 나트륨)를 면밀히 평가하여 체액 및 나트륨 부하에 대한 위험도를 파악한다. G6PD 결핍증 검사 또한 필수적이다.
- **환자 선정 및 용량/농도/희석액 선택**: 체액 과부하 또는 나트륨 부하 위험이 높은 환자(예: 심부전, 신부전, 나트륨 제한 식이 환자)는 IVC 대상에서 제외하거나, 부득이하게 시행해야 할 경우 매우 신중하게 접근해야 한다. 가능한 최소 유효 용량을 사용하고, 총 투여 수액량을 줄이기 위해 더 고농도로 희석할 수 있으나 삼투압 농도는 주의가 필요하며 이 경우에도 총 나트륨 부하는 반드시 계산에 포함해야 한다. 특히 나트륨 부하가 우려되는 환자의 경우, 희석액으로 생리식염수(0.9% NaCl) 대신 주사용 멸균 증류수를 사용하는 것이 나트륨 총량을 줄이는 데 도움이 될 수 있다. 단 이 경우에는 주사액의 총 삼투압 농도가 너무 낮아지지 않도록 주의해야 한다.
- **주입 속도 조절**: 특히 고위험군 환자에게는 주입 속도를 매우 느리게 조절하여 급격한 순환혈장량의 증가로 인한 혈관 내 용적, 삼투압, 나트륨 농도 변화를 최소화한다. 예를 들어 투여 초기에는 분당 0.25g 이하로 시작하여 환자 반응을 보며 점진적으로 증량을 하는 방식으로 시도해 볼 수 있다.
- **면밀한 모니터링**: 투여 전, 중, 후 환자의 활력 징후(혈압, 맥박, 호흡

수), 호흡 상태(호흡 곤란 여부), 청진 소견(폐 수포음 발생 여부), 부종 발생 여부, 체중 변화, 시간당 소변량, 혈청 전해질(특히 나트륨) 및 삼투압 농도 등을 주의 깊게 모니터링한다.
- **즉각적인 대처**: 체액 과부하 또는 나트륨 관련 문제(예: 고나트륨혈증, 급격한 혈압 상승, 폐부종) 징후가 나타나면 즉시 주입을 중단하고, 필요 시 이뇨제 투여, 산소 공급, 전해질 교정 등 적절한 응급 처치를 신속하게 시행한다.

고용량 IVC 요법은 잠재적 이점에도 불구하고, 특히 취약한 환자군에서는 심각한 부작용을 초래할 수 있다. 따라서 항상 환자의 개별적인 상태를 종합적으로 평가하고, 위험-이득을 신중하게 고려하며, 엄격한 프로토콜과 면밀한 모니터링하에 IVC를 시행해야 한다.

## 9.5 기타 부작용과 예방

G6PD 결핍으로 인한 용혈 반응과 신장 관련 부작용 외에도, 고용량 비타민 C 정맥주사요법 시행 시 고려해야 할 몇 가지 다른 잠재적 부작용과 약물 상호 작용이 있다. 이러한 부작용들의 발생 빈도는 상대적으로 낮거나 특정 환자군에서 주로 문제가 될 수 있지만, 안전한 치료를 위해서는 이에 대한 인지와 예방 노력이 필요하다.

### 혈당 조절 영향 및 측정 오류: 위험성과 역발상의 가능성
- **혈당 변동 가능성**: 당뇨병 환자의 경우 고용량 IVC 투여가 혈당 조절에 영향을 미칠 수 있다는 보고가 있으나 그 영향은 크지 않거나 일관되지 않다. 일부에서는 인슐린 감수성을 개선하여 혈당을 낮출 수

있다는 주장도 있지만 투여 중 스트레스 반응 등으로 인해 일시적으로 혈당이 상승할 수도 있다. 따라서 당뇨병 환자는 IVC 치료 중 혈당 모니터링을 하는 것이 권장된다.
- **자가 혈당 측정기 간섭 및 거짓고혈당 위험(매우 중요!)**: 임상적으로 더 심각하고 주의해야 할 문제는 많은 종류의 자가 혈당 측정기가 높은 혈중 농도의 비타민 C를 포도당으로 잘못 인식하여 실제 혈당보다 훨씬 높게 측정되는 거짓고혈당(pseudo-hyperglycemia)을 유발할 수 있다는 점이다(Ma et al., 2013). 이는 높은 비타민 C 혈중 농도에서는 대부분의 자가 혈당 측정기에서 나타난다. 비타민 C의 구조적 유사성 및 산화-환원 반응 간섭 때문이다. 만약 위험하게 잘못 측정된 높은 혈당 수치를 기준으로 환자에게 인슐린을 투여한다면 환자는 심각한 저혈당 쇼크에 빠질 수 있어 치명적일 수 있다. 따라서 IVC 치료 중인 환자, 특히 당뇨병 환자의 혈당을 모니터링할 때는 반드시 비타민 C 간섭이 없는 것으로 확인된 정맥 혈액을 채취하여 검사실에서 헥소키나제 방식으로 혈당을 측정해야 한다. IVC 투여 후 최소 8~10시간 이상 경과해야 자가 혈당 측정기의 거짓고혈당 간섭 현상이 사라질 수 있으므로, 이 시간 동안에는 자가 혈당 측정 결과 해석에 극도의 주의가 필요하다. 이 위험성에 대해 환자, 보호자 그리고 모든 의료진이 명확히 인지하고 교육하는 것이 필수적이다.

| **역발상 – 자가 혈당 측정기를 이용한 비타민 C 혈중 농도 추정**

흥미롭게도 이러한 자가 혈당 측정기의 간섭 현상을 역으로 이용하여 IVC 투여 후 혈중 비타민 C 농도를 간편하게 추정하려는 연구도 시도되었다. Ma 등(2013, J Am Coll Nutr)은 IVC 투여 전후의 자가 혈당 측정기 값 차이($\Delta$AAFSBG)와 실제 혈액 샘플의 HPLC 측정값

(AAHPLC) 사이에 유의한 선형 상관관계가 있음을 발견했다($r^2$=0.79). 특히 혈중 비타민 C 농도가 높은 범위( >50mg/dL 또는 2.8mM)에서는 자가 혈당 측정기 값이 보정 없이도 실제 농도를 비교적 근사하게 추정할 수 있음을 보여주었다(AAFSBG/AAHPLC 비율 약 0.90). 비록 정밀한 측정법인 HPLC를 대체할 수는 없고, 낮은 농도에서는 정확도가 떨어지며, 기저 혈당 변화 가능성 등 한계가 있지만, 이 방법은 IVC 투여 후 목표하는 약리학적 농도 범위에 도달했는지 현장에서 빠르고 간편하게 대략적으로 확인하는 데 유용할 수 있는 가능성을 제시한다. 하지만 이 역시 임상적으로 널리 받아들여지거나 표준화된 방법은 아니며, 적용 시에는 그 한계를 명확히 인지하고 주의해야 한다.

### 반동성 괴혈병(Rebound Scurvy): 이론적 우려와 실제 증거

고용량 비타민 C 요법을 수개월 이상 장기간 지속하다가 갑자기 중단할 경우 이론적으로 일시적인 비타민 C 결핍 상태, 즉 반동성 괴혈병(rebound scurvy)이 발생할 수 있다는 우려가 과거부터 제기되어 왔다(Omaye et al., 1987; Tsao & Salimi, 1984). 이는 우리 몸이 지속적인 고농도 비타민 C 공급에 적응하여 비타민 C 대사율이 증가하거나, 신장의 재흡수 역치가 변화하거나, 조직 내 비타민 C 축적 능력이 조절되는 등의 생리적 변화가 일어났다가, 갑자기 비타민 C 공급이 중단되면 혈중 및 조직 내 농도가 급격히 떨어지면서 상대적인 결핍 증상(피로, 잇몸 출혈, 점상 출혈 등)이 나타날 수 있다는 가설에 기반한다.

하지만 이러한 반동성 괴혈병이 임상적으로 유의미하게 발생하는지에 대해서는 오랜 논란이 있으며, 명확하고 강력한 과학적 증거는 매우 부족하다. 일부 초기 동물 실험이나 제한적인 인체 대상 연구에서 가능성이 제기되기도 했지만, 대부분의 연구에서는 고용량 비타민 C 섭취 중단 후 심각한 괴혈병 증상이 발생한다는 것을 확인하지 못했다.

최근 이 논의에 다시 불을 지핀 것은 패혈증 환자를 대상으로 한 LOVIT 임상시험의 2차 분석 결과이다(Hemilä & Chalker, 2023). 이 분석에서는 고용량 IVC(50mg/kg, 6시간마다, 총 4일간)를 투여받은 군에서, IVC 투여 기간(4일) 동안에는 사망률 차이가 없었으나, 투여를 갑자기 중단한 직후 1주일(5~11일차) 동안 위약군에 비해 사망률이 유의하게 높았다는 결과(RR=1.9, 95% CI 1.2~2.9, p=0.004)를 보고했다. 특히 중단 직후 3일간(5~7일차)의 사망률 증가(RR=2.28)가 두드러졌다. 저자들은 이러한 결과가 IVC 자체의 독성보다는, 패혈증이라는 극심한 생리적 스트레스 상태에서 비타민 C 요구량이 매우 높은 환자들에게 고용량 투여를 갑자기 중단함으로써 발생한 반동 효과(rebound effect)일 수 있다는 가설을 제시했다. 즉 비타민 C가 고갈된 상태에서 갑작스러운 중단이 환자의 상태를 더욱 악화시켰을 수 있다는 해석이다.

흥미롭기는 하지만 이는 사후 분석이며 짧은 투여 기간을 가진 원래 연구의 한계점을 고려해야 한다. 이 결과만으로 반동성 괴혈병의 임상적 실재를 확정하거나 모든 환자에게 적용하기는 어렵다. 하지만 중증 질환자에게 고용량 IVC를 단기간 투여 후 갑자기 중단하는 것의 잠재적 위험성에 대한 경각심을 불러일으킨다.

- **점진적 감량(Tapering) 고려**: 비록 강력한 근거는 부족하지만 안전을 위해 수개월 이상 장기간 고용량 IVC 치료를 받아 온 환자가 치료를 중단할 때는 급작스러운 중단보다는 점진적으로 용량이나 투여 빈도를 줄여나가는 감량(tapering) 스케줄을 고려하는 것이 합리적인 접근법일 수 있다. 예를 들어 주 2~3회 투여하던 것을 주 1회, 격주 1

회 등으로 서서히 줄여나가는 방식이다.
- 경구 비타민 C 보충 유지: IVC를 중단하더라도 경구로 최소한의 비타민 C(예: 하루 100~500mg)를 계속 복용하도록 권장하는 것이 갑작스러운 혈중 농도 저하를 완충하는 데 도움이 될 수 있다.
- 환자 상태 모니터링: 특히 IVC 중단 후 몇 주 동안은 환자의 전신 상태 변화(피로감 증가, 멍이나 출혈 경향 등)에 주의를 기울이는 것이 좋다.

## 약물 상호 작용

고용량 비타민 C는 다른 약물과 상호 작용할 가능성이 있다. 특히 암 환자들은 다양한 약물을 병용하는 경우가 많으므로 주의가 필요하다.

- 항응고제: 특히 와파린(Warfarin)과 관련하여 비타민 C가 와파린의 항응고 효과를 감소시킬 수 있다는 이론적 우려와 일부 증례 보고가 있었다(Rosenthal, 1971). 하지만 다른 연구에서는 유의미한 상호 작용이 관찰되지 않았다는 결과도 있어 명확하지 않다. 안전을 위해 와파린을 복용 중인 환자가 IVC를 시작하거나 중단할 때는 INR(International Normalized Ratio)을 더 자주 모니터링하고 필요 시 와파린 용량을 조절하는 것이 권장된다. 경구용 항응고제인 DOAC(Direct Oral Anticoagulants)와의 상호 작용에 대한 데이터는 아직 부족하다.

- 항암제(Chemotherapeutic Agents): 과거에는 비타민 C의 항산화 효과가 산화 스트레스를 유도하여 작용하는 항암제나 방사선 치료의 효과를 약화시킬 수 있다는 이론적 우려가 제기된 바 있다. 예를 들어 독소루비신이나 시스플라틴과 같은 항암제는 산화 스트레스를 통

해 암세포를 사멸시키는 기전을 가지고 있기 때문에, 항산화제인 비타민 C가 이러한 효과를 상쇄할 수 있다는 주장이 있었다.

그러나 최근의 연구 결과들은 이러한 우려에 대해 재고의 필요성을 제기하고 있다. 6장에서 논의했듯이, 고농도의 비타민 C는 항산화제가 아니라 오히려 산화촉진제로 작용하는 경우가 많다. 실제로 다수의 전임상 및 임상 연구에서는 약리학적 농도의 비타민 C가 특정 항암제와 병용 시 상승 작용을 나타내거나, 항암 치료로 인한 부작용을 줄이는 데 도움이 된다는 결과들이 보고되고 있다(7.4절, 10.3절 참조). 따라서 과거의 이론적 우려만으로 비타민 C와 항암제의 병용을 금기시할 필요는 없어 보인다.

다만 예외적인 경우도 존재한다. 대표적으로 프로테아좀 억제제인 보르테조밉(Bortezomib)과의 병용에 대해서는 주의가 필요하다. 일부 전임상 연구에서는 비타민 C가 보르테조밉의 항암 효과를 억제할 수 있다는 결과가 보고되었다(Perrone et al., 2009). 이 연구는 주로 시험관 내 실험이나 특정 동물 모델을 기반으로 한 것으로, 사용된 비타민 C의 농도도 약 $500\mu mol/L$ 수준으로 임상에서 사용하는 고용량 비타민 C 정맥주사요법(IVC)과는 차이가 있다. 따라서 이러한 결과가 실제 임상 상황에 얼마나 적용될 수 있는지는 아직 명확하지 않으며, 임상적으로 의미 있는 상호 작용인지에 대해서는 결론을 내리기 어렵다.

그럼에도 불구하고 현재로서는 보르테조밉 치료를 받고 있는 환자에게 고용량 비타민 C 정맥주사를 병용하는 것은 피하는 것이 바람직할 것으로 보인다. 환자의 안전을 최우선으로 고려하여, 개별 항암제와의 상호 작용 가능성에 대한 보다 정밀한 검토와 임상의의 판단이 필요하다.

- **기타 약물**: 비타민 C가 에리쓰로마이신, 독시싸이클린, 린코마이신 같은 항생제의 활성을 감소시킬 수 있다. 아스피린, 흡연을 통한 니코틴, 알코올, 일부 식욕 저해제, 철분제, 페니토인 및 일부 항전간제, 에스트로겐이 포함된 경구용 피임약, 테트라싸이클린계 항생제와의 병용은 비타민 C 자체의 조직 내 농도를 떨어뜨려 비타민 C의 효과를 감소시킬 수 있기 때문에 병용을 피하도록 권고하고 있다. IVC 시작 전 환자가 복용 중인 모든 약물(처방약, 일반의약품, 건강기능식품 포함) 목록을 확인하고 잠재적 상호 작용을 검토하는 것이 중요하다.

결론적으로 고용량 IVC 요법은 비교적 안전하지만 혈당 측정 오류, 반동성 괴혈병 및 약물과의 상호 작용 등 고려해야 할 사항들이 있다. 환자의 기저 상태와 병용 약물에 대한 철저한 평가와 함께 발생 가능한 문제점들에 대한 인지와 예방 노력이 동반될 때 더욱 안전한 치료가 가능할 것이다.

## 9.6 부작용 발생 시 대처 요령

고용량 비타민 C 정맥주사요법을 시행하는 동안 아무리 주의를 기울인다고 해도 예기치 않은 부작용이 발생할 수 있다. 따라서 의료진은 발생 가능한 부작용의 종류와 증상을 숙지하고, 실제 부작용 발생 시 신속하고 적절하게 대처할 수 있는 준비를 갖추어야 한다. 부작용의 중증도에 따라 단계적인 접근이 필요하며, 특히 심각한 부작용에 대해서는 체계적인 응급 관리 프로토콜을 마련해 두는 것이 중요하다.

## | 경미한 부작용 발생 시 관리

8.1절 및 9.1절에서 언급된 비교적 흔하고 경미한 부작용, 예를 들어 주사 부위 통증/작열감, 일시적 오심, 어지러움, 피로감, 입 마름, 오한 등이 발생했을 경우의 기본적인 대처 요령은 다음과 같다.

- **주입 속도 감속 또는 일시 중단**: 가장 먼저 주입 속도를 늦추거나 잠시 중단하여 환자의 증상 변화를 관찰한다. 대부분의 경미한 부작용은 주입 속도를 늦추는 것만으로도 호전되는 경우가 많다.

- **대증 요법**
  - 주사 부위 관리: 통증이나 발적이 있을 경우 온찜질을 적용하거나, 정맥염이 의심되면 주사 부위를 심장보다 높게 올려주고 필요 시 소염진통제 약물을 처방한다. 혈관 외 유출 시에는 즉시 주입을 중단하고 해당 부위에 냉찜질 또는 온찜질(약물 종류에 따라 다름, 비타민 C는 일반적으로 초기 냉찜질 고려) 및 필요한 처치를 시행한다.
  - 오심/구토: 필요 시 항구토제를 투여한다.
  - 두통/통증: 아세트아미노펜이나 비스테로이드성 소염진통제(NSAIDs) 등 진통제 투여를 고려한다.
  - 오한/발열: 해열 진통제를 투여하고 보온 조치를 취한다. 단 감염 가능성 배제 필요하다.
  - 갈증/탈수 예방: 충분한 경구 수분 섭취를 격려하고, 필요 시 추가적인 정맥 수액 공급을 고려한다.

- **환자 안심 및 교육**: 환자에게 발생한 증상이 대개 일시적이고 관리 가능하다는 점을 설명하여 안심시키고, 불편감이 지속되거나 악화될 경우 즉시 알리도록 교육한다.

- 재개 또는 다음 치료 계획 조정: 증상이 호전되면 이전보다 느린 속도로 주입을 재개하거나, 해당 투여를 중단하고 다음 치료 시 용량이나 주입 속도를 조정하는 것을 고려한다.

## 중등도 이상 부작용 발생 시 기본 대처

만약 환자가 호흡 곤란, 흉통, 심한 어지러움, 의식 변화, 혈압의 급격한 변화, 심한 알레르기 반응 등 중등도 이상의 심각한 부작용을 호소하거나 관찰될 경우에는 즉각적인 조치가 필요하다.

- 즉시 비타민 C 주입 중단: 가장 먼저 IVC 주입을 즉시 중단한다.
- 환자 상태 평가 및 활력 징후 안정화: 환자의 기도(Airway), 호흡(Breathing), 순환(Circulation) 상태(ABC)를 신속하게 평가하고, 혈압, 맥박, 호흡수, 체온, 산소 포화도 등 활력 징후를 지속적으로 모니터링한다.
- 기본 응급 처치: 필요 시 산소를 공급하고, 정맥 라인을 확보하여 주로 생리식염수 수액을 투여하며, 환자를 편안한 자세로 유지시킨다.
- 원인 감별 및 특이적 처치: 발생한 부작용의 원인을 신속하게 감별하고, 각 상황에 맞는 특이적인 처치를 시행한다(아래 참조).
- 응급 시스템 가동: 상황이 심각하다고 판단되면 즉시 상급 병원으로 이송할 준비를 한다.

## 주요 심각한 부작용 대처 방안

IVC 요법과 관련하여 발생 가능한 주요 심각한 부작용 및 응급 대처 방안은 다음과 같다. 각 의료기관은 자체적인 상세 프로토콜을 마련하는 것을 권장한다.

- 급성 용혈 반응(Acute Hemolysis) 의심 시(9.2절 참조):
  - 증상/징후: 갑작스러운 피로/쇠약감, 황달, 혈색소뇨(진한 소변), 요통, 복통, 발열/오한, 빈혈 등.
  - 대처
    ① 즉시 IVC 중단
    ② 정맥 라인 유지 및 생리식염수 등 수액 신속 주입 (신장 보호 목적)
    ③ 활력 징후 및 소변량 집중 모니터링
    ④ 응급 혈액 검사(CBC, 빌리루빈, LDH, 합토글로빈, 혈액형/교차 반응 검사, 신장 기능/전해질 검사 등)
    ⑤ 필요 시 이뇨제(예: 푸로세마이드) 투여 고려(신 세뇨관 폐쇄 예방)
    ⑥ 심한 빈혈 시 수혈 고려
    ⑦ 상급 병원 전원 혹은 혈액내과 및 신장내과 의뢰

- 아나필락시스(Anaphylaxis) 의심 시(9.1절 참조):
  - 증상/징후: 급격한 호흡 곤란(기관지 경련, 후두 부종), 저혈압/쇼크, 전신 두드러기/혈관 부종, 의식 소실 등
  - 대처
    ① 즉시 IVC 중단
    ② 환자를 평평하게 눕히고 다리를 올림(쇼크 자세)
    ③ 즉시 에피네프린(Epinephrine) 1:1,000 희석액 0.3-0.5mg 근육 주사(허벅지 외측)(가장 중요!)
    ④ 기도 확보 및 산소 공급
    ⑤ 정맥 라인 확보 및 생리식염수 등 수액 신속 주입(쇼크 관리)
    ⑥ 항히스타민제(H1, H2 차단제) 및 스테로이드 정맥 투여
    ⑦ 기관지 경련 시 흡입용 베타-2 작용제 투여

⑧ 활력 징후 지속 모니터링 및 필요 시 에피네프린 반복 투여

⑨ 상급 병원 전원

- 급성 신손상(Acute Kidney Injury, AKI) / 옥살산염 신병증 의심 시(9.3절 참조)
  - 증상/징후: 소변량 감소(oliguria) 또는 무뇨(anuria), 혈뇨, 옆구리 통증, 부종, 피로감, 혈액 검사상 Cr 상승/eGFR 감소
  - 대처

    ① 즉시 IVC 중단

    ② 정맥 수액 공급 조절(체액 과부하 주의하며 적절한 수분 공급)

    ③ 소변량 및 신장 기능(Cr, eGFR), 전해질 집중 모니터링

    ④ 소변 검사(혈뇨, 단백뇨, 결정뇨 확인)

    ⑤ 원인 감별 위한 추가 검사(신장 초음파 등)

    ⑥ 상급 병원 전원 혹은 신장내과 의뢰

- 체액 과부하(Fluid Overload) 발생 시(9.4절 참조):
  - 증상/징후: 호흡 곤란, 기좌호흡, 폐 청진상 수포음, 경정맥 팽창, 말초 부종, 혈압 상승, 체중 증가 등
  - 대처

    ① 즉시 IVC 중단 또는 주입 속도 최대한 감속

    ② 환자를 앉은 자세(Fowler's position)로 변경

    ③ 산소 공급

    ④ 정맥 이뇨제(예: 푸로세마이드) 투여

    ⑤ 활력 징후 및 산소 포화도, 호흡 양상 집중 모니터링

    ⑥ 기저 심장/신장 질환 관리 강화

    ⑦ 상급 병원 전원

## 부작용 기록 및 보고: 재발 방지와 근거 축적

발생한 모든 부작용은 경미한 것이라도 발생 시간, 증상, 중증도(예: CTCAE 등급 사용), 시행된 조치 그리고 그 결과까지 의무기록에 정확하고 상세하게 기록해야 한다. 이는 환자 추적 관찰, 향후 치료 계획 수립 그리고 법적 문제 발생 시 중요한 근거 자료가 된다.

특히 예상치 못했거나 심각한 부작용(Serious Adverse Event, SAE)이 발생한 경우에는 필요한 경우 관련 학회나 규제 기관(예: 한국의약품안전관리원)에 보고하는 것을 고려해야 한다. 또한 부작용 발생 원인을 분석하고 이를 바탕으로 기존의 IVC 프로토콜이나 환자 선정 기준, 모니터링 방법 등을 검토하여 유사 사례의 재발을 방지하기 위한 노력이 필요하다. 이러한 체계적인 부작용 관리 및 보고 시스템은 IVC 요법의 안전성을 지속적으로 향상시키고 장기적인 근거를 축적하는 데 필수적이다.

결론적으로 고용량 IVC 요법을 안전하게 시행하기 위해서는 발생 가능한 부작용에 대한 철저한 이해와 함께, 실제 부작용 발생 시 신속하고 체계적으로 대처할 수 있는 준비와 역량을 갖추는 것이 무엇보다 중요하다. 환자의 안전은 항상 모든 치료 결정의 최우선 고려 사항이어야 한다.

# 비타민 C와 통합 암 치료

앞선 장들에서 고용량 비타민 C 정맥주사(IVC) 요법의 과학적 근거, 임상 연구 결과, 실제 조제 및 투여 방법 그리고 안전성 및 부작용 관리까지 심도 있게 다루었다. 이제 우리는 IVC 요법을 단독적인 치료법으로만 볼 것이 아니라, 현대 암 치료의 큰 흐름 속에서 어떻게 조화롭게 통합하고 시너지를 창출할 수 있을지에 대한 논의로 나아가야 한다. 즉 통합 종양학(Integrative Oncology)의 관점에서 IVC의 역할과 위치를 정립하는 것이 이 장의 목표이다.

통합 종양학은 명상, 요가, 식이 보충제, 침술, 한약, 생활습관 개선 등 과학적 근거가 일부 축적된 다양한 보완·대체 의학(CAM) 요법들을 기존의 표준 암 치료(수술, 항암화학요법, 방사선 치료, 표적 치료, 면역 치료 등)와 함께 사용하여, 환자의 전인적인 건강(신체적, 정신적, 사회적, 영적 안녕)을 증진시키고 치료 효과를 높이며 부작용을 완화하는 것을 목표로 하는 환자 중심의 치료 접근 방식이다(Witt et al., 2017). 고용량 IVC 요법은 이러한 통합 종양학적 접근에서 활용될 수 있는 잠재력 있는 도구 중 하나로 간주된다.

이 장에서는 IVC 요법을 다른 치료법들과 어떻게 병행할 수 있는지 구체적인 전략들을 살펴볼 것이다. 먼저 IVC와 함께 고려할 수 있는 경구 영양 요법 및 보충제 사용 전략에 대해 논의하고, 통합의학 클리닉에서 흔히 사용되는 다른 정맥 수액 요법들과의 병용 가능성 및 주의점을 검토한다. 이어서 가장 중요한 부분인 표준 암 치료, 즉 항암화학요법 및 방사선 치료와의 병행 전략에 대해 최신 임상 연구 결과를 바탕으로 그 근거와 실제 적용 시 고려 사항 그리고 잠재적 상호 작용에 대한 심도 깊은 논의를 진행할 것이다. 마지막으로 이러한 통합적 접근을 성공적으로 수행하기 위한 환자 관리 원칙과 다학제적 협력의 중요성을 강조하며, 통합 암 치료 모델의 미래 방향을 조망해 본다. 이 장을 통해 의료 전문가들은 IVC 요법을 실제 임상에서 보다 효과적이고 안전하게 통합하여 활용하는 데 필요한 지식과 통찰력을 얻게 될 것이다.

## 10.1 경구 영양요법과의 병행

암 환자의 치료 과정에서 적절한 영양 관리는 매우 중요하다. 암 자체 또는 암 치료(수술, 항암화학요법, 방사선치료)로 인해 발생하는 영양 불량, 체중 감소, 근육량 감소(카켁시아 혹은 악액질) 등은 환자의 전신 상태를 악화시키고 치료 효과를 저해하며 삶의 질을 떨어뜨리는 주요 요인이기 때문이다. 따라서 통합적인 암 치료 접근에서 영양 요법은 빼놓을 수 없는 핵심 요소이며, 고용량 비타민 C 정맥주사요법과 함께 경구 영양 관리 전략을 병행하는 것은 치료 효과를 극대화하고 환자의 전반적인 건강을 지원하는 데 중요하다.

## 통합 영양 관리의 목표: 단순한 영양 공급을 넘어

암 환자를 위한 통합 영양 관리의 목표는 단순히 칼로리와 단백질을 공급하는 것을 넘어, 다음과 같은 다각적인 측면을 포함한다.

- 영양 상태 개선 및 유지: 암 관련 영양 불량 및 악액질을 예방하고 치료하여 환자의 체중과 근육량을 유지한다.
- 치료 관련 부작용 완화: 항암 치료나 방사선 치료로 인한 식욕 부진, 오심, 구토, 설사, 구내염 등의 부작용을 관리하고 영양 섭취를 돕는다.
- 면역 기능 지원: 면역 체계 기능에 필수적인 영양소 공급을 통해 감염에 대한 저항력을 높이고 항종양 면역 반응을 지원한다.
- 항염증 효과 및 대사 조절: 만성 염증 상태를 개선하고, 암세포의 비정상적인 대사 과정을 조절하는 데 도움이 되는 영양 전략을 고려한다.
- 삶의 질 향상: 환자의 전반적인 기력 회복, 피로감 감소, 정서적 안정 등을 통해 삶의 질을 개선한다.

## 경구 비타민 C 보충 병행: IVC 효과 유지 및 항산화 지원

고용량 IVC 요법을 받는 동안에도 주사를 맞지 않는 날에는 매일 일정량의 비타민 C를 경구로 보충하는 것이 도움이 될 수 있다. IVC 투여 후 혈중 비타민 C 농도는 수 시간 내에 빠르게 감소하므로(6.1절 참조), 매일 경구로 비타민 C를 복용하면 혈중 농도를 생리적 수준 이상으로 비교적 안정적으로 유지하고, 지속적인 항산화 효과 및 면역 지원 효과를 기대할 수 있다.

- 권장 용량: 일반적으로 IVC를 받는 환자에게 권장되는 경구 비타민 C 복용량은 적어도 하루 4g을 권장하며, 이를 하루 2~4회로 나누어 식후에 복용하는 것이 좋다(Riordan Clinic Research Institute,

2013). 이는 위장 장애를 줄이고 흡수율을 높이는 데 도움이 된다.
- **제형 선택**: 위장 장애가 없다면 일반 아스코르브산 형태도 무방하며, 속 쓰림이 있다면 중성 비타민 C(아스코르브산 나트륨/칼슘) 형태를 고려할 수 있다. 리포조말 비타민 C는 흡수율이 높다고 알려져 있어 고용량 경구 섭취 시 고려될 수 있으나, 비용 대비 효과에 대해서는 추가적인 근거가 필요하다(5.2절 참조).
- **주의**: 경구 복용량 역시 상한 섭취량(2,000mg/day)을 초과할 경우 설사 등 위장 장애 위험이 증가할 수 있으므로 환자의 내약성을 고려하여 용량을 조절해야 한다. 신결석 병력이나 신장 기능 저하가 있는 경우 고용량 경구 섭취에도 주의가 필요하다.

## 병행 고려 가능한 근거 기반 보충제: 시너지 효과 기대

IVC 요법과 함께 병행할 수 있는 다른 경구 영양소나 보충제들은 환자의 상태와 치료 목표에 따라 신중하게 고려되어야 한다. 모든 보충제가 모든 환자에게 유익한 것은 아니며, 일부는 표준 치료와 상호 작용을 일으킬 수도 있으므로 반드시 근거 수준과 안전성을 평가해야 한다. 병행을 고려해 볼 수 있는 몇 가지 대표적인 보충제는 다음과 같다. 단 아래 내용은 일반적인 정보이며, 실제 적용 시에는 반드시 개별 환자 평가 및 전문가 상담이 필요하다.

- **비타민 D**: 비타민 D는 면역 조절, 세포 분화 촉진, 세포 증식 억제, 혈관신생 억제, 항염증 효과 등 다양한 항암 관련 기전에 관여하는 것으로 알려져 있다(Feldman et al., 2014). 수많은 역학 연구에서 혈중 비타민 D 수치(25(OH)Vitamin D)와 특정 암(특히 대장암) 발생률 및 전반적인 암 사망률 간의 역상관 관계를 보고했다(Garland et al., 1989; Keum et al., 2019). 암 환자, 특히 수술 전후 환자에

서 비타민 D 결핍 또는 부족 상태가 매우 흔하게 발견되며(Iglar & Hogan, 2015), 낮은 비타민 D 수치는 수술 후 합병증(감염 등) 증가 및 불량한 예후와 관련될 수 있다. 여러 무작위 대조 임상시험을 메타분석한 결과, 비타민 D 보충이 총 암 발생률을 유의하게 감소시키지는 못했지만, 총 암 사망률은 유의하게 약 13% 감소시키는 것으로 나타났다(Keum et al., 2019). 따라서 암 환자에게는 혈중 25(OH) Vitamin D 농도를 측정하여 부족 또는 결핍 시(보통 20~30ng/mL 미만) 적절한 용량(예: 하루 2,000~5,000IU의 비타민 D3)을 보충하여 혈중 농도를 충분한 수준(예: 30~50ng/mL 이상)으로 유지하는 것이 권장될 수 있다. 이는 IVC의 잠재적 항암 효과 및 면역 조절 효과를 보조하고 환자의 전반적인 건강 상태를 개선하는 데 기여할 수 있다.

- 오메가-3 지방산(EPA/DHA): 생선 기름 등에 풍부한 Eicosa Pentaenoic Acid (EPA)와 DocosaHexaenoic Acid (DHA) 형태로 존재하며, 항염증 효과를 통해 다양한 건강상의 이점을 제공하는 것으로 알려져 있다(Calder, 2015). 특히 이러한 지방산은 암 관련 악액질(체중 및 근육 감소) 개선, 항암 치료의 효과 증진 그리고 치료 부작용의 감소 가능성에 대해 동물 실험 및 일부 임상 연구에서 긍정적인 결과가 보고되고 있다(Hardman, 2002). 또한 근감소증과 같은 근육 손실 상황에서 EPA/DHA의 근육 단백질 합성 증가, 근력 향상, 항염증 경로 조절(mTORC1, NF-$\kappa$B 억제) 등을 통한 근육 기능 개선 가능성도 제시되었다(Therdyothin et al., 2023). 이러한 점을 고려할 때 고품질의 정제된 어유 보충제를 통해 하루 1~3g 수준의 EPA+DHA 섭취가 유익할 수 있다.

- **프로바이오틱스(Probiotics):** 장내 미생물 균형 회복을 통해 면역 기능 조절 및 염증 반응 완화에 기여할 수 있으며, 이는 암 발생 억제 및 항암 치료 반응 향상과도 관련이 있다(Vivarelli et al., 2019). 특히 항암 화학요법 및 방사선 치료 중 발생할 수 있는 장 점막 손상, 설사, 장내 미생물 다양성 감소(dysbiosis) 등의 부작용을 줄이기 위한 보조요법으로 프로바이오틱스, 특히 Lactobacillus rhamnosus GG(LGG)와 같은 균주가 연구되고 있으며, LGG 보충이 장 점막 보호와 면역 반응 조절을 통해 치료 효과를 높이는 데 기여할 수 있다는 동물실험 및 임상시험 결과가 보고되고 있다. 프로바이오틱스 보충은 전문가의 지도 하에 균주 종류 및 용량을 고려하여 적절하게 선택해야 한다.

- **기타:** 커큐민(Curcumin), 녹차 추출물(EGCG), 버섯 추출물(베타글루칸)과 같은 다양한 식물성 파이토케미컬 성분들이 항암 보조 효과에 대해 활발히 연구되고 있다. 이들 성분은 기존 항암 치료의 효과를 증진시키거나 부작용을 경감시키는 데 기여할 가능성이 제시되고 있지만, 아직 임상적 근거가 충분하지 않은 경우가 많아 신중한 접근이 필요하다.

- **주의 사항:** 모든 보충제는 잠재적인 부작용과 약물 상호 작용 가능성을 가지고 있다. 특히 항응고제(예: 와파린)를 복용 중이거나, 특정 항암 치료를 받고 있는 경우 상호 작용 위험이 더 커질 수 있다. 따라서 어떤 보충제를 병행할지 결정하기 전에 반드시 주치의 혹은 IVC 전문가와 상의하여 안전성과 적절성을 평가받아야 한다. 출처가 불분명하거나 과대 광고되는 제품은 피해야 한다.

## IVC 병행 경구 항산화 프로토콜 예시: 항산화 네트워크 강화 전략

고용량 IVC 요법의 효과를 보조하고 잠재적 부작용을 관리하기 위한 전략 중 하나로, IVC와 함께 특정 경구 항산화 영양소들을 병용하는 프로토콜이 제안되기도 했다. 故 하병근 교수님은 대한임상암대사의학회 창립 초기에 IVC 요법과 함께 다음과 같은 경구 영양제들을 병용하는 IVC 병행 경구 항산화 프로토콜 개념을 제시했다. 이것이 2025년 현재 대한임상암대사의학회에서 공식으로 권장하는 경구 항산화제 프로토콜은 아니지만 역사의 기록 의미로 책에 수록한다. 향후 더 많은 연구와 임상이 필요한 분야이다.

표 10.1 | IVC 병행 경구 항산화 프로토콜 예시(故 하병근 교수님 포뮬라)

| 구분 | 영양소 | 추천 형태 (원료사) | 투여량 | IVC 동시 투여 | 비고(작용 기전 및 시너지 가능성) |
|---|---|---|---|---|---|
| 항산화 오행 네트워크 | 분말 비타민 C | 영국 DSM | 장내성 용량 | 가능 | 경구 복용을 통해 IVC 비투여일에도 혈중 농도 유지 및 지속적 항산화/면역 지원(10.1절) |
| | 알파리포산 | RALA | 300~600mg | 가능 | 강력한 수용성/지용성 항산화제. 비타민 C/E, 글루타치온 재생 도움. 미토콘드리아 기능 개선, 당 대사 조절. IVC와 항산화 네트워크 강화(10.2절) |
| | N-acetyl-cysteine | 파마낙 | 1800mg | 불가 | 글루타치온(GSH) 전구체. GSH 수치 증가시켜 항산화/해독 작용. IVC의 산화 촉진 효과를 방해할 수 있으므로 동시 투여는 피함. |
| | 코엔자임 Q10 | Ubiquinone | 400mg | 가능 | 미토콘드리아 전자전달계 필수 요소, ATP 생성 및 항산화 작용. 세포 에너지 대사 지원 및 심장 보호 효과 기대 |

|  | 비타민E | Mixed form | 400IU (d-αTE 기준) | 가능 | 지용성 항산화제, 세포막 지질 과산화 방지. 비타민 C가 산화된 비타민 E를 재생시켜 시너지 효과.(토코페롤/토코트리에놀 혼합 형태 권장) |
|---|---|---|---|---|---|
| Other booster | 비타민D | Vitamin D3 | 5000IU | 가능 | 면역 조절, 세포 분화/증식 조절, 항염증 효과. 암 예후 개선 가능성. 혈중 농도 기반 용량 조절 필요.(위 내용 참조) |
|  | 셀레늄 | Na Selenite | 800mcg | 가능 | 글루타치온 퍼옥시다제(GPx) 등 항산화 효소 필수 구성 미네랄. 면역 기능 및 갑상선 기능 조절 |

- **작용 기전 분석 및 시너지 가능성**: 이 항산화제 프로토콜은 IVC의 직접적인 효과 외에도, 우리 몸의 항산화 방어 시스템을 다각적으로 강화하고 미토콘드리아 기능을 지원하며 면역 기능을 조절하는 데 초점을 맞추고 있다.
- **항산화 네트워크 강화**: 비타민 C, 알파리포산, 비타민 E, 셀레늄, CoQ10은 각기 다른 위치(수용성/지용성)와 기전으로 작용하며 서로를 재생시키고 보완하는 항산화 네트워크를 형성하여, 암 및 치료 과정에서 발생하는 과도한 산화 스트레스로부터 정상 세포를 보호하고 전신 염증 반응을 완화하는 데 도움을 줄 수 있다(5.4절 참조).
- **미토콘드리아 기능 지원**: 알파리포산과 CoQ10은 미토콘드리아의 에너지 생성 과정에 직접 관여하여 세포 기능을 유지하고 피로감을 개선하는 데 기여할 수 있다.
- **면역 및 염증 조절**: 비타민 D와 셀레늄은 면역 세포의 기능을 조절하고 염증 반응을 제어하는 데 중요한 역할을 한다.
- **주의사항**: N-아세틸시스테인(NAC)은 강력한 글루타치온 전구체이

지만, IVC의 산화 촉진 효과를 상쇄할 수 있다는 이론적 우려 때문에 IVC와 동시 투여는 권장되지 않는다. 별도의 시간 간격을 두거나 다른 날 투여하는 것이 바람직하다.
- **임상적 의의**: 이러한 'IVC 병행 경구 항산화 프로토콜' 개념은 단순히 IVC만 투여하는 것보다 더 포괄적인 생화학적 지원을 통해 치료 효과를 높이고 부작용을 줄이며 환자의 전반적인 건강 상태를 개선하려는 통합적인 접근 방식을 보여준다. 하지만 각 성분의 개별적인 효과 및 상호 작용, 최적의 용량과 조합에 대해서는 아직 더 많은 연구가 필요하며, 실제 적용 시에는 환자 개개인의 상태와 필요에 따라 성분과 용량을 신중하게 조절해야 한다.

## 식이요법과의 조화: 무엇을 먹을 것인가?

특정 식이요법이 암 치료에 미치는 영향에 대해서는 많은 관심과 논란이 있다. 케톤 생성 식이, 간헐적 단식 등이 암세포의 대사적 약점을 공략하거나 항암 치료 효과를 높일 수 있다는 전임상 연구 결과들이 있지만, 아직 사람 대상 임상 근거는 부족하고 안전성 및 실천 가능성에 대한 우려도 있다. 따라서 이러한 제한적인 식이요법을 IVC와 병행하는 것은 신중해야 하며, 반드시 전문가의 지도 하에 이루어져야 한다. 현재로서는 특정 식이요법을 따르기보다는 전반적으로 균형 잡힌 건강한 식단을 유지하는 것이 가장 중요하다. 특히 다음과 같은 원칙을 따르는 것이 좋다.

- **항염증 식단**: 가공식품, 붉은 육류, 설탕, 정제된 곡류 섭취를 줄이고, 대신 통곡물, 채소, 과일, 콩류, 견과류, 생선 등 항염증 효과가 있는 식품 위주로 식단을 구성한다. 지중해식 식단이 대표적인 예이다.
- **충분한 단백질 섭취**: 암 환자는 근육량 손실을 막고 면역 기능을 유지

하기 위해 충분한 단백질 섭취가 중요하다. 살코기, 생선, 달걀, 콩류, 두부 등을 통해 양질의 단백질을 공급받아야 한다.
- **개별 맞춤형 접근**: 환자의 영양 상태, 식욕, 소화 능력, 치료 부작용 등을 고려하여 식단 계획을 개별적으로 조절해야 한다. 예를 들어 식욕 부진이나 체중 감소가 심한 경우에는 고칼로리, 고단백 간식을 활용하고, 구내염이 있는 경우에는 부드러운 음식을 선택하는 등의 노력이 필요하다.

## 영양 전문가와의 협력: 맞춤형 계획 수립

암 환자의 복잡한 영양 문제를 효과적으로 관리하기 위해서는 가능하다면 임상 영양사와 같은 영양 전문가와의 긴밀한 협력이 도움이 된다. 임상 영양사는 환자의 의학적 상태, 영양 요구량, 식사 습관, 치료 계획 등을 종합적으로 평가하여 개별화된 영양 관리 계획을 수립하고, 실질적인 식단 조절 방법에 대한 전문적인 상담을 제공할 수 있다. 또한 환자와 보호자 교육을 통해 영양 관리의 중요성을 인식시키고 실천을 도울 수 있다. IVC 요법을 시행하는 의료진은 영양 전문가와 적극적으로 협력하여 환자에게 최적의 통합 영양 관리 서비스를 제공하도록 노력해야 한다.

결론적으로 고용량 IVC 요법을 시행하는 동안 적절한 경구 영양 요법 및 필요한 보충제를 병행하는 것은 치료 효과를 높이고 환자의 전반적인 건강 상태와 삶의 질을 개선하는 데 중요한 역할을 한다. 하지만 모든 영양 요법은 반드시 과학적 근거와 환자 개개인의 상태를 고려하여 신중하게 선택되고 적용되어야 한다.

## 10.2 기타 주사 요법과의 병행

통합의학 또는 기능의학 클리닉에서는 암 환자의 보조적인 관리 목적으로 고용량 비타민 C 정맥주사 외에도 다양한 종류의 근육 혹은 피하주사와 정맥 영양수액 요법(IntraVenous Nutrient Therapy, IVNT)들이 활용되기도 한다. 이러한 요법들은 각각의 이론적 배경과 목표를 가지고 있으며, 때로는 IVC와 병용되거나 순차적으로 투여되기도 한다. 여기서는 임상 현장에서 비교적 자주 접할 수 있는 몇 가지 다른 정맥 수액 요법들을 소개하고, IVC와의 병용 시 고려해야 할 점들에 대해 논의해 보려고 한다.

### 통합의학에서 활용되는 주요 주사 요법 소개

- 알파리포산(Alpha-Lipoic Acid, ALA): 알파리포산(Alpha-Lipoic Acid, ALA): 알파리포산은 체내에서 소량 합성되며, 수용성과 지용성을 동시에 지닌 독특한 항산화 물질로, 미토콘드리아 에너지 대사의 핵심 효소 복합체에 보조인자로 작용한다. 알파리포산은 인슐린 감수성 향상, 혈당 조절, 중금속 해독, 신경 보호 등 다양한 생리 활성을 가지고 있으며, 특히 활성산소종 제거, 금속 이온 킬레이트, 내인성 항산화제(예: 글루타치온, 비타민 C/E) 재생 등의 기전을 통해 강력한 항산화 작용을 수행한다(Shahid et al., 2025). 알파리포산은 또한 NF-$\kappa$B 경로를 억제하여 염증성 사이토카인 생성을 줄이는 등 항염증 효과를 나타내며, 이러한 특성은 급성 췌장염, 관절염, 천식, 패혈증, 심혈관 질환, 신경퇴행성 질환 등의 다양한 병태 모델에서 확인되었다. 특히 일부 전임상 연구에서는 알파리포산이 암세포의 증식을 억제하는 효과도 보고되었다(Feuerecker et al., 2012).

알파리포산과 비타민 C의 병용은 특정 조건 하에서 항암 효과를 증강시킬 가능성이 일부 in vitro 연구를 통해 제기되었다. 초기 중공 섬유 모델 연구에서는 알파리포산이 비타민 C의 암세포 사멸 효과(LC50)를 수 배 증가시키는 시너지 효과를 보고하였고(Casciari et al., 2001), 비교적 최근의 in vitro 연구에서도 비타민 C 농도가 임상적으로 도달 가능한 2.5~10mM 범위일 때 알파리포산(0.25~1mM)과 병용 시 상승적 또는 부가적 효과가 관찰되었다(Chen et al., 2024). 인간에게 비타민 C 정맥 주사 시, 약 0.3g/kg에서 0.6g/kg 정도의 용량으로 혈중 농도 10mM에 근접할 수 있으며(Hoffer et al., 2008; Levine et al., 2011; Nielsen et al., 2015), 이 농도 범위에서 ALA와의 시너지가 기대될 수 있다. 특히 투여 순서가 중요할 수 있는데, 위암세포주를 이용한 in vitro 연구에서는 알파리포산을 비타민 C보다 먼저(수시간 전) 투여했을 때 항암 효과가 가장 증진되는 결과가 나타났다(Chen et al., 2022).

그러나 알파리포산과 IVC 병용 요법의 효과는 매우 복합적이며, 임상 적용에는 상당한 주의가 필요하다. 비타민 C 혈중 농도가 2.5mM 미만이거나 10mM를 초과하는 경우 또는 알파리포산이 비타민 C의 과산화수소 생성을 저해하는 조건에서는 길항 작용이 나타날 수 있다(Chen et al., 2024). 더욱 중요한 점은 유방암세포를 이식한 마우스 모델을 이용한 in vivo 연구에서, 알파리포산(마우스에 투여 시 혈중 최고 농도(Cmax)가 각각 약 0.1mM, 0.3mM, 0.8mM에 도달할 것으로 추정되는 10, 20, 50mg/kg 용량)과 고용량 비타민 C(마우스에 투여 시 Cmax 약 20~25mM 범위에 도달하는 4g/kg 용량)(Chen et al., 2008)를 병용 투여했을 때, 항암 효과의 개선 없이 오히려 심각한 독성이 증가하였다.

특히 마우스에서 관찰된 알파리포산 혈중 농도(Cmax 약 0.1mM 또는 0.3mM 추정) 조건에서도 비타민 C 단독의 항암 효과마저 저해하는 부정적인 결과가 관찰되었다(Chen et al., 2024). 인간에서의 알파리포산 약동학을 살펴보면, 건강한 성인에게 알파리포산 200mg을 정맥 주사했을 때 예측 가능한 선형 범위의 Cmax가 관찰되었으며(Cmax 약 0.04mM), 50-600mg 경구 투여 구간에서는 용량-비례성이 확인되었다(Teichert et al., 1998; Breithaupt-Grögler et al., 1999).

이러한 연구들을 바탕으로 추정하면, 마우스에서 Cmax 약 0.1mM 및 0.3mM에 해당하는 혈중 농도를 인간에게서 달성하기 위해서는 각각 약 500mg 및 1500mg의 알파리포산을 정맥 주사해야 할 것으로 예상된다. 이는 현재 임상에서 흔히 사용되는 알파리포산 투여량(예: 25-300mg IV)을 상당히 초과하는 비교적 높은 용량에 해당한다. 한편 마우스에서 비타민 C 4g/kg 투여로 달성된 Cmax 약 20~25mM는 인간에게 약 1.5g/kg의 비타민 C를 정맥 주사했을 때 (예: 70kg 성인 기준 약 105g 투여 시 평균 Cmax 약 26.2mM 도달) 유사하게 도달 가능한 매우 높은 농도이다(Hoffer et al., 2008). 이러한 1.5g/kg의 비타민 C 투여는 혈중 농도를 약 4.5시간 동안 10mM 이상으로 유지시킬 수 있는데(Hoffer et al., 2008), 비타민 C 농도가 10mM을 초과할 때 ALA와 병용 시 길항 작용이 나타났다는 점을 고려하면(Chen et al., 2024), 이 조건에서 독성이 증가하거나 IVC의 효과가 감소할 가능성을 시사한다. 이는 약리학적 효과를 목표로 하는 IVC 요법에서 일반적으로 사용되는 고용량이며(Levine et al., 2011; Padayatty et al., 2004; Casciari et al., 2001; Nielsen et al., 2015), 이처럼 마우스 실험에서 상대적으로 높은 용량의 알파리포산과 매우 높은 용량의 비타민 C를 병용했을 때 부정적인 결과가 나타난 점은, 임상에서 유사한 고농도 노출 조건을 재현할 경우 독성 증가의 위험이 있음을 시사한다.

따라서 알파리포산과 고용량 비타민 C의 병용은 특히 높은 용량의 알파리포산(인간 기준 Cmax가 0.1mM 이상으로 예상되는 경우, 예: 500mg IV 이상)과 고용량 비타민 C(인간 기준 약 1.5g/kg과 같이 혈중 농도가 장시간 10mM을 초과할 것으로 예상되는 경우)를 병용하는 것은 임상 적용에 있어 독성 위험과 IVC 효과 감소 가능성을 내포하고 있다. In vitro에서의 시너지 결과가 in vivo에서의 안전성과 유효성을 담보하지 않으므로, 병용을 고려할 경우에는 매우 신중한 용량 설정이 필요하다. 그러나 이는 병용 요법의 가능성을 닫는 것이 아니라, 오히려 안전하고 효과적인 치료농도범위(therapeutic window)를 제시한다. 즉, in vitro 연구에서 시너지가 뚜렷했던 비타민 C 혈중 농도 2.5-10mM (인간 기준 약 0.3-0.6g/kg IVC에 해당)과(Nielsen et al., 2015; Hoffer et al., 2008), 임상에서 통상적으로 사용되는 저용량 알파리포산(25-300mg IV)을 조합하는 접근은 합리적으로 고려해볼 수 있다. 특히 투여 순서(ALA 선투여 고려) 및 간격 그리고 환자 상태(간 기능, 탈수 여부 등)에 대한 면밀한 모니터링은 필수적이다. 결론적으로, 초고용량 약물들의 동시 투여는 독성 증가 위험으로 인해 각별히 주의해야 하지만, 각 약물의 약동학과 상호작용을 이해하고 용량을 적절히 조절하여 병용을 고려한다면, 면밀한 검토를 통해 안전성과 유효성이 확보된 후에 신중하게 이루어질 수 있다.

- **글루타치온(Glutathione, GSH):** 글루타치온은 세포 내 주요 항산화 물질이자 해독 시스템의 핵심 요소이다. 암 환자에서는 종종 체내 글루타치온 수치가 감소되어 있거나, 항암 치료로 인해 글루타치온이

고갈될 수 있다. 정맥 주사를 통한 글루타치온 보충은 항산화 능력 강화, 해독 작용 지원(특히 간 기능), 특정 항암제(예: 시스플라틴, 옥살리플라틴) 유발 독성(신경병증, 신장 독성 등) 감소 가능성 등을 목표로 시행될 수 있다(Smyth et al., 1997; Huang et al., 2021). 고용량 비타민 C 정맥주사요법이 암세포를 억제할 때 과산화수소를 생성해서 작용하는 것이 알려져 있는데 글루타치온은 이 과산화수소를 빠르게 제거할 수 있기 때문에 고용량 IVC를 암을 억제할 목적으로 투여할 경우에는 같은 날 투여하는 것을 피하도록 권고하고 있다(Chen et al., 2011).

- 셀레늄(Sodium Selenite): Sodium Selenite(무기 셀레늄)는 유기 형태의 셀레늄과 달리 세포 내 항산화 물질인 글루타치온(GSH)을 고갈시키고 활성산소(ROS)를 생성하여 항암 작용 및 방사선 민감화 효과를 나타낼 수 있다. 세포 실험과 동물 모델 연구에서는 일정 농도(5~10μM, 약 395~790ng/mL)에서 암세포의 증식을 억제하거나 세포사멸을 유도하는 효과가 나타났다(Knox et al., 2019). 임상적으로 경구 Sodium Selenite를 방사선 치료와 병용한 연구에서는 하루 33 mg 복용 시 목표 치료 농도에 도달하면서 비교적 양호한 내약성을 보였으며, 주요 부작용은 메스꺼움, 구토 등 경증의 위장관 증상이었다(Knox et al., 2019; Jayachandran et al., 2021). 또한 고용량 Sodium Selenite를 난소암세포에 적용한 전임상 연구에서는 철 의존성 세포 사멸(ferroptosis)을 유도하여 종양 성장을 억제하는 효과가 보고되었다(Choi et al., 2023). Sodium Selenite의 활용은 개별 환자의 암 유형, 치료 전략, 셀레늄의 기저 혈중 농도 등을 고려하여 적절한 용량과 방법으로 이루어져야 한다.

- **마이어스 칵테일(Myers' Cocktail)**: 마이어스 칵테일은 고용량 비타민 C와 함께 마그네슘, 비타민 B군 등을 혼합하여 정맥 주사하는 요법으로, 피로 해소, 면역 증진 등의 목적으로 사용된다. 암 환자에게 적용 시에는 각 성분의 용량과 환자의 전해질 상태, 신장 기능 등을 고려하여 신중하게 구성하고 투여해야 한다(Gaby, 2002).

- **고용량 비타민 D(High-dose Vitamin D)**: 비타민 D 결핍이 암 환자에게 흔하고 예후와 관련될 수 있다는 연구 결과들이 나오면서(10.1절 참조), 경구 보충 외에 고용량(예: 수십 만 IU)의 비타민 D를 근육 주사 형태로 투여하여 빠르게 혈중 농도를 높이려는 시도가 이루어지기도 한다. 하지만 고칼슘혈증 등 부작용 위험에 대한 주의가 필요하다(Wylon et al., 2017).

- **미슬토 추출물(Viscum Album(Mistletoe) Extract)**: 미슬토(겨우살이) 추출물은 유럽, 특히 독일어권 국가에서 암 환자를 위한 보완 요법으로 널리 사용되는 식물성 제제이다. 주로 피하 주사로 투여되지만, 정맥 주사 형태로 사용되기도 한다. 미슬토 추출물은 면역 조절 효과(NK 세포, T 세포 활성화 등), 직접적인 세포 독성 효과(미슬토렉틴, 비스코톡신 성분), 삶의 질 개선 효과 등이 있는 것으로 알려져 있다(Kienle et al., 2009). 다양한 종류의 제제가 있으며 사용 시 피부 과민 반응 등에 주의해야 한다.

- **싸이모신 알파 1(Thymosin alpha 1)**: 싸이모신 알파 1은 흉선에서 유래한 28개의 아미노산으로 구성된 펩타이드 호르몬이다. 주로 T 림프구의 분화 및 성숙을 촉진하고, NK 세포 및 수지상 세포의 기능을 강화하며, 사이토카인(예: IL-2, IFN-$\gamma$) 분비를 조절하는 등 세포 매

개 면역 반응을 증강시키는 역할을 한다. 이러한 면역 조절 기능 때문에 간염, HIV 감염 등 바이러스성 질환 치료에 사용되어 왔으며, 암 치료 분야에서는 면역 항암 보조 요법으로서의 가능성이 탐색되고 있다. 여러 전임상 및 임상 연구에서 싸이모신 알파 1이 항암 치료(화학요법, 방사선 치료) 후 면역 기능 회복 촉진, 종양 특이적 T 세포 반응 유도, 면역항암제와의 병용 시 시너지 효과, 일부 암종(간암, 폐암, 흑색종 등)에서 생존율 개선 또는 삶의 질 향상 가능성 등을 보여주었다. 주로 피하 주사로 투여되며 일반적으로 내약성이 양호한 것으로 알려져 있지만, 주사 부위 통증이나 드물게 알레르기 반응 등이 나타날 수 있다(Dominari et al., 2020).

| **비타민 C와의 병용 투여 시 고려사항: 시너지인가, 길항인가?**

이러한 다양한 주사 요법들을 고용량 IVC와 병용하여 투여하는 경우, 몇 가지 중요한 고려 사항이 있다.

- **시너지 효과 기대**: 이론적으로는 각 요법이 가지는 서로 다른 작용 기전이 상호 보완적으로 작용하여 더 나은 치료 효과를 유도할 수 있다는 기대가 있다. 예를 들어 IVC로 유발된 산화 스트레스 환경에서 항산화 능력이 저하된 암세포에 다른 약물이나 치료법의 효과가 증대될 수 있다.

- **길항 가능성 우려**: 반대로 서로 상반되는 작용 기전을 가진 요법을 동시에 투여할 경우 효과가 상쇄될 수 있다는 우려도 존재한다. 예를 들어 IVC의 핵심 기전 중 하나가 과산화수소 생성을 통한 산화 촉진 효과인데, 강력한 항산화제인 글루타치온을 동시에 또는 매우 근접한 시점에 투여하면 IVC의 산화 스트레스 유도 효과를 약화시킬 수

있다는 전임상 연구 결과가 있다(Chen et al, 2011).

• **투여 순서 및 간격 조절**: 이러한 길항 가능성을 최소화하기 위해 임상 현장에서는 종종 작용 기전이 다른 요법들을 동시에 혼합하지 않고 별도의 날에 투여하거나, 같은 날 투여하더라도 충분한 시간 간격(예: 수시간 이상)을 두고 투여하는 방식을 사용한다. 예를 들어 산화촉진 효과를 기대하는 IVC를 먼저 투여하고, 몇 시간 후 또는 다음날에 항산화 및 해독 효과를 위한 글루타치온을 투여하는 방식이다. 하지만 이러한 투여 순서나 간격에 대한 최적의 프로토콜은 아직 과학적으로 확립되지 않았으며, 주로 임상 경험에 기반한 경우가 많다.

• **안전성 문제**: 여러 종류의 정맥 주사제를 병용 투여할 경우, 각 제제 고유의 부작용 외에도 약물 간 상호 작용으로 인한 예상치 못한 부작용 발생 위험이 증가할 수 있다. 또한 총 투여되는 수액량 증가로 인한 체액 과부하 위험도 고려해야 한다. 따라서 병용 투여 시에는 각 요법의 안전성 프로파일을 숙지하고 환자 모니터링을 더욱 철저히 해야 한다. 수액 용액 내에서의 물리화학적 배합 적합성도 고려해야 하며 침전, 변색 등이 일어나지 않는지 확인하고 가급적 다른 약물과 직접 혼합하지 않는 것이 안전하다.

## 근거 수준 및 주의점: 신중한 접근과 충분한 설명

강조해야 할 점은 이 절에서 소개된 대부분의 병용 주사 요법들은 고용량 IVC와 마찬가지로, 아직 암 치료 효과에 대해서 근거가 확고히 정립되어 있지 않다는 것이다. 대부분 이론적 배경이나 전임상 연구 결과, 또는 소규모 임상 연구나 임상 경험에 기반하여 사용되고 있다. 따라서 이러한 요법들을 임상에 적용할 때는 다음과 같은 원칙을 반드시 준수해야 한다.

- **환자 안전 최우선**: 효과에 대한 기대보다는 안전성 확보를 최우선 목표로 삼아야 한다. 검증되지 않은 요법이나 과도한 병용은 피해야 한다.
- **근거 기반 접근**: 가능한 최신 연구 결과와 과학적 근거를 바탕으로 각 요법의 잠재적 이득과 위험을 신중하게 평가해야 한다.
- **충분한 설명과 동의**: 환자에게 각 요법의 이론적 배경, 기대 효과, 잠재적 부작용, 비용 그리고 현재의 근거 수준에 대해 정확하게 설명하고, 충분한 정보에 기반한 동의(informed consent)를 얻어야 한다. 비현실적인 기대를 심어주지 않도록 주의해야 한다.
- **표준 치료 우선 원칙**: 이러한 보조적인 정맥 요법들이 절대로 표준 암 치료를 대체할 수 없다는 점을 명확히 해야 한다.

결론적으로 고용량 비타민 C 정맥주사요법 외에 다른 주사 요법들을 병용하는 것은 통합적인 암 관리 전략의 일부로 고려될 수 있으나, 각 요법의 근거 수준과 안전성 그리고 상호 작용 가능성을 신중하게 평가하여 환자 개개인에게 최적화된 접근 방식을 적용해야 한다. 무엇보다 환자의 안전을 최우선으로 생각하고, 투명한 정보 제공과 소통을 바탕으로 치료 결정을 내리는 것이 중요하다.

## 10.3 항암화학요법(항암제)과의 병행

고용량 비타민 C 정맥주사요법이 임상에서 가장 활발하게 연구되고 적용되는 방식은 바로 기존의 표준 암 치료, 그중에서도 특히 항암화학요법과의 병행이다. 암세포를 직접 공격하는 항암제의 효과를 높이거나,

항암제로 인한 심각한 부작용을 줄여 환자의 치료 과정을 돕고자 하는 목적으로 IVC 병용 요법이 시도되고 있다. 이 절에서는 IVC와 항암화학요법 병용의 이론적 배경, 임상 연구 근거, 잠재적 상호 작용 문제 그리고 실제 적용 시 고려해야 할 스케줄링 전략 등에 대해 심도 있게 논의하려고 한다.

| 병용의 이론적 배경 재강조: 상승 효과와 독성 감소 기대

IVC와 항암화학요법 병용의 이론적 근거는 크게 두 가지 측면에서 찾아볼 수 있다(7.4절 내용 연계).

- 항암 효과 증강
  - 산화 스트레스 증폭: 고용량 IVC가 생성하는 과산화수소는 암세포에 산화 스트레스를 유발한다. 이는 DNA 손상, 미토콘드리아 기능 장애 등을 통해 직접적인 세포 독성을 나타낼 뿐만 아니라, 산화 스트레스에 기반하여 작용하는 특정 항암제(예: 백금 계열, 안트라사이클린 계열)나 방사선 치료의 효과를 증강시키는 방사선민감화제 역할을 할 수 있다.
  - 대사적 스트레스 가중: IVC는 암세포의 에너지 대사(해당과정 억제, NADPH/GSH 고갈 등)를 교란하여 에너지 위기를 유발할 수 있다(6.2절 참조). 이는 항암제로 인해 스트레스를 받고 있는 암세포에 추가적인 타격을 주어 사멸을 촉진할 수 있다.
  - 내성 극복 가능성: 일부 전임상 연구에서는 IVC가 특정 항암제 내성 기전(예: HIF-1$\alpha$ 활성화)을 억제하여 항암제에 대한 반응성을 회복시키는 데 도움을 줄 수 있음을 시사했다.
  - 후성유전적 조절: IVC가 TET 효소 활성화를 통해 DNA 탈메틸화를 유도함으로써, 침묵되었던 종양 억제 유전자를 재활성화시키거

나 특정 항암제에 대한 감수성을 높일 수 있다(6.4절 참조).

- 항암제 독성 감소 및 삶의 질 개선
  - 정상 세포 보호: 비타민 C는 생리적 농도에서 강력한 항산화제 역할을 하므로, 항암제로 인해 발생하는 정상 세포의 산화적 손상을 완화시켜 부작용을 줄이는 데 기여할 수 있다. 비록 IVC 투여 시 혈중 농도는 약리학적 수준까지 올라가지만, 정상 세포는 과산화수소 분해효소 등 항산화 방어 시스템이 잘 갖춰져 있어 IVC 자체의 산화 촉진 효과에는 상대적으로 덜 민감하다.
  - 항염증 효과: 비타민 C는 NF-$\kappa$B 경로 억제 등을 통해 염증 반응을 조절하는 효과가 있다(6.3절 참조). 항암 치료 과정에서 발생하는 과도한 염증 반응은 피로, 통증, 악액질 등 다양한 부작용과 관련되므로, IVC의 항염증 효과는 이러한 부작용 완화에 기여할 수 있다.
  - 전반적인 컨디션 개선: 비타민 C는 콜라겐 합성 촉진, 카르니틴 합성 관여(에너지 생성), 신경 전달 물질 합성 등 다양한 생리 기능에 관여하므로, 환자의 전반적인 기력 회복, 피로감 감소, 상처 치유 촉진 등에 도움을 줄 수 있다. 이는 환자가 힘든 항암 치료를 더 잘 견뎌내고 삶의 질을 유지하는 데 중요하다.

## 임상 연구 결과 기반 병용 근거 제시: 안전성과 잠재적 유효성

이러한 이론적 배경을 바탕으로 다양한 암종에서 IVC와 항암화학요법 병용의 안전성과 유효성을 평가한 임상 연구 결과들이 발표되었다. 7.4절에서 소개된 주요 연구 결과들을 다시 한 번 요약하며 병용 근거를 살펴보려고 한다.

- 난소암: Ma 등(2014)의 1/2상 임상시험에서는 표준 항암(카보플라

틴/파클리탁셀)에 IVC를 병용한 군에서 항암제 독성이 감소하는 경향과 함께 무진행 생존 기간 연장 경향이 관찰되어, 안전성과 잠재적 유효성을 시사했다.

- **췌장암**: 여러 1상 임상시험 연구(Welsh et al., 2013; Monti et al., 2012 등)에서 젬시타빈 기반 항암 요법과 IVC 병용의 안전성을 확인했으며, 일부 환자에서 예상보다 양호한 생존 결과나 질병 조절 효과가 보고되었다. 아이오와대학의 최근 연구결과는 2상 임상시험으로 전이성 췌장암이라는 어려운 질환에서 IVC 병용 요법의 생존 이득을 보여준 최초의 무작위 대조 임상시험 결과이다. 항암제 독성을 증가시키지 않으면서 생존 기간을 연장시켰다는 점은 IVC의 임상적 매력을 더하는 부분이다(Bodeker et al., 2024).

- **교모세포종(GBM)**: Petronek 등(2024)의 2상 임상시험 연구에서 표준 동시 항암화학방사선치료(테모졸로마이드+방사선 치료)와 IVC 병용 시 안전성이 확인되었고, 역사적 대조군 대비 전체 생존 기간 중앙값이 통계적으로 유의하게 연장되었다.

- **삶의 질(QoL) 개선**: 여러 연구(Takahashi et al., 2012; Vollbracht et al., 2011; Carr et al., 2014)에서 IVC 병용이 암 관련 피로를 유의하게 감소시키고 전반적인 삶의 질 지표를 개선시킨다는 결과가 일관되게 보고되고 있다.

이러한 결과들은 비록 대부분이 아직 초기 단계인 1/2상 임상시험 연구이고 확정적인 결론을 내리기에는 부족하지만, IVC와 항암화학요법 병용이 안전하게 시행 가능하며, 항암 치료의 독성을 완화하고 삶의 질을 개선하는 데 도움을 줄 수 있고, 일부 암종에서는 잠재적으로 항암 효과를 증강시킬 수도 있다는 가능성을 강력하게 시사한다.

### 상호 작용 우려에 대한 논의: 항산화제 역설과 보르테조밉

IVC와 항암제 병용에 있어 가장 큰 논쟁거리 중 하나는 "항산화제가 항암 치료 효과를 방해하지 않을까?"하는 우려였다. 이는 항산화제 역설이라고도 불리며, 많은 종양 전문의들이 보조적인 항산화제 사용에 대해 신중한 입장을 취하게 만드는 주요 원인이었다. 일부 항암제(예: 알킬화제, 백금 계열, 안트라사이클린 계열)와 방사선 치료는 활성산소종 생성을 통해 암세포 DNA 손상 및 사멸을 유도하는 기전을 가지고 있기 때문에 강력한 항산화제인 비타민 C를 병용하면 이러한 치료 효과가 상쇄될 수 있다는 이론적 우려였다.

하지만 이러한 우려는 주로 생리적 농도에서의 비타민 C 역할에 초점을 맞춘 것이며, 약리학적 농도에서의 작용을 간과한 측면이 있다. 6장에서 반복적으로 강조했듯이 고용량 IVC는 주로 과산화수소 생성을 통해 산화 촉진제로 작용한다. 오히려 이러한 산화 스트레스 증가는 활성산소종 기반 항암 치료의 효과를 저해하기보다는 증강시킬 가능성이 더 높다. 실제로 다수의 전임상 및 임상 연구 결과는 이러한 상승 효과를 지지하고 있으며, 임상적으로 유의미한 항암 효과 방해가 관찰되었다는 보고는 거의 없다(Espey et al., 2011; Schoenfeld et al., 2017; Allen et al., 2019).

단 예외적으로 보르테조밉(Bortezomib)이라는 항암제와의 상호 작용에 대해서는 주의가 필요하다. 보르테조밉은 다발성 골수종 등에 사용되는 프로테아좀 억제제(proteasome inhibitor)인데, 일부 전임상 연구에서 비타민 C가 보르테조밉의 항암 활성을 유의하게 저해한다는 결과가 보고되었다(Perrone et al., 2009). 이는 비타민 C가 보르테조밉과 직접 결합하여 약효를 감소시키거나, 세포 내 산화환원 상태의 변화를 통해 작용 기전을 방해하기 때문인 것으로 추정된다. 다만 이러한 결과가 실제 임상 환경에서 얼마나 큰 의미를 갖는지에 대해서는 아직 불확실하며 추가적인 연구가 필요하다. 따라서 현재로서는 보르테조밉 치료를 받는 환자에게 고용량 IVC를 병용하는 것은 신중해야 하며, 가급적 피하는 것이 권장된다. 한편 위의 연구에서는 비타민 C 농도를 500$\mu$mol/L까지만 사용했으나, 그동안의 연구에서 비타민 C가 과산화수소를 생성하여 암 억제 효과를 나타내기 시작하는 농도는 1,000$\mu$mol/L부터라고 알려져 있다. 따라서 일반적인 IVC 치료를 통해 도달 가능한 더 높은 농도로 실험이 이루어지지 않아, 향후 1,000$\mu$mol/L 이상의 비타민 C를 이용한 실험이 이루어지면 IVC가 보르테조밉의 효과를 방해하는지 좀 더 확실하게 검증을 할 수 있을 것으로 생각된다.

### 병용 투여 스케줄링 전략: 최적의 타이밍은?

IVC와 항암화학요법을 병용할 때 언제 IVC를 투여하는 것이 가장 효과적이고 안전할지에 대한 최적의 스케줄링 전략은 아직 명확히 확립되지 않았다. 임상 현장 및 연구에서는 주로 다음과 같은 방식들이 사용되고 있다.

- **항암제 투여 당일 병용**: 환자의 편의성을 높이기 위해 항암제를 투여하는 날, 항암제 투여 직전 또는 직후에 IVC를 함께 투여하는 방식이다. 많은 임상 연구에서 이 방식을 채택했으며, 비교적 안전하게 시행 가능한 것으로 나타났다. 이 경우에는 IVC로 인한 산화 스트레스가 항암제 효과와 시너지를 일으키거나, 항암제 투여 직후 발생하는

급성 독성을 완화하는 효과를 기대할 수 있다.

- **항암제 투여 전/후 간격 두기**: 이론적인 상호 작용, 특히 길항 작용 가능성을 최소화하기 위해, 항암제 투여일로부터 일정 시간(예: 12시간, 24시간, 48시간, 72시간 등) 간격을 두고 IVC를 투여하는 방식이다. 예를 들어 항암 치료 주기 사이에 IVC를 투여하거나, 항암 치료 전날 또는 다음 날 투여하는 방식이다. 이는 각 약물의 반감기 같은 약동학적 특성과 작용 기전을 고려하여 설계될 수 있다.

어떤 스케줄이 더 우월한지에 대한 직접 비교 연구는 부족하며, 최적의 스케줄은 병용하는 항암제의 종류, 환자의 상태, 치료 목표 등에 따라 달라질 수 있다. 예를 들어 항암제 독성 감소가 주된 목표라면 항암제 투여 전후에 IVC를 투여하는 것이 더 유리할 수 있고, 항암제 효과 증강이 목표라면 당일 병용이 더 효과적일 수 있다는 가설도 존재한다. 실제 적용 시에는 관련 임상 연구 프로토콜, 전문가의 임상 경험 그리고 환자의 상황을 종합적으로 고려하여 결정해야 한다.

### 환자 상담 및 동의: 투명한 정보 제공의 중요성

IVC와 항암화학요법 병용을 고려할 때는 환자 및 보호자에게 잠재적인 이득(효과 증강, 독성 감소, 삶의 질 개선 가능성)과 함께 잠재적인 위험(부작용, 상호 작용 가능성, 근거 부족) 그리고 치료 비용 등에 대해 정확하고 균형 잡힌 정보를 충분히 제공하는 것이 무엇보다 중요하다. 현재까지의 근거 수준이 아직 높지 않다는 점 그리고 표준 치료를 대체할 수 없다는 점을 명확히 설명하고, 환자가 비현실적인 기대를 갖지 않도록 해야 한다. 충분한 정보에 기반하여 환자가 자발적으로 치료에 동의하는 과정이 필수적이다.

결론적으로 고용량 IVC와 항암화학요법 병용은 안전성 프로파일이 비교적 양호하며, 항암제 독성 감소 및 삶의 질 개선에 대한 긍정적인 근거들이 축적되고 있다. 일부에서는 항암제 효과 증강 가능성도 제시되고 있지만, 아직 확증적인 단계는 아니다. 보르테조밉과의 병용은 피하는 것이 좋으며, 최적의 병용 스케줄에 대해서는 추가 연구가 필요하다. 실제 임상 적용 시에는 환자 개개인의 상태와 치료 목표를 고려하여 신중하게 결정하고, 충분한 정보 제공과 전문가 간의 긴밀한 협력이 필수적이다.

### 10.4 방사선 치료와의 병행

항암화학요법과 더불어 암 치료의 중요한 축을 이루는 방사선 치료와의 병용 요법으로서 고용량 비타민 C 정맥주사요법의 가능성 또한 활발히 연구되고 있다. 방사선 치료는 고에너지 방사선을 이용하여 암세포의 DNA를 손상시켜 사멸을 유도하는 국소 치료법이다. IVC와 방사선 치료를 병행하는 전략은 이론적으로 두 가지 주요한 이점을 가질 수 있다. 방사선 치료의 항암 효과를 증강시키는 방사선 민감화(Radiosensitization) 효과와, 방사선으로 인한 주변 정상 조직의 손상을 줄여주는 방사선 보호(Radioprotection) 효과이다.

| 병용의 이론적 배경: 민감화 효과와 보호 효과의 이중주
- 방사선민감화 효과
  - 활성산소종 생성 증폭: 방사선 치료는 물 분자를 이온화시켜 다량의 활성산소종, 특히 하이드록실 라디칼(•OH)을 생성함으로써 간접적으로 DNA 손상을 유발하는 기전이 중요하다. 고용량 IVC 역

시 과산화수소 생성을 통해 암세포 내 산화 스트레스를 증가시킨다(6.2절 참조). 따라서 IVC와 방사선을 병용하면 암세포 내 활성산소종 생성이 더욱 증폭되어 DNA 손상을 가중시키고 방사선에 대한 암세포의 민감도를 높일 수 있다.
- DNA 복구 방해: IVC는 PARP 과활성화를 유도하여 $NAD^+$/ATP를 고갈시키거나(6.2절 참조), 다른 기전을 통해 DNA 복구 과정을 방해할 수 있다. 이는 방사선에 의해 유발된 DNA 손상의 복구를 어렵게 만들어 암세포 사멸을 촉진할 수 있다.
- 저산소 환경 개선 또는 HIF-1$\alpha$ 억제: 종양 내 저산소 환경은 방사선 치료 효과를 저해하는 주요 요인 중 하나이다. IVC는 HIF-1$\alpha$ 활성을 억제하거나(6.3절 참조), 콜라겐 합성을 조절하여 종양 혈관 구조를 정상화시킴으로써 종양 내 산소 공급을 개선하여 방사선 감수성을 높일 수 있다는 가설도 있다.

• **정상 조직 방사선 보호 효과**
- 항산화 작용: 방사선은 암세포뿐만 아니라 주변 정상 조직에도 손상을 입혀 피부염, 점막염, 폐렴, 장염 등의 부작용을 유발할 수 있다. IVC는 정상 세포에서는 주로 항산화제로 작용하여, 방사선에 의해 생성된 과도한 활성산소종을 제거하고 산화적 손상을 완화시켜 정상 조직을 보호하는 효과를 나타낼 수 있다. 정상 세포는 암세포와 달리 과산화수소 분해효소 등 항산화 효소가 풍부하여 IVC 자체의 산화 촉진 효과에는 상대적으로 덜 민감하기 때문에 이러한 선택적 보호 효과가 가능하다.
- 항염증 효과: 방사선 조사 후 발생하는 염증 반응은 부작용 발생 및 악화에 중요한 역할을 한다. IVC의 항염증 효과(6.3절 참조)는 이러한 염증 반응을 완화하여 방사선 부작용의 정도와 기간을 줄이는

데 도움을 줄 수 있다.

이처럼 IVC는 이론적으로 방사선 치료의 치료비(therapeutic ratio)를 높여주는 효과를 보인다. 즉 암세포에 대한 살상 효과는 높이고 정상 조직에 대한 독성은 줄이는 이상적인 병용 요법의 특성을 가질 수 있다.

### | 관련 연구 결과: 전임상 및 초기 임상 근거

이러한 이론적 배경을 바탕으로 IVC와 방사선 치료 병용 효과를 평가한 전임상 및 초기 임상 연구들이 수행되었다.

- **전임상 연구**: 다양한 암세포주(교모세포종, 폐암, 췌장암 등) 및 동물 모델 연구에서 IVC가 방사선의 항암 효과를 유의하게 증강시키며 (방사선 민감화 효과), 동시에 방사선으로 인한 정상 세포 또는 조직의 손상은 감소시키는(방사선 보호 효과) 결과들이 일관되게 보고되었다(Du et al., 2015; Schoenfeld et al., 2017; Alexander et al., 2018; Allen et al., 2019). 특히 IVC에 의해 생성된 과산화수소가 방사선 유발 DNA 손상을 증가시키는 데 중요한 역할을 한다는 기전적 증거들이 제시되었다.

- **임상 연구**
    - 교모세포종: Allen 등(2019)의 1상 임상시험 연구에서 표준 동시 항암화학 방사선 치료(방사선 치료 + 테모졸로마이드)와 IVC 병용 시 안전성이 확인되었고, 역사적 대조군 대비 생존 기간 연장 가능성을 보여주었다(Allen et al., 2019).
    - 췌장암: 아이오와 대학 연구팀은 국소 진행성 췌장암 환자를 대상

으로 방사선 치료 및 젬시타빈과 고용량 비타민 C 정맥주사를 병용하는 임상시험을 진행했으며, 초기 결과에서 정상 조직 보호 효과와 함께 종양의 방사선 감수성을 높이고 생존기간을 연장하는 가능성을 보고하고 있다(Alexander et al., 2018).
- 유방암: 고신대학교 연구팀은 수술 후 방사선 치료를 받는 유방암 환자 216명을 대상으로 고용량 비타민 C 정맥주사의 병용 효과를 후향적으로 분석하였으며, 그 결과 IVC 병용군의 3년 재발률이 6.94%로, 비투여군(18.75%)보다 유의하게 낮아 암 재발 방지를 위한 보조요법으로서의 가능성을 제시하고 있다(Choi et al., 2014).

전반적으로 전임상 연구 결과는 매우 유망하며, 초기 임상 연구에서도 안전성과 함께 잠재적인 유효성, 특히 생존 개선 및 독성 감소 가능성을 보여주고 있다. 하지만 아직 대규모 확증적 임상시험 결과는 부족한 실정이다.

## 임상 적용 시 고려 사항: 타이밍과 협력이 중요

IVC와 방사선 치료 병용 요법을 실제 임상에 적용할 때는 몇 가지 고려할 사항이 있다.

- 투여 타이밍: 방사선민감화 효과를 극대화하기 위해서는 방사선 조사 시점에 맞춰 IVC를 투여하는 것이 중요할 수 있다. 방사선 조사 직전(수 시간 이내) 또는 직후에 IVC를 투여하거나, 방사선 치료 기간 동안 매일 또는 격일로 IVC를 투여하는 방식 등이 연구되고 있다. 하지만 최적의 타이밍에 대한 명확한 합의는 아직 없다. 방사선 보호 효과 측면에서는 방사선 치료 전후 꾸준한 투여가 도움이 될 수 있다.

- **적정 용량 및 프로토콜**: 병용 시 IVC의 적정 용량 및 투여 빈도, 기간 등에 대한 표준 프로토콜은 아직 확립되지 않았다. 현재 진행 중인 임상시험들의 프로토콜을 참고하거나, 전문가의 경험을 바탕으로 환자 상태에 맞게 조절해야 한다.

결론적으로 IVC와 방사선 치료 병용은 방사선민감화 및 정상 조직 보호라는 매력적인 이론적 배경과 유망한 전임상/초기 임상 근거를 가지고 있다. 특히 교모세포종이나 폐암 등 특정 암종에서 표준 치료 효과를 높이고 부작용을 줄이는 보조 요법으로서의 가능성이 주목받고 있다. 하지만 아직 표준 치료법으로 자리 잡기에는 더 많은 고품질 임상 연구 결과가 필요하며, 실제 적용 시에는 고용량 비타민 C 정맥주사 전문가의 세심한 평가와 신중한 환자 관리가 필수적이다.

## 10.5 환자 관리와 다학제 협력

고용량 비타민 C 정맥주사요법을 포함한 통합 암 치료가 성공적으로 이루어지기 위해서는 단순히 개별적인 치료법의 적용을 넘어, 환자를 중심에 두고 다양한 분야의 전문가들이 긴밀하게 협력하는 다학제적 접근과 체계적인 관리 시스템이 필요하다. 이 절에서는 통합 종양학 모델의 적용, 다학제 팀 협력의 중요성, 환자 중심의 맞춤형 치료 계획 수립, 장기적인 관리 및 지속가능성 등을 논의하며, 통합 암 치료가 나아갈 수 있는 바람직한 방향을 모색하고자 한다.

**| 통합 종양학(Integrative Oncology) 모델의 적용: 환자 중심의 전인적 치료**
통합 종양학은 단순히 보완·대체 요법을 사용하는 것을 넘어, 근거 중심의 관점에서 안전하고 효과적인 보완 요법들을 선별하여, 이를 환자 중심적으로 표준 암 치료와 통합하여 제공하는 것을 목표로 한다(Witt et al., 2017). 이는 암이라는 질병 자체뿐만 아니라, 치료 과정에서 환자가 겪는 신체적, 정신적, 사회적, 영적 고통을 포괄적으로 관리하고 삶의 질을 향상시키는 전인적 치료를 지향한다.

고용량 IVC 요법은 이러한 통합 종양학 모델 안에서 다음과 같은 역할을 수행할 수 있다.

① 표준 치료(항암화학요법, 방사선 치료, 표적 치료, 면역 치료, 호르몬요법, 등)의 독성 감소 및 내약성 향상
② 암 관련 피로, 통증 등 증상 완화 및 삶의 질 개선
③ 잠재적인 항암 효과 보조 또는 시너지
④ 환자의 치료 참여도 증진 및 심리적 지지

따라서 IVC 요법은 고립된 치료법이 아니라, 영양 관리, 운동 요법, 스트레스 관리(명상, 요가 등), 침술, 재활치료 등 다른 근거 기반의 통합 요법들과 함께 환자의 전반적인 건강 상태와 치료 목표에 맞춰 종합적인 치료 계획의 일부로서 고려되어야 한다.

## 다학제 팀 접근의 중요성: 협력과 소통

최상의 암 치료 결과를 얻기 위해서는 다양한 분야의 전문가들이 팀을 이루어 환자 치료에 참여하는 다학제 팀 접근이 필수적이다. 특히 IVC와 같은 통합의학 요법을 병행할 경우에는 더욱 긴밀한 협력과 의사소통이 요구된다. 이러한 다학제 팀 구성원들은 열린 마음으로 각자의 전문성을 바탕으로 최적의 치료 계획을 수립하며, 치료 과정 중 발생하는 문제에 대해 대처해야 한다. 특히 통합의학 전문가는 IVC 요법의 적용

근거, 프로토콜, 잠재적 이득과 위험 등에 대해 관련 전문가들과 소통하고 상호 이해를 높이는 노력이 필요하다.

### 환자 중심 치료 계획 수립: 함께 결정하며 나아가는 치료 여정

통합 암 치료의 가장 중요한 원칙은 환자 중심 접근법이다. 치료를 계획할 때는 환자의 개인적인 상황과 가치관, 선호도 및 치료 목표를 최우선으로 고려해야 한다.

의료진은 고용량 비타민 C 정맥주사(IVC) 요법을 포함한 다양한 치료 옵션에 대해 잠재적인 효과와 위험성, 과학적 근거의 수준 그리고 비용적인 측면을 환자와 가족이 이해하기 쉽게 충분히 설명해야 한다. 환자와 가족은 자신의 의견이나 걱정을 자유롭게 표현하고, 궁금한 점을 언제든지 물을 수 있어야 한다. 이러한 과정을 통해 의료진과 환자는 함께 논의하고 합의하여 치료 방향을 결정하게 된다.

개별화된 치료 목표를 명확히 설정하는 것도 중요하다. IVC 치료의 목적이 부작용 완화인지, 삶의 질 향상인지, 질병 조절인지 명확히 하고, 이를 환자와 의료진이 함께 공감하며 현실적인 기대를 갖도록 해야 한다. 또한 전체 암 치료 과정에서 IVC 요법의 위치와 역할을 명확히 이해하고, 환자가 표준 치료를 보완하는 역할로서 받아들일 수 있도록 도와야 한다.

### 장기적인 관점과 지속 가능한 통합 암 치료를 위한 과제

고용량 비타민 C 정맥주사요법을 포함한 통합 암 치료가 지속적으로 발전하기 위해서는 여러 가지 장기적인 과제를 해결해 나아가야 한다. 우선 IVC 치료를 장기간 받은 환자들에 대한 지속적인 추적 관찰을 통해 장기적인 효과와 안전성에 대한 데이터를 축적하는 것이 필요하다. 또한 임상적 효과뿐 아니라 경제적인 측면에서 비용 대비 효과성에 대한 연구도 병행되어야 한다. 이러한 연구는 향후 보험 적용과 같은 정책적 결정의 중요한 근거가 될 수 있다.

IVC 치료는 현재 비급여 항목으로 환자들에게 상당한 경제적 부담을 주고 있다. 이를 개선하기 위해서는 더 많은 고품질 임상 연구를 통해 근거를 확보하고, 보험 적용 확대를 포함한 제도적 지원 방안이 마련되어야 한다. 이 과정에서 학회와 관련 전문가 그룹의 지속적인 노력이 필수적이다.

더불어 근거 중심의 통합 종양학 진료 모델이 여러 의료기관에서 안정적으로 운영될 수 있도록 전문가 교육 강화와 다학제적 협력 시스템 구축 그리고 관련 연구 지원이 지속적으로 이루어져야 한다.

환자를 중심에 두고 과학적인 근거를 바탕으로 신중하게 적용되었을 때 고용량 비타민 C 정맥주사요법은 통합 암 치료의 중요한 도구가 될 수 있을 것이다.

## 11장

# 맺음말

이 책을 통해 우리는 비타민 C라는 익숙한 영양소가 암이라는 복잡하고 어려운 질병과 어떻게 연결될 수 있는지를 다양한 관점에서 살펴보았습니다. 1부에서는 일반 독자들을 위해 비타민 C의 기본적인 생화학적 역할과 역사, 그리고 암과의 관계를 쉽게 풀어 설명하였고, 2부에서는 의료 전문가들을 대상으로 고용량 비타민 C 정맥주사(IVC) 요법의 과학적 근거, 임상적 연구 결과, 실제 적용 방법과 안전 관리, 통합적 암 치료 전략을 심도 있게 다루었습니다.

이제 긴 여정을 마무리하며, 고용량 비타민 C 요법의 현재 임상적 위치를 다시 한번 짚어보고, 앞으로 나아가야 할 방향과 미래의 연구 과제를 조망하고자 합니다.

## 11.1 통합 종양치료에서의 역할

본서는 비타민 C의 기본적인 생화학적 역할과 필수 영양소로서의 중요성을 먼저 소개하고, 괴혈병 퇴치에서부터 암 치료 분야에 활용되기까지의 과정을 살펴보았습니다. 특히 라이너스 폴링과 이완 카메론의 선구적인 연구가 메이요 클리닉의 비판적 연구와 맞물리면서 수십 년간 논쟁이 지속되었고, 이후 2000년대 들어 약동학적 차이 규명과 산화 촉진, 면역 조절, 후성유전적 조절 등의 새로운 작용 기전이 밝혀지며 연구의 새로운 전기를 맞게 된 역사를 조명했습니다(3장, 6장, 7장). 또한 임상 현장에서 실제로 고용량 비타민 C 정맥주사(IVC) 요법을 안전하고 효과적으로 시행하기 위해 필요한 제제 준비, 용량 결정, 투여 및 모니터링 방법, 부작용 관리 지침 등을 구체적으로 다루었으며(8장, 9장), 다른 치료법과 통합적으로 활용하는 전략도 함께 제시했습니다(10장).

이러한 논의를 종합할 때, 현재 고용량 IVC 요법은 근거 기반의 통합 종양학이라는 맥락에서 재정의될 수 있습니다. 즉, IVC는 아직 표준 암 치료를 대체할 수 있을 정도로 확고한 임상 근거를 갖추고 있지는 않지만, 수술이나 항암화학요법, 방사선 치료와 같은 기존 표준 치료를 보완하거나 지지하는 요법으로는 의미 있는 잠재적 가치를 지니고 있습니다. 특히 임상적으로 일관되게 보고되는 삶의 질 개선 효과(예: 피로감 감소, 통증 완화 등)와 항암 치료로 인한 독성 감소 효과는 IVC가 통합적 치료의 중요한 부분이 될 수 있음을 보여줍니다(7.4절, 7.5절; Fritz et al., 2014; Nauman et al., 2018).

앞으로 진행될 엄격하고 잘 설계된 임상 연구들에서 긍정적인 결과가 축적된다면, 향후 특정 암종이나 특정 유전자 변이를 가진 환자군, 혹은 특정 치료 단계에서 공식적인 치료 가이드라인에 포함될 가능성도 있습니다. 예를 들어 항암 치료 과정에서 나타나는 부작용 관리를 위한 공식적인 지지 요법으로 인정받거나, 특정 항암제 또는 면역항암제와 병용할 때의 치료적 가치를 인정받을 수도 있을 것입니다.

통합의학적 접근은 단순히 다양한 치료법을 추가하는 것이 아니라, 환자에게 희망과 건강에 대한 통제감을 부여하고, 심리적 지지와 안정감을 제공하는 데 중요한 의미를 가지고 있습니다(10.5절). IVC 요법 역시 이러한 환자 중심의 전인적 치료 접근에서 효과적인 도구가 될 수 있습니다. 따라서 의료진은 환자의 요구와 선호도에 귀를 기울이고 열린 소통을 유지하면서, 과학적 근거와 안전성을 중심으로 IVC의 적용 여부를 신중히 판단하고, 다양한 분야 전문가들과 협력하여 최선의 통합 치료를 제공하는 노력을 지속해야 할 것입니다.

## 11.2 앞으로의 연구 과제

고용량 비타민 C 정맥주사(IVC) 요법이 통합 암 치료에서 중요한 역할을 담당하기 위해서는 앞으로 해결해야 할 연구 과제들이 있습니다. 과학적 근거를 더욱 명확하게 하고, 실제 임상에서 적용 가능한 표준 프로토콜을 정립하기 위한 노력이 지속적으로 이루어져야 합니다.

가장 우선적으로 해결해야 할 과제는 대규모의 무작위 배정 다기관 3상 입니다. 특히 췌장암, 난소암, 교모세포종과 같이 초기 연구에서 가능성을 보인 특정 암종을 대상으로, 표준 치료만 시행한 군과 표준 치료에 IVC를 추가한 군의 생존율과 반응률을 직접 비교하여 임상적 효과를 확실히 검증해야 합니다.

또한 모든 환자가 동일하게 IVC에 반응하지 않기 때문에 치료 효과를 미리 예측할 수 있는 신뢰성 높은 바이오마커를 찾는 연구가 필요합니다. 유전자 변이(KRAS, BRAF, TET, IDH), 후성유전체 변화(DNA 메틸화, 5hmC 수준), 대사체 분석, 종양 미세환경의 특성(과산화수소분해효소 발현, HIF-1$\alpha$ 활성, SVCT2 발현 수준) 등을 활용한 바이오마커 발굴을 통해, 환자에게 최적의 맞춤형 치료를 제공하는 정밀 의학적 접근을 실현할 수 있을 것입니다.

현재 임상 현장에서는 투여 용량, 빈도, 기간, 주입 속도 등 프로토콜이 다양하기 때문에, 최적의 치료 효과와 안전성을 보장할 수 있는 표준화된 투여 프로토콜을 정립하는 연구도 필요합니다. 이를 위해 약동학 및 약력학 모델링, 용량-반응 관계, 다양한 치료 스케줄의 비교 연구를 진행할 필요가 있습니다.

아울러 앞으로 탐색해 볼 새로운 연구 분야로는 최신 면역항암제와 표적 치료제와의 병용 효과를 조사하는 것입니다. 특히 IVC가 면역 조절 및 후성유전적 조절을 통해 면역항암제의 효과를 높이거나 내성을 극복할 수 있는지에 대한 연구는 매우 흥미롭고 유망해 보이는 분야입니다.

특정 암종이나 환자군을 대상으로 한 집중 연구도 중요합니다. 예를 들어 췌장암이나 교모세포종과 같이 IVC에 민감할 가능성이 높은 암종이나, 고령 및 쇠약 환자의 삶의 질 향상에 초점을 맞춘 연구를 통해 보다 명확한 임상 근거를 마련할 필요가 있습니다.

마지막으로 장기간의 IVC 투여 시 안전성 및 비용-효과성에 대한 연구 역시 필수적입니다. 신장 기능과 전해질 균형 등에 관한 데이터를 축적하고, 치료 효과와 삶의 질 개선을 포함한 비용-효과성 분석을 통해 정책 결정과 보험 적용 등 실질적인 도움을 제공할 수 있을 것입니다.

그러나 이러한 연구들은 현실적인 어려움이 따릅니다. 비타민 C는 이미 특허가 만료된 저렴한 물질로서 대규모 연구를 지원할 제약업계의 후원을 얻기 어렵고, 일부 의료계의 회의적인 시각도 존재합니다. 이러한 어려움을 극복하기 위해 학계와 연구기관, 정부 차원의 적극적인 협력과 지원이 필요하며, 이를 통해 비타민 C 요법에 대한 과학적 근거를 더욱 견고하게 만들고 환자에게 실질적으로 도움이 되는 치료법으로 발전할 수 있기를 기대합니다.

## 11.3 독자 여러분께 드리는 글

『비타민 C와 암』이라는 긴 여정을 끝까지 함께해주신 독자 여러분께 진심으로 감사드립니다. 특히 암으로 힘든 시간을 보내고 계신 환자와 가족분들, 그리고 현장에서 헌신하시는 의료 전문가 여러분께 이 책이 조금이나마 도움이 되기를 진심으로 바랍니다.

암 치료는 결코 쉬운 길이 아니며, 이 책에서 소개한 고용량 비타민 C 요법 또한 모든 문제를 해결할 수 있는 마법 같은 방법은 아닙니다. 이 책을 통해 비타민 C의 잠재력과 그 한계를 함께 바라보는 균형 잡힌 시각을 얻으셨기를 희망합니다. 중요한 치료 결정을 내리실 때에는 전문가들과 충분히 상의하시고, 신뢰할 수 있는 과학적 정보와 함께 현명하고 안전한 선택을 해나가시기를 바랍니다.

치료 과정에서 느끼는 어려움과 불안에 대해 서로 공감하고 소통하는 것이야말로 가장 소중한 일이라 생각합니다. 의료진과 환자 모두가 열린 마음으로 함께 협력하며 최선의 길을 찾는 과정에서 이 책이 작은 길잡이가 되기를 진심으로 소망합니다.

다시 한번 이 책을 읽어주시고 관심을 가져주신 독자 여러분께 깊은 감사의 마음을 전합니다.

부록

# 용어 해설

이 책에 사용된 주요 전문 용어 및 약어에 대한 간략한 설명입니다. 본문을 읽으시면서 궁금한 용어가 있을 때 참고하시면 이해에 도움이 될 것입니다.

**거짓고혈당(Pseudo-hyperglycemia):** 혈당 측정기의 오류로 인해 실제 혈당보다 높게 측정되는 현상. 고용량 비타민 C 투여 시 발생 가능.

**고삼투압성(Hyperosmolar):** 체액보다 삼투압 농도가 높은 상태. 고용량 비타민 C 정맥주사 용액은 고삼투압성이다.

**고용량 비타민 C 정맥주사(High-dose Intravenous Vitamin C, IVC):** 수십 그램의 비타민 C를 정맥으로 직접 주사하여 약리학적 혈중 농도에 도달하게 하는 치료법.

**골수 유래 억제 세포(Myeloid-Derived Suppressor Cell, MDSC):** 면역 반응을 억제하는 기능을 가진 미성숙 골수 세포.

**과산화수소(Hydrogen Peroxide, $H_2O_2$):** 활성산소종의 하나. 고농도 비타민 C가 암세포 주변에서 생성하여 산화 스트레스를 유발할 수 있다.

**과민 반응(Hypersensitivity Reaction):** 특정 물질에 대해 면역계가 과도하게 반응하는 현상 (예: 알레르기).

**과메틸화(Hypermethylation):** DNA 특정 부위에 메틸기가 비정상적으로 많이 붙어 유전자 발현이 억제되는 현상.

**괴사(Necrosis):** 세포가 손상을 입어 통제되지 않고 죽는 과정.

**괴혈병(Scurvy):** 심각한 비타민 C 결핍으로 인해 발생하는 질환. 잇몸 출혈, 피하 출혈, 상처 치유지연 등이 특징이다.

**교모세포종(Glioblastoma Multiforme, GBM):** 가장 흔하고 악성도가 높은 원발성 뇌종양.

**금기증(Contraindication):** 특정 치료나 약물을 사용해서는 안 되는 의학적 조건이나 상태.

**급성 골수성 백혈병(Acute Myeloid Leukemia, AML):** 골수에서 발생하는 혈액암의 일종.

# 용어 해설

**급성 신손상(Acute Kidney Injury, AKI):** 신장 기능이 갑자기 나빠지는 상태.

**기좌호흡(Orthopnea):** 누우면 숨쉬기 힘들어 앉거나 서야 호흡이 편해지는 증상. 심부전 등에서 나타날 수 있다.

**길항 작용(Antagonism):** 두 가지 약물이 함께 작용할 때 서로의 효과를 상쇄하거나 약화시키는 작용.

**나트륨 의존성 비타민 C 수송체(Sodium-dependent Vitamin C Transporter, SVCT):** 세포막에서 비타민 C(아스코르베이트)를 나트륨과 함께 세포 안으로 능동적으로 수송하는 단백질. SVCT1과 SVCT2가 있다.

**난소암(Ovarian Cancer):** 여성의 난소에서 발생하는 악성 종양.

**내약성(Tolerability):** 환자가 치료나 약물의 부작용을 얼마나 잘 견뎌낼 수 있는지의 정도.

**눈가림(Blinding):** 임상시험에서 연구 대상자나 연구자가 어떤 치료를 받고 있는지 알지 못하도록 하는 방법. 편견을 줄이기 위해 사용된다. (단일 눈가림, 이중 눈가림 등)

**다학제 팀(Multidisciplinary Team, MDT):** 다양한 분야의 전문가들이 협력하여 환자를 진료하는 팀.

**대사체(Metabolome):** 세포나 조직 내에 존재하는 모든 저분자 대사 물질의 총체.

**대식세포(Macrophage):** 선천 면역을 담당하는 백혈구의 일종으로, 병원균이나 세포 찌꺼기를 탐식하고 면역 반응을 조절한다.

**데옥시리보핵산(DNA, Deoxyribonucleic Acid):** 생물의 유전 정보를 담고 있는 이중 나선 구조의 분자. 세포의 형질을 결정하고 단백질 합성을 지시하는 유전자의 기본 단위다.

**디하이드로아스코르브산(Dehydroascorbic Acid, DHA):** 비타민 C(아스코르브산)가 산화된 형태.

**독성(Toxicity):** 약물이나 치료법이 인체에 해로운 영향을 미치는 정도.

**동시 화학방사선요법(Concurrent Chemoradiation Therapy, CCRT):** 항암제 치료와 방사선 치료를 동시에 시행하는 것.

**리오단 프로토콜(Riordan IVC Protocol):** 미국 리오단 클리닉에서 개발하고 사용하는 고용량 비타민 C 정맥주사요법 프로토콜.

**림프종(Lymphoma):** 림프계 조직(림프절, 비장 등)에서 발생하는 악성 종양.

**마이어스 칵테일(Myers' cocktail)**: 고용량 비타민 C, 비타민 B군, 마그네슘, 칼슘 등을 혼합한 정맥주사요법.

**말초 삽입형 중심 정맥 카테터(Peripherally Inserted Central Catheter, PICC)**: 팔의 정맥을 통해 중심 정맥까지 삽입되는 긴 관.

**말초신경병증(Peripheral Neuropathy)**: 말초 신경 손상으로 인해 발생하는 감각 이상(저림, 통증), 운동 약화 등의 증상. 일부 항암제의 부작용으로 나타날 수 있다.

**면역 관문 억제제(Immune Checkpoint Inhibitor)**: 면역 관문 분자의 작용을 차단하여 T 세포 등 면역세포가 암세포를 효과적으로 공격하도록 돕는 면역항암제의 일종.

**무병 생존(Disease-Free Survival, DFS)**: 치료 후 암이 재발하지 않고 생존하는 기간.

**무진행 생존 기간(Progression-Free Survival, PFS)**: 치료 시작 후 암이 진행되거나 환자가 사망하기까지의 기간.

**바이오마커(Biomarker)**: 몸 안의 변화나 질병 상태를 객관적으로 측정하고 평가할 수 있는 생물학적 지표 (예: 특정 유전자 변이, 단백질, 대사 물질).

**반감기(Half-life, t1/2)**: 약물의 혈중 농도가 절반으로 줄어드는 데 걸리는 시간.

**반동성 괴혈병(Rebound Scurvy)**: 장기간 고용량 비타민 C 섭취 후 갑자기 중단 시 나타날 수 있는 일시적 비타민 C 결핍 증상 (이론적 우려).

**백금 계열 항암제(Platinum-based chemotherapy)**: 시스플라틴, 카보플라틴, 옥살리플라틴 등 백금을 포함하는 항암제. DNA 손상을 유발하여 암세포를 사멸시킨다.

**보완·대체 의학(Complementary and Alternative Medicine, CAM)**: 표준 의학 치료를 보완하거나 대체하는 다양한 치료법 및 접근 방식.

**보조 요법(Adjuvant Therapy)**: 주된 치료(예: 수술) 후 재발을 막기 위해 추가적으로 시행하는 치료(예: 보조 항암화학요법).

**산화 촉진제(Pro-oxidant)**: 산화 반응을 촉진하는 물질. 고농도 비타민 C는 조건부 산화 촉진제로 작용할 수 있다.

**생체 이용률(Bioavailability)**: 투여된 약물 중 전신 순환에 도달하여 약효를 나타낼 수 있는 비율.

**선택적 독성(Selective Toxicity)**: 특정 약물이나 치료법이 목표 세포(예: 암세포)에는 해를 끼치지만 정상 세포에는 비교적 영향을 덜 미치는 특성.

**세포자멸사(Apoptosis):** 프로그램된 세포 사멸. 손상되거나 불필요한 세포가 스스로 제거되는 정상적인 과정. 암세포는 종종 이 과정을 회피한다.

**시너지 효과(Synergistic Effect):** 두 가지 이상의 요인이 함께 작용하여 각각의 효과를 합친 것보다 더 큰 효과를 내는 것.

**악액질(Cachexia, 카켁시아):** 암이나 만성 질환 환자에게 나타나는 심각한 체중 감소, 근육량 감소, 식욕 부진, 피로 등을 특징으로 하는 전신 쇠약 상태.

**아나필락시스(Anaphylaxis):** 특정 항원에 노출된 후 급격하게 발생하는 심각한 전신 알레르기 반응. 생명을 위협할 수 있다.

**아스코르베이트(Ascorbate):** 비타민 C(아스코르브산)가 체액 내에서 이온화된 형태. 환원형 비타민 C를 지칭할 때 주로 사용된다.

**아스코르브산(Ascorbic Acid):** 비타민 C의 화학명.

**알파-리포산(Alpha-Lipoic Acid, ALA):** 강력한 항산화제 중 하나로, 에너지 대사 및 신경 보호 효과 등이 연구되고 있다.

**약동학(Pharmacokinetics, PK):** 약물이 체내에서 흡수, 분포, 대사, 배설되는 과정을 연구하는 학문.

**약력학(Pharmacodynamics, PD):** 약물이 생체에 미치는 효과 및 작용 기전을 연구하는 학문.

**옥살산염 신병증(Oxalate Nephropathy):** 비타민 C 대사산물인 옥살산염 결정이 신 세뇨관에 침착되어 발생하는 급성 신손상.

**용량 제한 독성(Dose-Limiting Toxicity, DLT):** 약물 용량을 더 이상 증량할 수 없게 만드는 심각한 부작용.

**용혈성 빈혈(Hemolytic Anemia):** 적혈구가 과도하게 파괴되어 발생하는 빈혈.

**이뇨 작용(Diuresis):** 소변 생성이 증가하는 현상.

**인퓨전 펌프(Infusion Pump):** 정맥 주사 용액을 정확하고 일정한 속도로 주입하는데 사용되는 의료 기기.

**임상시험(Clinical Trial):** 새로운 약물이나 치료법의 안전성과 효과를 사람을 대상으로 평가하는 연구. (1상, 2상, 3상 등 단계별로 진행)

**전임상 연구(Preclinical Study):** 새로운 약물이나 치료법을 사람에게 적용하기 전에 실험실(in vitro)이나 동물(in vivo) 모델에서 안전성과 효과를 평가하는 연구.

**전체 생존기간(Overall Survival, OS):** 환자가 치료 시작(또는 진단) 후 사망에 이르기까지의 기간. 암 치료 효과를 평가하는 중요한 지표.

**정맥염(Phlebitis):** 정맥의 염증. 주사 부위 통증, 발적, 부종 등을 유발할 수 있다.

**정제(Tablet):** 약물을 압축하여 만든 단단한 알약 형태.

**종양 미세환경(Tumor Microenvironment):** 암세포 주변을 둘러싼 환경으로, 면역세포, 섬유아세포, 혈관, 세포외 기질 등 다양한 요소로 구성되어 암의 성장과 전이에 영향을 미친다.

**종양 반응률(Tumor Response Rate):** 치료 후 종양 크기가 감소하는 등 치료에 반응을 보인 환자의 비율.

**종양 표지자(Tumor Marker):** 암세포나 암에 대한 인체 반응에 의해 생성되어 검출될 수 있는 물질. 암 진단 보조, 치료 효과 판정, 재발 감시 등에 활용된다.

**질병 진행까지의 시간(Time To Progression, TTP):** 치료 시작 후 암이 다시 진행(악화)되기까지 걸리는 시간.

**체액 과부하(Fluid Overload):** 체내에 과도한 양의 수액이 축적되는 상태. 심부전, 신부전 환자 등에서 발생 위험이 높다.

**추적 관찰(Follow-up):** 치료 후 환자의 상태 변화나 재발 여부를 정기적으로 확인하고 관리하는 과정.

**침윤(Invasion):** 암세포가 주변의 정상 조직 속으로 파고들어 퍼져나가는 현상.

**과산화수소분해효소(Catalase):** 과산화수소를 물과 산소로 분해하는 주요 항산화 효소.

**케모포트(Chemo-port / Implantable Port):** 피하에 이식하여 중심 정맥으로 연결되는 약물 주입 장치. 반복적인 항암 치료 등에 사용된다.

**케톤 생성 식이(Ketogenic Diet):** 탄수화물 섭취를 극도로 제한하고 지방 섭취를 늘려, 몸이 지방을 주 에너지원으로 사용(케톤체 생성)하도록 유도하는 식이 요법.

**크레아티닌(Creatinine):** 근육 대사 산물로, 신장을 통해 배설된다. 혈청 크레아티닌 수치는 신장 기능을 평가하는 지표로 사용된다.

**통합 종양학(Integrative Oncology):** 근거 중심의 보완 요법을 표준 암 치료와 통합하여 환자 중심의 전인적 치료를 제공하는 분야.

용어 해설

**통합의학(Integrative Medicine):** 표준 의학 치료와 함께 과학적 근거가 있는 보완 요법을 통합적으로 사용하여 환자의 건강과 치유를 증진시키는 접근 방식.

**파이토케미컬(Phytochemical):** 식물 유래 화학 물질. 항산화, 항염증 등 건강에 유익한 효과를 가지는 다양한 성분들을 통칭한다.

**포도당 수송체(Glucose Transporter, GLUT):** 세포막을 통해 포도당을 세포 안으로 운반하는 단백질.

**항원 제시 세포(Antigen-Presenting Cell, APC):** 항원을 면역 세포(주로 T 세포)에게 제시하여 면역 반응을 유도하는 세포 (예: 수지상 세포, 대식세포).

**항원(Antigen):** 면역 반응을 유발할 수 있는 물질 (예: 병원균, 암세포 표면 단백질).

**해당과정(Glycolysis):** 포도당을 분해하여 에너지를 생산하는 세포 내 대사 과정.

**활성산소(Free Radical):** 불안정한 전자를 가진 분자로, 반응성이 높아 주변 분자를 공격하여 손상시킬 수 있다. (자유 라디칼과 유사한 의미로 사용됨)

**후성유전체(Epigenome):** DNA 염기서열 변화 없이 유전자 발현을 조절하는 모든 후성유전학적 표지(예: DNA 메틸화, 히스톤 변형)의 총합.

**후천 면역(Adaptive Immunity):** 특정 항원에 대해 기억 능력을 가지고 반응하는 맞춤형 면역 시스템. 획득 면역 혹은 적응 면역 이라고도 한다.

부록

# 한국형 고용량 비타민 C 정맥주사요법 프로토콜

| 표1 | 2025년 대한임상암대사의학회 증류수 이용 비타민 C 정맥주사 프로토콜
(리오단클리닉 프로토콜의 마그네슘 용량과 동일하게 반영)

| 비타민 C 투여량 | 사용 수액 | 남은 수액량 | 10% MgSO4 | 총 수액량 (최종 수액량) | 최종 오스몰 농도 (mOsm/L) | 총 투여 시간 | 분당 투여량 |
|---|---|---|---|---|---|---|---|
| 10g(20mL) | SW 200mL | 200mL | 2.5 mL | 221mL | 485 | 37분 | 0.25g/분 |
| 20g(40mL) | SW 200mL | 200mL | 2.5 mL | 242mL | 886 | 40분 | 0.33g/분 |
| 30g(60mL) | SW 400mL | 400mL | 2.5 mL | 463mL | 695 | 77분 | 0.38g/분 |
| 40g(80mL) | SW 400mL | 400mL | 2.5 mL | 484mL | 886 | 80분 | 0.5g/분 |
| 50g(100mL) | SW 400mL | 400mL | 5 mL | 505mL | 1062 | 84분 | 0.6g/분 |
| 60g(120mL) | SW 800mL | 800mL | 5 mL | 926mL | 695 | 103분 | 0.6g/분 |
| 70g(140mL) | SW 800mL | 800mL | 5 mL | 947mL | 793 | 105분 | 0.7g/분 |
| 80g(160mL) | SW 800mL | 800mL | 5 mL | 968mL | 886 | 108분 | 0.7g/분 |
| 90g(180mL) | SW 800mL | 800mL | 5 mL | 989mL | 976 | 110분 | 0.8g/분 |
| 100g(200mL) | SW 800mL | 800mL | 5 mL | 1010mL | 1062 | 135분 | 0.7g/분 |

미국 리오단클리닉의 프로토콜은 Magnesium Chloride 20% 주사제를 기준으로 작성되었으나, 국내에서는 Magnesium Sulfate 10% 주사제를 주로 사용하므로 이를 기준으로 마그네슘 용량을 동일하게 재계산하여 반영하였습니다.

| 표2 | 2025년 대한임상암대사의학회 증류수 이용 비타민 C 정맥주사 프로토콜

| 비타민 C 투여량 | 사용 수액 | 남은 수액량 | 10% MgSO4 | 총 수액량 (최종 수액량) | 최종 오스몰 농도 (mOsm/L) | 총 투여 시간 | 분당 투여량 |
|---|---|---|---|---|---|---|---|
| 10g (20 mL) | SW 200 mL | 200 mL | 1 mL | 221 mL | 485 | 37분 | 0.25g/분 |
| 20g (40 mL) | SW 200 mL | 200 mL | 2 mL | 242 mL | 886 | 40분 | 0.33g/분 |
| 30g (60 mL) | SW 400 mL | 400 mL | 3 mL | 463 mL | 695 | 77분 | 0.38g/분 |
| 40g (80 mL) | SW 400 mL | 400 mL | 4 mL | 484 mL | 886 | 80분 | 0.5g/분 |
| 50g (100 mL) | SW 400 mL | 400 mL | 5 mL | 505 mL | 1062 | 84분 | 0.6g/분 |
| 60g (120 mL) | SW 800 mL | 800 mL | 6 mL | 926 mL | 695 | 103분 | 0.6g/분 |
| 70g (140 mL) | SW 800 mL | 800 mL | 7 mL | 947 mL | 793 | 105분 | 0.7g/분 |
| 80g (160 mL) | SW 800 mL | 800 mL | 8 mL | 968 mL | 886 | 108분 | 0.7g/분 |
| 90g (180 mL) | SW 800 mL | 800 mL | 9 mL | 989 mL | 976 | 110분 | 0.8g/분 |
| 100g (200 mL) | SW 800 mL | 800 mL | 10 mL | 1010 mL | 1062 | 135분 | 0.7g/분 |

2025년 현재 국내에서 주사용 멸균증류수 수액이 200mL, 400mL, 800mL 용량으로 유통되기 시작함에 따라, 이를 반영하여 프로토콜을 새롭게 업데이트하였습니다. 국내에서는 마그네슘의 생리적 기능과 임상적 효과를 고려하여, 이를 추가로 첨가한 프로토콜을 구성하는 사례가 많습니다. 마그네슘이 암세포막의 SVCT2 활성을 촉진하여 비타민 C의 항종양 효과를 더욱 강화한다는 연구 결과도 보고된 바 있습니다(Cho et al., 2020).

부록

| 표3 | 2019년 대한임상암대사의학회 비타민 C 정맥주사 프로토콜

| 비타민 C 투여량 | 사용 수액 | 남은 수액량 | 10% MgSO4 | 총 수액량 (최종 수액량) | 최종 오스몰농도 (mOsm/L) | 총 투여 시간 | 분당 투여량 |
|---|---|---|---|---|---|---|---|
| 20g (40mL) | 생리식염수 250mL | 250mL | 2mL | 292mL | 991 | 50분 | 0.4g/분 |
| 40g (80mL) | 증류수 500mL | 440mL | 4mL | 524mL | 819 | 60분 | 0.7g/분 |
| 60g (120mL) | 증류수 1,000mL | 880mL | 6mL | 1006mL | 640 | 110분 | 0.6g/분 |
| 70g (140mL) | 증류수 1,000mL | 880mL | 7mL | 1027mL | 731 | 110분 | 0.6g/분 |
| 80g (160mL) | 증류수 1,000mL | 880mL | 8mL | 1048mL | 816 | 120분 | 0.7g/분 |
| 90g (180mL) | 증류수 1,000mL | 900mL | 9mL | 1089mL | 886 | 120분 | 0.8g/분 |
| 100g (200mL) | 증류수 1,000mL | 900mL | 10mL | 1110mL | 966 | 150분 | 0.7g/분 |

| 표4 | 2013년 미국 리오단 클리닉 비타민 C 정맥주사 프로토콜

| 비타민 C 투여량 | 희석액 종류 | 희석액 초기 용량 | 제거량 | 희석액 잔여 용량 | 비타민C 투여량 | MgCl₂ 20% | 최종 용량 | 주입 속도 | 총 주입 시간 | 최종 오스몰농도 (mOsm/L) |
|---|---|---|---|---|---|---|---|---|---|---|
| 15 g (30 mL) | 링거젖산용액 | 250 mL | 31 mL | 219 mL | 30 mL | 1 mL | 250 mL | 0.5-1.0 g/min | ~0.5 h | 909 |
| 25 g (50 mL) | 링거젖산용액 | 500 mL | 51 mL | 449 mL | 50 mL | 1 mL | 500 mL | 0.5-1.0 g/min | ~1 h | 795 |
| 50 g (100 mL) | 멸균수 | 500 mL | 102 mL | 398 mL | 100 mL | 2 mL | 500 mL | 0.5-1.0 g/min | ~1.5 h | 1097 |
| 75 g (150 mL) | 멸균수 | 750 mL | 152 mL | 598 mL | 150 mL | 2 mL | 750 mL | 0.5-1.0 g/min | ~2.5 h | 1088 |
| 100 g (200 mL) | 멸균수 | 1,000 mL | 202 mL | 798 mL | 200 mL | 2 mL | 1,000 mL | 0.5-1.0 g/min | ~3.5 h | 1085 |

리오단클리닉 프로토콜에서는 MgCl2 20% 200mg/mL 기준입니다(Riordan Clinic Research Institute, 2013).

※ **주의**: 위에 제시된 프로토콜 표들은 일반적인 가이드라인이며, 실제 적용 시에는 환자 개개인의 상태, 특히 **수분 제한이 필요한 환자(심부전, 신부전, 복수, 흉수, 부종 등)**의 경우에는 총 수액량을 줄이고 주입 속도를 더 느리게 조절하는 등 세심한 주의가 필요합니다.

부록

# 고용량 비타민 C 정맥주사요법에 대한 설명 및 동의서 예시

등록 번호:  생년 월일:
환자 성명:  나이/성별:

본 동의서 양식은 교육 및 연구 목적의 참고 자료입니다. 실제 임상 현장에서 사용하려면 의료법·보건복지부 가이드라인과 해당 의료기관·IRB의 최신 규정을 검토하여 반드시 수정 및 보완 후 사용해야 하며, 최종 진료 및 법적 책임은 해당 의료진과 의료 기관에 있습니다.

다음의 설명 내용은 환자 본인이나 대리인(보호자)에게 환자의 현재 상태(  진단명 및 병기  ) 및 환자가 시행받을 고용량 비타민 C 정맥주사 치료(이하 '본 치료')에 대한 충분한 정보를 제공하여, 환자 본인의 자율적인 의사에 따라 치료 여부를 결정하도록 돕기 위한 것입니다. 본 설명을 주의 깊게 읽어 보시고, 궁금한 점은 담당 의사에게 충분히 질문하신 후 신중하게 결정하시기 바랍니다.

## 1. 비타민 C 정맥주사요법 치료의 분류

본 치료는 목적과 상황에 따라 다음과 같이 분류될 수 있습니다. 환자분의 경우 아래 분류 중 해당되는 항목에 표시된 치료를 계획하고 있습니다.

☐ 보조(Adjunctive) 비타민 C 정맥주사요법: 현대의학적 표준 항암 치료(수술, 항암화학요법, 방사선 치료 등)를 시행하면서 치료 효과 증진 또는 부작용 경감을 목적으로 보조적으로 투여하는 요법입니다.

☐ 유지(Maintenance) 비타민 C 정맥주사요법: 보조 비타민 C 정맥주사요법을 일정 기간 시행 후 임상적으로 안정된 상태(예: 관해)에 도달했을 때, 건강 유지 및 재발 위험 감소를 기대하며 투여 기간이나 용량, 빈도를 조절하여 지속하는 요법입니다.

☐ 완화적(Palliative) 비타민 C 정맥주사요법: 진행된 암으로 인해 표준 치료가 어렵거나 원치 않을 경우, 암 자체 또는 이전 치료로 인한 증상(통증, 피로 등)을 완화하고 삶의 질 개선을 목적으로 투여하는 요법입니다.

☐ 대체(Alternative) 비타민 C 정맥주사요법: 환자분의 임상적 상황이나 환자 본인의 명확한 의사에 의해 표준 항암치료를 시행하지 않거나 중단하는 경우, 단독 요법 또는 다른 비표준 요법과 병행하여 시행하는 요법입니다.

## 2. 비타민 C 정맥주사요법 치료의 목적 및 기대 효과

고용량의 비타민 C를 정맥으로 투여하는 것은 경구 복용과 달리 혈중 비타민 C 농도를 매우 높게 올려 암세포에 선택적으로 독성을 나타낼 수 있다는 전임상 연구 결과들에 근거합니다[1-5]. 이는 비타민 C가 암세포 주변에서 과산화수소($H_2O_2$)를 생성하여 산화 스트레스를 유발함으로써 암세포 사멸을 유도하는 기전 등으로 설명됩니다[1, 6]. 또한 비타민 C는 콜라겐 생성[7], 면역 기능 조절[8, 9], 염증 반응 감소[10], 암 관련 유전자 발현 조절(예: HIF, TET 효소 활성)[11-15] 등 다양한 생리 활성에 관여하여 잠재적인 항암 효과를 기대합니다.

- 종양 반응 및 생존기간 향상 가능성: 일부 초기 임상 연구 및 증례 보고에서 특정 암종(예: 췌장암, 난소암, 교모세포종, 폐암 등) 환자에게 항암 치료와 본 치료를 병행했을 때 생존 기간 연장 또는 종양 반응

개선 가능성이 제시되었습니다[16-24]. 초기 연구에서는 말기암 환자의 생존 기간 연장 가능성도 보고되었습니다[25, 26]. 다양한 암종(대장암, 유방암, 신장암, 뇌종양 등)에서의 증례 보고도 있습니다[27-33]. 많은 전임상 연구에서 고농도 비타민 C가 다양한 항암제(시스플라틴, 젬시타빈, 파클리탁셀, FOLFOX 등)와 병용 시 시너지 효과를 나타낼 수 있음을 시사했습니다[34-40]. 최근에는 면역항암제와의 병용 효과 가능성도 연구되고 있습니다[41, 42].

- **삶의 질 향상과 항암치료 또는 질병 연관 증상 완화 가능성**: 본 치료가 암환자의 전반적인 삶의 질을 개선하고[43-45], 피로, 통증, 오심 등의 증상을 완화하며[17, 43, 46], 신체 기능을 유지하는 데 도움을 줄 수 있다는 보고들이 있습니다[45, 47]. 이는 환자가 계획된 표준 항암 치료를 더 잘 견디고 완료할 수 있도록 도와 간접적으로 치료 효과를 높이는 데 기여할 수 있습니다. 이러한 부작용 완화 효과가 항암제의 작용을 방해하여 나타나는 것은 아니라는 연구 결과들이 있습니다[48-50].

- **연구의 한계 및 중요 참고 사항**: 위에 언급된 효과들은 주로 소규모 임상 연구, 증례 보고, 전임상 연구 결과에 기반합니다. 아직 대규모의 잘 설계된 무작위 대조 임상시험(RCT)을 통해 그 효과와 안전성이 명확히 입증된 것은 아닙니다. 따라서 본 치료의 효과에 대한 과학적 근거는 아직 확립되지 않았으며, 연구 결과 해석에는 신중함이 필요합니다.

### 3. 비타민 C 정맥주사요법 치료의 과정 및 방법[51]

- **사전 검사**: 드물지만 유전 질환인 G6PD(포도당-6-인산 탈수소효소) 결핍증 환자에게 고용량 비타민 C를 투여하면 적혈구가 파괴되는 용혈 현상이 발생할 수 있습니다[30, 52-55]. 이를 예방하기 위해 치료 시작 전 G6PD 효소 활성도 검사를 시행합니다. 또한 신장 기능 및 전반적

인 건강 상태 평가를 위해 일반 혈액 검사, 소변 검사, 신장 기능 검사 등을 시행합니다.

- **용량 및 투여 빈도**: 부작용을 최소화하기 위해 일반적으로 낮은 용량(예: 10~25g)에서 시작하여 환자의 내약성을 확인하며 점진적으로 용량을 증량합니다. 목표 용량은 환자의 상태, 치료 목적, 체중 등을 고려하여 결정하며, 일반적으로 주 2~3회 투여가 권장됩니다.
- **혈중 농도 모니터링**: 최적의 치료 효과를 위해 목표 혈중 비타민 C 농도(예: 20mM 이상, Riordan Clinic 프로토콜 기준)에 도달하고 유지하는 것을 권장하고 있습니다[51, 56]. 이를 위해 정맥주사 직후 혈액을 채취하여 혈중 비타민 C 농도를 주기적으로 측정하고, 결과에 따라 투여 용량을 조절할 수 있습니다[57].
- **투여 기간**: 치료 기간은 환자의 임상 경과, 치료 반응, 내약성 등을 고려하여 결정합니다. 일반적으로 암이 관해 상태에 도달하거나 안정적으로 유지될 경우, 일정 기간(예: 6~12개월) 동안 투여 빈도를 유지하다가 점진적으로 줄여나갈 수 있습니다[51].
- **경구 비타민 C 보충**: 비타민 C 정맥주사를 맞지 않는 날에는 혈중 농도의 급격한 저하(이른바 '반동 효과')를 예방하기 위해 하루 4g 이상의 비타민 C를 경구로 복용하도록 권장될 수 있습니다[51, 58].
- **수액 조제**: 고농도 비타민 C는 높은 삼투압을 가지므로, 혈관통이나 정맥염을 유발할 수 있습니다. 이를 완화하기 위해 충분한 양의 수액(예: 생리식염수 또는 주사용 증류수)에 희석하여 삼투압 농도를 조절하고(예: 1200mOsm/L 이하), 마그네슘 등을 첨가하여 투여할 수 있습니다[51]. 투여 속도는 일반적으로 비타민 C 기준 분당 1g을 넘지 않도록 천천히 주입합니다[51].

### 4. 비타민 C 정맥주사요법 치료 이외의 시행 가능한 다른 치료 방법
본 치료는 대부분의 경우 표준 암 치료를 보완하는 보조요법으로 시행되며, 표준 치료를 대체할 수는 없습니다. 환자분의 암 종류, 병기, 전신 상태 등에 따라 시행 가능한 표준 치료에는 수술, 항암화학요법, 방사선 치료, 표적 치료, 면역 치료 등이 있습니다. 담당 의사와 이러한 표준 치료 및 다른 통합의학적 접근법(영양, 운동, 심리 지원 등)[59]에 대해 충분히 상의하시기 바랍니다.

### 5. 비타민 C 정맥주사요법 치료를 하지 않을 경우의 예상 결과
본 치료는 보조적인 요법이므로 이 치료를 받지 않는다고 해서 현재 받고 있는 표준 치료의 결과나 기본적인 예후가 직접적으로 결정되는 것은 아닙니다. 환자분의 예후는 주로 암의 종류, 병기, 표준 치료의 효과, 환자분의 전신 상태 등에 따라 결정됩니다. 본 치료를 받지 않기로 결정하더라도 표준 치료 및 기타 필요한 의료적 관리는 계속 받아야 합니다.

### 6. 치료 중 발생 가능한 부작용, 합병증 및 대처법[51]
본 치료는 일반적으로 내약성이 좋은 편이나, 다음과 같은 부작용이나 합병증이 발생할 수 있습니다.

- 흔한 부작용: 수액 주입 및 높은 삼투압으로 인해 일시적인 오심, 두통, 어지러움, 입마름, 주사 부위 통증이나 불편감 등이 나타날 수 있습니다[16, 17, 44, 47]. 충분한 수분 섭취와 천천히 주입하는 것으로 대부분 완화됩니다.
- 흔하지 않은 부작용: 피로, 설사, 불면, 일시적인 혈압 상승, 식욕 저하, 오한(차가운 수액 주입 시), 일시적인 혈당 변화 등이 보고되었습니다[16, 17, 44, 47, 60].

- **G6PD 결핍 환자의 용혈**: 치료 전 검사를 통해 확인하며, G6PD 결핍이 확인된 경우 본 치료는 금기입니다[30, 52-55].
- **신장 기능 관련**
    ① 옥살산염 신장 결석: 비타민 C 대사 산물인 옥살산염이 소변으로 배설되면서 신장 결석의 위험을 높일 수 있다는 우려가 있습니다[47, 61, 62]. 하지만 실제 고용량 비타민 C 정맥주사 후 신장 결석 발생 보고는 매우 드뭅니다[60, 63]. 신장 결석 과거력이 있거나 신장 기능이 저하된환자는 주의가 필요하며, 충분한 수분 섭취가 예방에 도움이 됩니다. 조제 시 마그네슘을 첨가하는 것이 결석 예방에 도움이 될 수 있습니다[51, 64, 65].
    ② 신부전: 이미 심각한 신장 기능 장애가 있는 환자는 수분 및 나트륨 부하, 옥살산염 배설 문제 등으로 인해 상태가 악화될 수 있어 금기 또는 매우 신중한 적용이 필요합니다[51].
- **전해질 불균형**: 매우 고용량(예: $90g/m^2$ 이상) 투여 시 드물게 고나트륨혈증, 저칼륨혈증 등이 보고되었습니다[16]. 비타민 C의 킬레이션 효과로 인해 일시적인 저칼슘혈증이나 저마그네슘혈증이 발생하여 떨림 등이 나타날 수 있으며, 필요 시 마그네슘이나 칼슘을 보충할 수 있습니다[51].
- **혈당 측정 오류**: 비타민 C는 일부 자가 혈당 측정기의 측정 방식에 영향을 주어 실제 혈당보다 높게 측정될 수 있습니다. 이는 주사 투여 중 및 투여 후 약 8~10시간 동안 지속될 수 있습니다. 따라서 당뇨병 환자는 이 기간 동안 자가 혈당 측정 결과 해석에 주의해야 하며, 정확한 혈당 측정이 필요할 경우 병원에서 정맥 채혈을 통한 검사(Hexokinase 방법)를 받아야 합니다. 인슐린 용량 조절 시 특히 주의해야 한다. 치료 전후 식사를 거르지 않는 것이 혈당 안정에 도움이 됩니다.

- **종양 괴사 또는 종양 출혈**: 매우 드물지만, 특히 종양 크기가 매우 크거나 빠르게 자라는 경우, 뇌전이가 있는 경우, 고용량 비타민 C 투여 후 급격한 종양 괴사나 출혈 위험이 이론적으로 제기된 바 있습니다[31, 66]. 이를 예방하기 위해 점진적인 용량 증량이 원칙입니다.
- **수분 과부하**: 주사액에는 나트륨이 포함되어 있고 많은 양의 수액이 투여되므로 복수, 흉수, 심한 부종, 울혈성 심부전 등이 있는 환자는 수분 과부하 위험이 있어 주의 깊은 관찰 및 용량 조절이 필요하며, 경우에 따라 금기가 될 수 있습니다[51].
- **철분 과부하 질환**: 혈색소증 등 철분 과부하 상태의 환자는 비타민 C가 철분 흡수를 촉진하고 체내 철분 이동에 영향을 줄 수 있어 주의가 필요하며 금기가 될 수 있습니다[51].
- **기타**: 주사 부위 정맥염, 알레르기 반응(매우 드묾) 등이 발생할 수 있습니다.
- **부작용 발생 시 대처**: 대부분의 경미한 부작용은 수액 주입 속도 조절, 수분 섭취 격려, 대증 요법(예: 진통제, 항구토제) 등으로 조절됩니다. 심각한 부작용 발생 시 즉시 투여를 중단하고 적절한 의학적 처치를 시행합니다.

### 7. 환자상태 및 특이사항

다음 사항에 해당되면 반드시 체크(V)하고 담당 의사에게 알려 주십시오.

☐ G6PD 결핍증 진단을 받은 적이 있거나 가족력이 있음
☐ 신장 질환(신부전, 신장 결석 등) 병력 있음
☐ 현재 투석 치료 중임
☐ 당뇨병 진단받고 약물 또는 인슐린 치료 중임
☐ 울혈성 심부전, 심한 부종, 복수, 흉수 등 수분 저류 상태임
☐ 혈색소증 등 철분 과부하 질환 병력 있음

☐ 항응고제(예: 와파린) 복용 중임[67]
☐ 특정 약물이나 음식에 대한 알레르기 병력 있음
☐ 현재 임신 또는 수유 중임
☐ 기타 만성 질환 또는 복용 중인 약물/건강기능식품:

**8. 보험 및 비용 관련 사항**

고용량 비타민 C 정맥주사요법은 국민건강보험 급여 대상이 아닌 비급여 치료입니다. 따라서 치료에 소요되는 모든 비용(검사비, 약제비, 주사 처치료 등)은 환자 본인이 전액 부담해야 합니다. 가입하신 민간 실손의료보험에서도 보장되지 않을 수 있으니, 필요 시 해당 보험사에 확인하시기 바랍니다.

**9. 동의의 철회**

환자 또는 법정대리인은 동의서에 서명한 이후에도 언제든지 동의를 철회할 수 있습니다. 동의 철회 의사를 밝히면 본 치료는 즉시 중단되며, 동의 철회로 인해 환자에게 어떠한 불이익도 주어지지 않습니다.

**10. 환자 확인 및 동의**

- 본인은 담당 의사로부터 현재 본인의 상태와 시행 받을 고용량 비타민 C 정맥주사 치료의 목적, 과정, 기대 효과, 발생 가능한 부작용 및 합병증, 대처 방법, 다른 가능한 치료 방법, 치료를 받지 않을 경우의 결과, 비용 문제 등에 대해 충분한 설명을 들었습니다.
- 본인은 본 치료가 현재 표준 암 치료법으로 확립되지 않았으며, 효과와 안전성에 대한 과학적 근거가 제한적일 수 있음을 이해하였습니다.
- 본인은 본 치료의 효과가 보장되지 않음을 이해하였습니다.
- 본인은 궁금한 점에 대해 질문하고 설명을 들을 기회를 가졌으며, 모

든 질문에 대해 만족스러운 답변을 들었습니다.
- 본인은 위에 설명된 내용과 담당 의사의 추가 설명을 충분히 이해하였으며, 자발적인 의사에 따라 고용량 비타민 C 정맥주사 치료를 받는 것에 동의합니다.
- 본인은 치료 중 발생할 수 있는 부작용 및 합병증에 대해 인지하였으며, 의료진의 지시에 따라 치료에 적극적으로 협조하겠습니다.

본 동의서는 환자 본인 또는 법정대리인이 내용을 충분히 이해하고 서명하였음을 확인하며, 사본 1부를 발급받아 보관하시기 바랍니다.

작성 일자: _____ 년 _____ 월 _____ 일 _____ 시 _____ 분

설명 의사: _____ (서명)

환자 본인: _____ (서명)

생년 월일: _____ 년 _____ 월 _____ 일

연 락 처: _____

법정대리인(해당 시): _____ (서명)

환자와의 관계: _____

연락처: _____

※ 법정대리인이 서명하는 경우 사유
  ▸ 환자가 의사결정 능력이 없다고 판단됨(신체적/정신적 장애 등)
  ▸ 환자가 미성년자임

※ 참고문헌 목록이 포함된 동의서 예시는 QR 코드를 통해 부록으로 다운로드 받을 수 있습니다.

# 고용량 비타민 C 정맥주사요법 간이 동의서 예시

환자         등록번호:        생년월일:
환자         성명:             나이/성별:

본 동의서 양식은 교육 및 연구 목적의 참고 자료입니다. 실제 임상 현장에서 사용하려면 의료법·보건복지부 가이드라인과 해당 의료기관·IRB의 최신 규정을 검토하여 반드시 수정 및 보완 후 사용해야 하며, 최종 진료 및 법적 책임은 해당 의료진과 의료 기관에 있습니다

## 1. 진단 및 치료 계획
- 환자 진단명 및 병기:
- 시행 예정 치료: 고용량 비타민 C 정맥주사 치료(이하 '본 치료')
- 치료 목적 분류(해당 항목 체크):
  ☐ 보조 치료(표준 항암 치료와 병행)
  ☐ 유지 치료(안정 상태에서 재발 예방 목적)
  ☐ 완화 치료(증상 완화 및 삶의 질 개선 목적)
  ☐ 대체 치료(표준 치료 미시행 시)

## 2. 치료 목적 및 기대 효과
본 치료는 고용량의 비타민 C를 정맥으로 투여하여, 잠재적으로 암세포 성장 억제, 항암 치료 부작용 경감, 면역 기능 조절, 삶의 질 개선 등을 기대하는 치료법입니다.

## 3. 치료의 한계 및 중요 참고사항

- 효과 불확실성: 본 치료의 암 치료 효과 및 안전성은 대규모 임상시험을 통해 명확히 입증되지 않았습니다. 치료 효과는 개인에 따라 다를 수 있으며, 효과를 보장하지 않습니다.
- 표준 치료 대체 불가: 본 치료는 대부분 표준 암 치료(수술, 항암화학요법, 방사선 치료 등)를 보조하는 목적으로 사용되며, 표준 치료를 대체할 수 없습니다. 표준 치료에 대해서는 담당 의사와 반드시 상의해야 합니다.

## 4. 고용량 비타민 C 정맥주사요법 치료 과정(개요)

- 사전 검사: G6PD 결핍증 검사, 신장 기능 검사 등 필요한 검사를 시행합니다.
- 투여 방법: 10~20g의 낮은 용량에서 시작하여 상태를 보며 점진적으로 용량을 증량하며, 정맥을 통해 천천히 주입합니다. 임상 반응 및 내약성에 따라 일반적으로 주 1~3회를 수 개월 지속 후 감량 가능합니다.
- 모니터링: 필요 시 신장 기능 검사와 혈중 비타민 C 농도를 포함한 실험실 검사를 주기적으로 확인할 수 있습니다.

## 5. 발생 가능한 주요 부작용 및 위험

- 흔한 부작용: 오심, 두통, 어지러움, 입마름, 주사 부위 통증 등(대부분 일시적)
- 주의가 필요한 경우:
  ① G6PD 결핍증: 용혈 위험으로 금기(사전 검사 필수)
  ② 신장 기능 이상/결석: 상태 악화 또는 결석 생성 위험 증가 가능 (신중 투여 또는 금기)

③ 당뇨병: 자가 혈당 측정 시 오류 발생 가능(주의 필요)
④ 수분 과부하 위험: 심부전, 심한 부종, 복수/흉수 등 환자 주의
⑤ 철분 과부하 질환: 금기 또는 주의 필요
⑥ 기타: 혈관통, 정맥염, 전해질 불균형, 종양 괴사/출혈(매우 드묾) 등

## 6. 다른 가능한 치료방법
환자분의 상태에 따라 수술, 항암화학요법, 방사선 치료, 표적 치료, 면역 치료 등 표준 암 치료가 가능하며, 이에 대해 담당 의사와 상의해야 합니다.

## 7. 치료를 받지 않을 경우
본 치료는 보조적인 요법이므로, 받지 않더라도 예후는 주로 암의 상태와 표준 치료 효과에 따라 결정됩니다. 표준 치료는 계속 받아야 합니다.

## 8. 환자 상태 및 특이 사항
다음 사항에 해당되시면 반드시 체크(∨)하고 담당 의사에게 알려주십시오.
☐ G6PD 결핍증 진단을 받은 적이 있거나 가족력이 있음
☐ 신장 질환(신부전, 신장 결석 등) 병력 있음
☐ 현재 투석 치료 중임
☐ 당뇨병 진단받고 약물 또는 인슐린 치료 중임
☐ 울혈성 심부전, 심한 부종, 복수, 흉수 등 수분 저류 상태임
☐ 혈색소증 등 철분 과부하 질환 병력 있음
☐ 항응고제(예: 와파린) 복용 중임
☐ 특정 약물이나 음식에 대한 알레르기 병력 있음

☐ 현재 임신 또는 수유 중임
☐ 기타 만성 질환 또는 복용 중인 약물/건강기능식품

## 9. 비용
본 치료는 건강보험이 적용되지 않는 비급여 항목으로, 모든 비용은 환자 본인이 부담해야 합니다(실손보험 적용 여부 별도 확인 필요).

## 10. 동의 철회권
치료 시작 전후 언제든지 동의를 철회할 수 있으며, 이로 인한 불이익은 없습니다.

## 11. 의학적 근거
본 치료의 의학적 근거에 대한 자세한 정보(관련 연구 문헌 등)는 요청하면 별도로 제공합니다

## 12. 환자 확인 및 동의
- 본인은 담당 의사로부터 본 치료의 목적, 과정, 기대 효과 및 한계, 위험성, 대안 등에 대해 설명을 들었습니다.
- 본인은 본 치료가 비표준 치료이며 효과가 보장되지 않음을 이해합니다.
- 본인은 궁금한 점을 질문하고 답변을 들었습니다.
- 본인은 자발적 의사로 본 치료에 동의하며, 치료에 협조하겠습니다.

작성 일자: _____년 _____월 _____일 _____시 _____분

설명 의사: _____ (서명)

환자 본인: _____ (서명)

연 락 처: _____

법정대리인 (해당 시): _____ (서명)

환자와의 관계: _____    연락처: _____

(서명 사유: ☐ 의사결정능력 부재    ☐ 미성년자)

부록

# 고용량 비타민 C 정맥주사요법 차트 문서화 양식 예시

### 비타민 C 정맥주사 – 50g
정맥주사 치료 기록

환자이름: _____    날짜: _____

**투여되는 주사 구성성분 및 용량**

| 주사제 | 투여량 |
|---|---|
| 비타민 C 주 10g/20mL | 100mL |
| 황산마그네슘주 10% | 5mL |
| 주사용 증류수 400mL | 400mL |

예상 치료 시간: 1시간 40분

최종 오스몰 농도: 약 1062 mOsm/L

수액 투여 속도: 101 방울/분

투여 위치: _____

투여 시작 시각: 오전/오후 _____ 시 _____ 분

투여 마감 시각: 오전/오후 _____ 시 _____ 분

**수액 투여 방법 확인**

23G 나비바늘 세트: _____    24G 혈관카테터: _____

제거할 때 카테터 끝부분 이상 없음: ☐

수액 투여 전 체중: _____ kg

수액 투여 전 활력징후: 혈압: _____ 맥박: _____ 호흡수: _____ 체온: _____

| 주사제 | 시작 | 15분 | 30분 | 1시간 | 2시간 | 3시간 | 종료 |
|---|---|---|---|---|---|---|---|
| 투여속도(방울/분) | | | | | | | |
| 수액관의 누출과 기포 점검 | | | | | | | |
| 투여부위 일혈, 부종, 출혈 여부 | | | | | | | |

수액 투여 후 활력징후: 혈압: _____ 맥박: _____

수액 투여 중 메모: _____
_____
_____

의사 서명: _____    치료받은 회차: _____

# 고용량 비타민 C 정맥주사요법에 필요한 국내 주사제 종류

## 1. 비타민 C 주사제 종류(500mg/mL)

| 상품명 | 용량 | 보험 정보 | 제약사 |
|---|---|---|---|
| 메리트 씨 주사 10, 20, 25mL | 10, 20, 25mL | 비급여 | 휴온스 |
| 대한뉴팜 비타민 씨 주 20, 50mL | 25, 50mL | 비급여 | 대한뉴팜 |
| 메가그린 주 | 20mL | 비급여 | 녹십자웰빙 |
| 뷰타민 주 | 20mL | 비급여 | 광동제약 |
| 씨포텐 주 | 20mL | 비급여 | 유한양행 |
| 아스코빅 주 | 20mL | 비급여 | 비씨월드제약 |
| 유니씨 주 | 20mL | 비급여 | 유니메드제약 |
| 대웅 풀타민 주 | 20mL | 비급여 | 대웅제약 |
| 미앤씨 주 | 20mL | 비급여 | 삼진제약 |
| 비씨업 주 | 20mL | 비급여 | 동광제약 |
| 아로빈 주 | 20mL | 비급여 | 경남제약 |
| 아코젠 주사 | 20mL | 비급여 | 테라젠이텍스 |
| 오코빅 주 | 20mL | 비급여 | 오스코리아제약 |
| 제일 하이비타씨 주 | 20mL | 비급여 | 제일약품 |
| 큐아씨 주 | 20mL | 비급여 | 큐라티스 |
| 아스코르 주 | 50mL | 비급여 | 엠에프바이오파마 |

## 2. 주사용 멸균증류수

| 상품명 | 용량 | 보험 정보 | 제약사 |
|---|---|---|---|
| 주사용수 키트 주사 | 200mL | 비급여 | 유케이케미팜 제조(녹십자웰빙 판매) |
| 중외 주사용수 400mL | 400mL | 비급여 | JW중외제약 제조(대한뉴팜 판매) |
| 중외 주사용수 800mL | 800mL | 비급여 | JW중외제약 제조(대한뉴팜 판매) |
| 대한 멸균증류수 1L(백, 병) | 1,000mL | 급여 | 대한약품공업주식회사 |
| 이노엔 주사용수 | 1,000mL | 급여 | 에이치케이이노엔 |
| 중외 주사용수 1,000ml (백) | 1,000mL | 급여 | JW중외제약 |

## 3. 주사용 멸균생리식염수

| 상품명 | 용량 | 보험 정보 | 제약사 |
|---|---|---|---|
| 프리필드 대한 멸균생리식염수 5, 10mL | 5, 10mL | 비급여 | 대한약품공업주식회사 |
| 대한 멸균생리식염수 110mL | 110mL | 비급여 | 대한약품공업주식회사 |
| 생리식염키트 주사 110ml | 110mL | 비급여 | 유케이케미팜 제조 (녹십자웰빙 판매) |
| 중외 엔에스 주사액 110ml (백, 병) | 110mL | 비급여 | JW생명과학 제조 (JW중외제약 판매) |
| 이노엔 0.9% 생리식염 주사액 110mL | 110mL | 비급여 | 에이치케이이노엔 |
| 제뉴원 생리식염 주사액 110mL | 110mL | 비급여 | 주식회사제뉴원사이언스 |
| 생리식염키트 주사 250ml | 250mL | 비급여 | 유케이케미팜 제조 (녹십자웰빙 판매) |

## 4. 마그네슘 주사제

### 4.1 염화마그네슘 주사제 10% 100mg/mL

| 상품명 | 용량 | 보험 정보 | 제약사 |
|---|---|---|---|
| 대한뉴팜 염화마그네슘 주 10% | 10mL | 비급여 | 대한뉴팜 |
| 지씨웰빙 염화마그네슘 주 10% | 10mL | 비급여 | 녹십자웰빙 |

### 4.2 황산마그네슘 주사제 10% 100mg/mL

| 상품명 | 용량 | 보험 정보 | 제약사 |
|---|---|---|---|
| 마시 주사 10% 5mL | 5mL | 비급여 | 휴온스 |
| 메가네슘 주 10% 5, 20mL | 5, 20mL | 비급여 | 녹십자웰빙 |
| 미네엠 주 | 5mL | 비급여 | 대한뉴팜 |
| 제일 엠지 주 | 5mL | 비급여 | 대한뉴팜 제조(제일약품 판매) |
| 대한 황산마그네슘 주사액 10% | 10mL | 비급여 | 대한약품공업주식회사 |

## 5. 칼슘 주사제 10%

| 상품명 | 용량 | 보험 정보 | 제약사 |
|---|---|---|---|
| 지씨 글루콘산칼슘 주 | 2mL | 비급여 | 녹십자웰빙 |
| 제이더블유중외제약 글루콘산칼슘 주사액 20ml | 20mL | 급여 | JW중외제약 |
| 대한 글루콘산칼슘 주 20ml/pp | 20mL | 급여 | 대한약품공업주식회사 |

## 6. 탄산수소나트륨 주사제 8.4% 84mg/mℓ

| 상품명 | 용량 | 보험 정보 | 제약사 |
|---|---|---|---|
| 지씨 비본 주 | 2mL | 비급여 | 녹십자웰빙 |
| 휴온스 탄산수소나트륨 주사액 8.4% | 20mL | 급여 | 휴온스 |
| 대원 탄산수소나트륨 주사액 8.4% | 20mL | 급여 | 대원제약 |
| 대한 탄산수소나트륨 8.4% 주 | 20mL | 급여 | 대한약품공업주식회사 |
| 제일 탄산수소나트륨 주사액 8.4% | 20mL | 급여 | 제일제약 |

부록

# 부록 자료집 다운로드 받기 /
# 치료 사례 제공 의사 소개

**이 QR 코드는 본 도서를 구매하신 독자 분들을 위한
부록 다운로드 링크입니다.**

제공된 자료는 개인적인 용도로만 사용해 주시고, 무단 공유나 배포는 저작권법에 위반될 수 있으니 유의해 주시기 바랍니다.

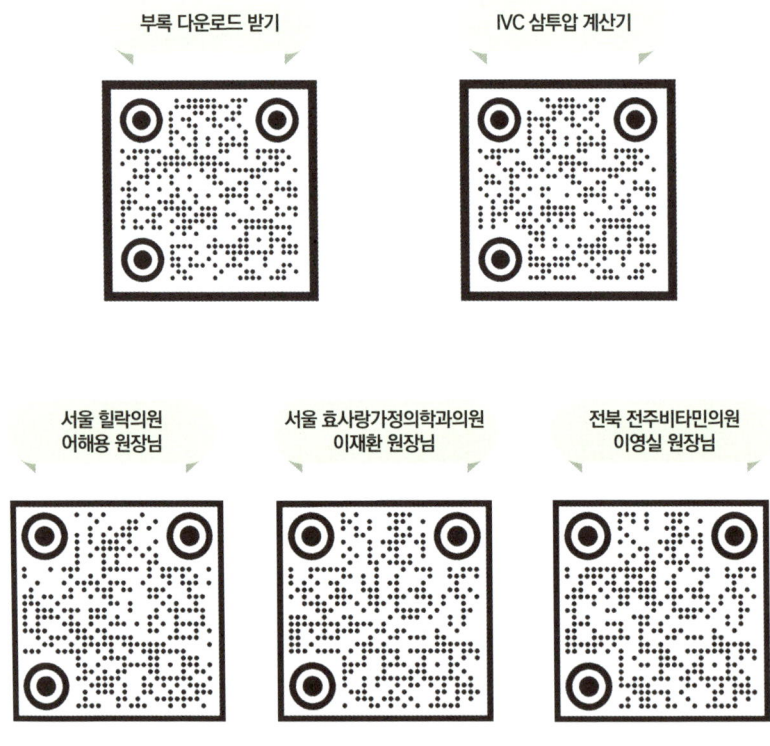

# 참고문헌

### ▷ 동의서 참고문헌

1. Chen, Q., et al. (2005). Pharmacologic ascorbic acid concentrations selectively kill cancer cells: action as a pro-drug to deliver hydrogen peroxide to tissues. Proceedings of the National Academy of Sciences of the United States of America, 102(38), 13604-13609.

2. Chen, Q., et al. (2008). Pharmacologic doses of ascorbate act as a prooxidant and decrease growth of aggressive tumor xenografts in mice. Proceedings of the National Academy of Sciences of the United States of America, 105(32), 11105-11109.

3. Du, J., et al. (2010). Mechanisms of ascorbate-induced cytotoxicity in pancreatic cancer. Clinical Cancer Research, 16(2), 509-520.

4. Yun, J., et al. (2015). Vitamin C selectively kills KRAS and BRAF mutant colorectal cancer cells by targeting GAPDH. Science, 350(6266), 1391-1396.

5. Ngo, B., et al. (2019). Targeting cancer vulnerabilities with high-dose vitamin C. Nature Reviews. Cancer, 19(5), 271-282.

6. Doskey, C. M., et al. (2016). Tumor cells have decreased ability to metabolize H2O2: Implications for pharmacological ascorbate in cancer therapy. Redox Biology, 10, 274-284.

7. Pinnell, S. R. (1985). Regulation of collagen biosynthesis by ascorbic acid: a review. The Yale Journal of Biology and Medicine, 58(6), 553-559.

8. Carr, A. C., et al. (2017). Vitamin C and Immune Function. Nutrients, 9(11), 1211.

9. Manning, J., et al. (2013). Vitamin C promotes maturation of T-cells. Antioxidants & Redox Signaling, 19(17), 2054-2067.

10. Mikirova, N. A., et al. (2012). Effect of high-dose intravenous vitamin C on inflammation in cancer patients. Journal of Translational Medicine, 10, 189.

11. Knowles, H. J., et al. (2003). Effect of ascorbate on the activity of hypoxia-inducible factor in cancer cells. Cancer research, 63(8), 1764-1768.

12. Cimmino, L., et al. (2017). Restoration of TET2 Function Blocks Aberrant

Self-Renewal and Leukemia Progression. Cell, 170(6), 1079-1095.e20.

13. Ito, S., et al. (2011). Tet proteins can convert 5-methylcytosine to 5-formylcytosine and 5-carboxylcytosine. Science, 333(6047), 1300-1303.
14. Mingay, M., et al. (2018). Vitamin C-induced epigenomic remodelling in IDH1 mutant acute myeloid leukaemia. Leukemia, 32(1), 11-20.
15. Yin, R., et al. (2013). Ascorbic acid enhances Tet-mediated 5-methylcytosine oxidation and promotes DNA demethylation in mammals. Journal of the American Chemical Society, 135(28), 10396-10403.
16. Monti, D. A., et al. (2012). Phase I evaluation of intravenous ascorbic acid in combination with gemcitabine and erlotinib in patients with metastatic pancreatic cancer. PLoS ONE, 7(1), e29794.
17. Ma, Y., et al. (2014). High-dose parenteral ascorbate enhanced chemosensitivity of ovarian cancer and reduced toxicity of chemotherapy. Science Translational Medicine, 6(222), 222ra18.
18. Welsh, J. L., et al. (2013). Pharmacological ascorbate with gemcitabine for the control of metastatic and node-positive pancreatic cancer (PACMAN): results from a phase I clinical trial. Cancer Chemotherapy and Pharmacology, 71(3), 765-775.
19. Allen, B. G., et al. (2019). First-in-Human Phase I Clinical Trial of Pharmacological Ascorbate Combined with Radiation and Temozolomide for Newly Diagnosed Glioblastoma. Clinical Cancer Research, 25(22), 6590-6597.
20. Schoenfeld, J. D., et al. (2017). $O_2^-$ and $H_2O_2$-Mediated Disruption of Fe Metabolism Causes the Differential Susceptibility of NSCLC and GBM Cancer Cells to Pharmacological Ascorbate. Cancer Cell, 31(4), 487-500.e8.
21. Furqan, M., et al. (2022). Pharmacological ascorbate improves the response to platinum-based chemotherapy in advanced stage non-small cell lung cancer. Redox Biology, 53, 102318.
22. Bodeker, K. L., et al. (2024). A randomised trial of pharmacological ascorbate, gemcitabine and nab-paclitaxel for metastatic pancreatic cancer. Redox Biology, 77, 103375.
23. Baillie, N., et al. (2018). The use of intravenous vitamin C as a supportive therapy for a patient with glioblastoma multiforme. Antioxidants, 7(9), 115.
24. Petronek, M. S., et al. (2024). Magnetic Resonance Imaging of Iron Metabolism with T2* Mapping Predicts an Enhanced Clinical Response to

Pharmacological Ascorbate in Patients with Glioblastoma. Clinical Cancer Research, 30(2), 283-293.

25. Cameron, E., et al. (1976). Supplemental ascorbate in the supportive treatment of cancer: Prolongation of survival times in terminal human cancer. Proceedings of the National Academy of Sciences of the United States of America, 73(10), 3685-3689.

26. Murata, A., et al. (1982). Prolongation of survival times of terminal cancer patients by administration of large doses of ascorbate. International Journal for Vitamin and Nutrition Research. Supplement, 23, 103-113.

27. Padayatty, S. J., et al. (2006). Intravenously administered vitamin C as cancer therapy: three cases. CMAJ : Canadian Medical Association Journal = Journal de l'Association medicale canadienne, 174(7), 937-942.

28. Drisko, J. A., et al. (2018). Treatment of pancreatic cancer with intravenous vitamin C: a case report. Anti-Cancer Drugs, 29(4), 373-379.

29. Riordan, H. D., et al. (1990). Case study: High-dose intravenous vitamin C in the treatment of a patient with adenocarcinoma of the kidney. Journal of Orthomolecular Medicine, 5(1), 5-7.

30. Riordan, H. D., et al. (2004). Intravenous vitamin C as a chemotherapy agent: a report on clinical cases. Puerto Rico Health Sciences Journal, 23(2), 115-118.

31. Campbell, A., et al. (1991). Reticulum cell sarcoma: two complete 'spontaneous' regressions, in response to high-dose ascorbic acid therapy. A report on subsequent progress. Oncology, 48(6), 495-497.

32. Jackson, J. A., et al. (1995). High-dose intravenous vitamin C and long-term survival of a patient with cancer of the head of the pancreas. Journal of Orthomolecular Medicine, 10(2), 87-88.

33. Seo, M. S., et al. (2015). High-Dose Vitamin C Promotes Regression of Multiple Pulmonary Metastases Originating from Hepatocellular Carcinoma. Yonsei Medical Journal, 56(5), 1449-1452.

34. Alexander, M. S., et al. (2018). Pharmacologic Ascorbate Reduces Radiation-Induced Normal Tissue Toxicity and Enhances Tumor Radiosensitization in Pancreatic Cancer. Cancer Research, 78(24), 6838-6851.

35. Schoenfeld, J. D., et al. (2019). Pharmacological Ascorbate as a Means of Sensitizing Cancer Cells to Radio-Chemotherapy While Protecting Normal Tissue. Seminars in radiation oncology, 29(1), 25-32.

36. Kurbacher, C. M., et al. (1996). Ascorbic acid (vitamin C) improves the antineoplastic activity of doxorubicin, cisplatin, and paclitaxel in human breast carcinoma cells in vitro. Cancer Letters, 103(2), 183-189.
37. Fromberg, A., et al. (2011). Ascorbate exerts anti-proliferative effects through cell cycle inhibition and sensitizes tumor cells towards cytostatic drugs. Cancer Chemotherapy and Pharmacology, 67(5), 1157-1166.
38. Espey, M. G., et al. (2011). Pharmacologic ascorbate synergizes with gemcitabine in preclinical models of pancreatic cancer. Free Radical Biology & Medicine, 50(11), 1610-1619.
39. Wang, F., et al. (2022). A Randomized, Open-Label, Multicenter, Phase III Study of High-Dose Vitamin C Plus FOLFOX ± Bevacizumab Versus FOLFOX ± Bevacizumab in Unresectable Untreated Metastatic Colorectal Cancer (VITALITY Study). Clinical Cancer Research, 28(19), 4232-4239.
40. Taper, H. S., et al. (1987). Non-toxic potentiation of cancer chemotherapy by combined C and K3 vitamin pre-treatment. International Journal of Cancer, 40(4), 575-579.
41. Magrì, A., et al. (2020). High-dose vitamin C enhances cancer immunotherapy. Science Translational Medicine, 12(532), eaay8707.
42. Luchtel, R. A., et al. (2020). High-dose ascorbic acid synergizes with anti-PD1 in a lymphoma mouse model. Proceedings of the National Academy of Sciences of the United States of America, 117(3), 1666-1677.
43. Vollbracht, C., et al. (2011). Intravenous vitamin C administration improves quality of life in breast cancer patients during chemo-/radiotherapy and aftercare: results of a retrospective, multicentre, epidemiological cohort study in Germany. In Vivo (Athens, Greece), 25(6), 983-990.
44. Takahashi, H., et al. (2012). High-dose intravenous vitamin C improves quality of life in cancer patients. Personalized Medicine Universe, 1(1), 49-53.
45. Carr, A. C., et al. (2014). The effect of intravenous vitamin C on cancer- and chemotherapy-related fatigue and quality of life. Frontiers in Oncology, 4, 283.
46. Mansoor, F., et al. (2021). Impact of Intravenous Vitamin C Administration in Reducing Severity of Symptoms in Breast Cancer Patients During Treatment. Cureus, 13(5), e14867.
47. Hoffer, L. J., et al. (2008). Phase I clinical trial of i.v. ascorbic acid in

advanced malignancy. Annals of Oncology, 19(11), 1969-1974.
48. An, S. H., et al. (2011). Vitamin C increases the apoptosis via up-regulation p53 during cisplatin treatment in human colon cancer cells. BMB Reports, 44(3), 211-216.
49. Park, J. H., et al. (2012). Ascorbic acid alleviates toxicity of paclitaxel without interfering with the anticancer efficacy in mice. Nutrition Research, 32(11), 873-883.
50. Shenoy, N., et al. (2018). Ascorbic acid in cancer treatment: let the phoenix fly. Cancer Cell, 34(5), 700-706.
51. Riordan Clinic Research Institute. (2013). The Riordan IVC protocol for adjunctive cancer care: Intravenous ascorbate as a chemotherapeutic and biological response modifying agent. Riordan Clinic.
52. Beutler, E. (1994). G6PD deficiency. Blood, 84(11), 3613-3636.
53. Luzzatto, L., et al. (2020). Glucose-6-phosphate dehydrogenase deficiency. Blood, 136(11), 1225-1240.
54. Choi, R., et al. (2023). Utilization of Glucose-6-Phosphate Dehydrogenase Test and the Prevalence of Enzyme Deficiency in Korea. Journal of Clinical Medicine, 12(9), 3179.
55. Lee, W., et al. (2020). Investigation of glucose-6-phosphate dehydrogenase (G6PD) deficiency prevalence in a Plasmodium vivax-endemic area in the Republic of Korea (ROK). Malaria Journal, 19(1), 317.
56. Padayatty, S. J., et al. (2004). Vitamin C pharmacokinetics: implications for oral and intravenous use. Annals of Internal Medicine, 140(7), 533-537.
57. Ma, Y., et al. (2013). A convenient method for measuring blood ascorbate concentrations in patients receiving high-dose intravenous ascorbate. Journal of the American College of Nutrition, 32(3), 187-193.
58. Tsao, C. S., et al. (1984). Evidence of rebound effect with ascorbic acid. Medical Hypotheses, 13(3), 303-310.
59. Witt, C. M., et al. (2017). A Comprehensive Definition for Integrative Oncology. Journal of the National Cancer Institute. Monographs, 2017(52), 10.1093/jncimonographs/lgx012.
60. Stephenson, C. M., et al. (2013). Phase I clinical trial to evaluate the safety, tolerability, and pharmacokinetics of high-dose intravenous ascorbic acid in patients with advanced cancer. Cancer Chemotherapy and Pharmacology, 72(1), 139-146.

61. Massey, L. K., et al. (2005). Ascorbate increases human oxaluria and kidney stone risk. The Journal of Nutrition, 135(7), 1673-1677.
62. Robitaille, L., et al. (2009). Oxalic acid excretion after intravenous ascorbic acid administration. Metabolism: Clinical and Experimental, 58(2), 263-269.
63. Prier, M., et al. (2018). No Reported Renal Stones with Intravenous Vitamin C Administration: A Prospective Case Series Study. Antioxidants (Basel, Switzerland), 7(5), 68.
64. Jaipakdee, S., et al. (2004). The effects of potassium and magnesium supplementations on urinary risk factors of renal stone patients. Journal of the Medical Association of Thailand = Chotmaihet Thangphaet, 87(3), 255-263.
65. Ettinger, B., et al. (1997). Potassium-magnesium citrate is an effective prophylaxis against recurrent calcium oxalate nephrolithiasis. The Journal of Urology, 158(6), 2069-2073.
66. Campbell, A., et al. (1979). Acute reactions to mega ascorbic acid therapy in malignant disease. Scottish Medical Journal, 24(2), 151-153.
67. Rosenthal, G. (1971). Interaction of ascorbic acid and warfarin. JAMA, 215(10), 1671.

## ▷ 본문 참고문헌

- Alexander, M. S., et al. (2018). Pharmacologic Ascorbate Reduces Radiation-Induced Normal Tissue Toxicity and Enhances Tumor Radiosensitization in Pancreatic Cancer. Cancer Research, 78(24), 6838-6851.
- Allen, B. G., et al. (2019). First-in-Human Phase I Clinical Trial of Pharmacological Ascorbate Combined with Radiation and Temozolomide for Newly Diagnosed Glioblastoma. Clinical Cancer Research, 25(22), 6590-6597.
- Anderson, N. M., et al. (2020). The tumor microenvironment. Current Biology, 30(16), R921-R925.
- Ang, A., et al. (2018). Vitamin C and immune cell function in inflammation and cancer. Biochemical Society Transactions, 46(5), 1147-1159.
- Baillie, N., et al. (2018). The Use of Intravenous Vitamin C as a Supportive Therapy for a Patient with Glioblastoma Multiforme. Antioxidants (Basel, Switzerland), 7(9), 115.
- Bakalova, R., et al. (2020). Selective Targeting of Cancerous Mitochondria and Suppression of Tumor Growth Using Redox-Active Treatment Adjuvant. Oxid Med Cell Longev, 6212935.
- Beutler, E. (1994). G6PD deficiency. Blood, 84(11), 3613-3636.
- Bjelakovic, G., et al. (2013). Antioxidant supplements to prevent mortality. JAMA, 310(11), 1178-1179.
- Block, G., et al. (1992). Fruit, vegetables, and cancer prevention: a review of the epidemiological evidence. Nutrition and Cancer, 18(1), 1-29.
- Bodeker, K. L., et al. (2024). A randomised trial of pharmacological ascorbate, gemcitabine and nab-paclitaxel for metastatic pancreatic cancer. Redox Biology, 77, 103375.
- Breithaupt-Grögler, K., et al. (1999). Dose-proportionality of oral thioctic acid--coincidence of assessments via pooled plasma and individual data. European journal of pharmaceutical sciences : official journal of the European Federation for Pharmaceutical Sciences, 8(1), 57-65.
- Calder, P. C. (2015). Marine omega-3 fatty acids and inflammatory processes: Effects, mechanisms and clinical relevance. Biochimica et Biophysica Acta (BBA) - Molecular and Cell Biology of Lipids, 1851(4), 469-484.
- Cameron, E., et al. (1974). The orthomolecular treatment of cancer. II. Clinical trial of high-dose ascorbic acid supplements in advanced human cancer. Chemical-Biological Interactions, 9(4), 285-315.

- Cameron, E., et al. (1973). Ascorbic acid and the glycosaminoglycans: an orthomolecular approach to cancer and other diseases. Oncology, 27(2), 181-192.
- Cameron, E., et al. (1976). Supplemental ascorbate in the supportive treatment of cancer: Prolongation of survival times in terminal human cancer. Proceedings of the National Academy of Sciences of the United States of America, 73(10), 3685-3689.
- Cameron, E., et al. (1978). Supplemental ascorbate in the supportive treatment of cancer: Reevaluation of prolongation of survival times in terminal human cancer. Proceedings of the National Academy of Sciences of the United States of America, 75(9), 4538-4542.
- Cárcamo, J. M., et al. (2002). Vitamin C suppresses TNFalpha-induced NFkappaB activation by inhibiting IkappaBalpha phosphorylation. Biochemistry, 41(43), 12995-13002.
- Carr, A. C., et al. (2017). Vitamin C and Immune Function. Nutrients, 9(11), 1211.
- Carr, A. C., et al. (2014). The effect of intravenous vitamin C on cancer- and chemotherapy-related fatigue and quality of life. Frontiers in Oncology, 4, 283.
- Casciari, J. J.,et al. (2001). Cytotoxicity of ascorbate, lipoic acid, and other antioxidants in hollow fibre in vitro tumours. British Journal of Cancer, 84(11), 1544-1550.
- Chen, H.-Y., et al. (2022). Epigenetic remodeling by vitamin C potentiates plasma cell differentiation. eLife, 11, e73754.
- Chen, P., et al. (2011). Anti-cancer effect of pharmacologic ascorbate and its interaction with supplementary parenteral glutathione in preclinical cancer models. Free Radical Biology & Medicine, 51(3), 681-687.
- Chen, P., et al. (2024). Combination of High-Dose Parenteral Ascorbate (Vitamin C) and Alpha-Lipoic Acid Failed to Enhance Tumor-Inhibitory Effect But Increased Toxicity in Preclinical Cancer Models. Clinical Medicine Insights. Oncology, 18, 11795549241283421.
- Chen, Q., et al. (2005). Pharmacologic ascorbic acid concentrations selectively kill cancer cells: action as a pro-drug to deliver hydrogen peroxide to tissues. Proceedings of the National Academy of Sciences of the United States of America, 102(38), 13604-13609.
- Chen, Q., et al. (2008). Pharmacologic doses of ascorbate act as a prooxidant

and decrease growth of aggressive tumor xenografts in mice. Proceedings of the National Academy of Sciences of the United States of America, 105(32), 11105-11109.
- Chen, W., et al. (2022). Alternative medicine: therapeutic effects on gastric original signet ring carcinoma via ascorbate and combination with sodium alpha lipoate. BMC Complementary Medicine and Therapies, 22(1), 58.
- Chen, X. Y., et al. (2019). Vitamin C induces human melanoma A375 cell apoptosis via Bax- and Bcl-2-mediated mitochondrial pathways. Oncology Letters, 18(4), 3880-3886.
- Choi, J., et al. (2023). High-dose selenium induces ferroptotic cell death in ovarian cancer. Antioxidants, 12(2), 314.
- Cho, S., et al. (2020). Enhanced anticancer effect of adding magnesium to vitamin C therapy: Inhibition of hormetic response by SVCT-2 activation. Translational Oncology, 13(2), 401-409.
- Choi, J. S., et al. (2014). High Dose Intravenous Vitamin C during Radiotherapy Impact on Breast Cancer Recurrence. Korean Journal of Family Practice, 4(4), 328-334.
- Choi, R., et al. (2023). Utilization of Glucose-6-Phosphate Dehydrogenase Test and the Prevalence of Enzyme Deficiency in Korea. Journal of Clinical Medicine, 12(9), 3179.
- Cimmino, L., et al. (2017). Restoration of TET2 Function Blocks Aberrant Self-Renewal and Leukemia Progression. Cell, 170(6), 1079-1095.e20.
- Creagan, E. T., et al. (1979). Failure of high-dose vitamin C (ascorbic acid) therapy to benefit patients with advanced cancer. A controlled trial. The New England Journal of Medicine, 301(13), 687-690.
- Davis, J. L., et al. (2016). Liposomal-Encapsulated Ascorbic Acid: Influence on Vitamin C Bioavailability and Capacity to Protect Against Ischemia-Reperfusion Injury. Nutrition and Metabolic Insights, 9, 25-30.
- Dominari, A., et al. (2020). Thymosin alpha 1: A comprehensive review of the literature. World Journal of Virology, 9(5), 67-78.
- Doskey, C. M., et al. (2016). Tumor cells have decreased ability to metabolize H2O2: Implications for pharmacological ascorbate in cancer therapy. Redox Biology, 10, 274-284.
- Drisko, J. A., et al. (2018). Treatment of pancreatic cancer with intravenous vitamin C: a case report. Anti-Cancer Drugs, 29(4), 373-379.
- Du, J., et al. (2010). Mechanisms of ascorbate-induced cytotoxicity in

pancreatic cancer. Clinical Cancer Research, 16(2), 509-520.
- Du, J., et al. (2015). Pharmacological Ascorbate Radiosensitizes Pancreatic Cancer. Cancer Research, 75(16), 3314-3326.
- Feldman, D., et al. (2014). The role of vitamin D in reducing cancer risk and progression. Nature Reviews. Cancer, 14(5), 342-357.
- Feuerecker, B., et al. (2012). Lipoic acid inhibits cell proliferation of tumor cells in vitro and in vivo. Cancer Biology & Therapy, 13(14), 1425-1435.
- Foster, M. N., et al. (2018). Intravenous Vitamin C Administration Improved Blood Cell Counts and Health-Related Quality of Life of Patient with History of Relapsed Acute Myeloid Leukaemia. Antioxidants (Basel, Switzerland), 7(7), 92.
- Frei, B., et al. (2008). Vitamin C and cancer revisited. Proceedings of the National Academy of Sciences of the United States of America, 105(32), 11037-11038.
- Fritz, H., et al. (2014). Intravenous vitamin C and cancer: a systematic review. Integrative Cancer Therapies, 13(4), 280-300.
- Furqan, M., et al. (2022). Pharmacological ascorbate improves the response to platinum-based chemotherapy in advanced stage non-small cell lung cancer. Redox Biology, 53, 102318.
- Gaby, A. R. (2002). Intravenous nutrient therapy: the "Myers' cocktail". Alternative Medicine Review, 7(5), 389-403.
- Garland, C. F., et al. (1989). Serum 25-hydroxyvitamin D and colon cancer: eight-year prospective study. Lancet, 2(8673), 1176-1178.
- Gao, P., et al. (2007). HIF-dependent antitumorigenic effect of antioxidants in vivo. Cancer Cell, 12(3), 230-238.
- Gonzalez, M. J., et al. (2017). High Dose IV Vitamin C and Metastatic Breast Cancer: A Case Report. Journal of Orthomolecular Medicine, 32(6), Article 3.
- Hardman, W. E. (2002). Omega-3 fatty acids to augment cancer therapy. The Journal of Nutrition, 132(11 Suppl), 3508S-3512S.
- Harper, D. (n.d.). Ascorbic. Online Etymology Dictionary. Retrieved May 25, 2025, from https://www.etymonline.com/word/ascorbic
- Hemilä, H., et al. (2013). Vitamin C for preventing and treating the common cold. Cochrane Database of Systematic Reviews, (1), CD000980.
- Hemilä, H., et al. (2023). Abrupt termination of vitamin C from ICU patients may increase mortality: secondary analysis of the LOVIT trial. European Journal of Clinical Nutrition, 77(4), 490-494.

참고문헌

- Hickey, S., et al. (2013). Vitamin C and cancer: Is there a use for oral vitamin C? Journal of Orthomolecular Medicine, 28(1), 33-44.
- Hoffer, L. J., et al. (2008). Phase I clinical trial of i.v. ascorbic acid in advanced malignancy. Annals of Oncology, 19(11), 1969-1974.
- Hoffer, L. J., et al. (2015). High-Dose Intravenous Vitamin C Combined with Cytotoxic Chemotherapy in Patients with Advanced Cancer: A Phase I-II Clinical Trial. PLoS ONE, 10(4), e0120228.
- Huang, H., et al. (2021). Glutathione combined with mecobalamin in the treatment of chemotherapy-induced peripheral neuropathy in multiple myeloma: a retrospective clinical study. Annals of palliative medicine, 10(12), 12335-12346.
- Huijskens, M. J. A. J., et al. (2015). Ascorbic acid promotes proliferation of natural killer cell populations in culture systems applicable for natural killer cell therapy. Cytotherapy, 17(5), 613-620.
- Iglar, P. J., et al. (2015). Vitamin D status and surgical outcomes: a systematic review. Patient Safety in Surgery, 9, 14.
- Imlay, J. A., et al. (1988). Toxic DNA damage by hydrogen peroxide through the Fenton reaction in vivo and in vitro. Science, 240(4852), 640-642.
- Ito, S., et al. (2011). Tet proteins can convert 5-methylcytosine to 5-formylcytosine and 5-carboxylcytosine. Science, 333(6047), 1300-1303.
- Jackson, J. A., et al. (1995). High-dose intravenous vitamin C and long-term survival of a patient with cancer of the head of the pancreas. Journal of Orthomolecular Medicine, 10(2), 87-88.
- Jayachandran, P., et al. (2021). Clinical pharmacokinetics of oral sodium selenite and dosing implications in the treatment of patients with metastatic cancer. Clinical Pharmacokinetics, 60(3), 353-364.
- Keum, N., et al. (2019). Vitamin D supplementation and total cancer incidence and mortality: a meta-analysis of randomized controlled trials. Annals of Oncology, 30(5), 733-743.
- Kienle, G. S., et al. (2009). Viscum album L. extracts in breast and gynaecological cancers: a systematic review of clinical and preclinical research. Journal of Experimental & Clinical Cancer Research, 28, 79.
- Kim, K., et al. (2024). Long-term tumor suppression in cholangiocarcinoma using cytokine-induced killer cell therapy and high-dose vitamin C: a case report. Korean Journal of Clinical Oncology, 20, 84-87.
- Klingelhoeffer, C., et al. (2012). Natural resistance to ascorbic acid induced

oxidative stress is mainly mediated by catalase activity in human cancer cells and catalase-silencing sensitizes to oxidative stress. BMC Complementary and Alternative Medicine, 12, 61.
- Knox, S. J., et al. (2019). Results from a phase 1 study of sodium selenite in combination with palliative radiation therapy in patients with metastatic cancer. Translational Oncology, 12(11), 1525-1531.
- Knowles, H. J., et al. (2003). Effect of ascorbate on the activity of hypoxia-inducible factor in cancer cells. Cancer research, 63(8), 1764-1768.
- Kouakanou, L., et al. (2021). Vitamin C, from supplement to treatment: A re-emerging adjunct for cancer immunotherapy? Frontiers in Immunology, 12, 765906.
- Kuiper, C., et al. (2014). Pharmacokinetic modeling of ascorbate diffusion through normal and tumor tissue. Free radical biology & medicine, 77, 340-352.
- Lamarche, J., et al. (2011). Vitamin C-induced oxalate nephropathy. International Journal of Nephrology, 2011, 146927.
- Lamb, J. (2001). Preserving the self in the South Seas, 1680-1840. University of Chicago Press, 117.
- Lee, W., et al. (2020). Investigation of glucose-6-phosphate dehydrogenase (G6PD) deficiency prevalence in a Plasmodium vivax-endemic area in the Republic of Korea (ROK). Malaria Journal, 19(1), 317.
- Levine, M., et al. (1996). Vitamin C pharmacokinetics in healthy volunteers: evidence for a recommended dietary allowance. Proceedings of the National Academy of Sciences of the United States of America, 93(8), 3704-3709.
- Levine, M., et al. (1999). Criteria and recommendations for vitamin C intake. JAMA, 281(15), 1415-1423.
- Levine, M., et al. (2011). Vitamin C: a concentration-function approach yields pharmacology and therapeutic discoveries. Advances in nutrition (Bethesda, Md.), 2(2), 78-88.
- Lim, J. Y., et al. (2016). Vitamin C induces apoptosis in AGS cells via production of ROS of mitochondria. Oncology letters, 12(5), 4270-4276.
- Lind, J. (1753). A Treatise of the Scurvy. Sands, Murray, and Cochran.
- Liu, M., et al. (2016). Vitamin C increases viral mimicry induced by 5-aza-2′-deoxycytidine. Proceedings of the National Academy of Sciences of the United States of America, 113(37), 10238-10244.
- Luchtel, R. A., et al. (2020). High-dose ascorbic acid synergizes with anti-

PD1 in a lymphoma mouse model. Proceedings of the National Academy of Sciences of the United States of America, 117(3), 1666-1677.
- Luzzatto, L., et al. (2020). Glucose-6-phosphate dehydrogenase deficiency. Blood, 136(11), 1225-1240.
- Ma, E., et al. (2017). Pharmacologic ascorbate induces neuroblastoma cell death by hydrogen peroxide mediated DNA damage and reduction in cancer cell glycolysis. Free radical biology & medicine, 113, 36-47.
- Ma, Y., et al. (2013). A convenient method for measuring blood ascorbate concentrations in patients receiving high-dose intravenous ascorbate. Journal of the American College of Nutrition, 32(3), 187-193.
- Ma, Y., et al. (2014). High-dose parenteral ascorbate enhanced chemosensitivity of ovarian cancer and reduced toxicity of chemotherapy. Science Translational Medicine, 6(222), 222ra18.
- Magrì, A., et al. (2020). High-dose vitamin C enhances cancer immunotherapy. Science Translational Medicine, 12(532), eaay8707.
- Manning, J., et al. (2013). Vitamin C promotes maturation of T-cells. Antioxidants & Redox Signaling, 19(17), 2054-2067.
- Mansoor, F., et al. (2021). Impact of Intravenous Vitamin C Administration in Reducing Severity of Symptoms in Breast Cancer Patients During Treatment. Cureus, 13(5), e14867.
- Massey, L. K., et al. (2005). Ascorbate increases human oxaluria and kidney stone risk. The Journal of Nutrition, 135(7), 1673-1677.
- McCormick, W. J. (1954). Cancer: the preconditioning factor in pathogenesis; a new etiologic approach. Archives of Pediatrics, 71(10), 313-322.
- Mikirova, N. A., et al. (2012). Effect of high-dose intravenous vitamin C on inflammation in cancer patients. Journal of Translational Medicine, 10, 189.
- Mikirova, N., et al. (2013). Intravenous ascorbic acid protocol for cancer patients: scientific rationale, pharmacology, and clinical experience. Functional Foods in Health and Disease, 3(8), 344-366.
- Mingay, M., et al. (2018). Vitamin C-induced epigenomic remodelling in IDH1 mutant acute myeloid leukaemia. Leukemia, 32(1), 11-20.
- Mir, W., et al. (2025). Intravenous vitamin C as an adjunct to standard therapy in pancreatic ductal adenocarcinoma: A systematic review of clinical trials. Journal of Clinical Oncology, 43(16_suppl), e16396.
- Moerman, D. E., et al. (2002). Deconstructing the placebo effect and finding the meaning response. Annals of Internal Medicine, 136(6), 471-476.

- Moertel, C. G., et al. (1985). High-dose vitamin C versus placebo in the treatment of patients with advanced cancer who have had no prior chemotherapy. A randomized double-blind comparison. The New England Journal of Medicine, 312(3), 137-141.
- Monti, D. A., et al. (2012). Phase I evaluation of intravenous ascorbic acid in combination with gemcitabine and erlotinib in patients with metastatic pancreatic cancer. PLoS ONE, 7(1), e29794.
- Murata, A., et al. (1982). Prolongation of survival times of terminal cancer patients by administration of large doses of ascorbate. International Journal for Vitamin and Nutrition Research. Supplement, 23, 103-113.
- Naidu, K. A. (2003). Vitamin C in human health and disease is still a mystery? An overview. Nutrition Journal, 2, 7.
- Nauman, G., et al. (2018). Systematic Review of Intravenous Ascorbate in Cancer Clinical Trials. Antioxidants (Basel, Switzerland), 7(7), 89.
- Ngo, B., et al. (2019). Targeting cancer vulnerabilities with high-dose vitamin C. Nature Reviews. Cancer, 19(5), 271-282.
- Nielsen, T. K., et al. (2015). Elimination of ascorbic acid after high-dose infusion in prostate cancer patients: a pharmacokinetic evaluation. Basic & clinical pharmacology & toxicology, 116(4), 343-348.
- Nielsen, T. K., et al. (2017). Weekly ascorbic acid infusion in castration-resistant prostate cancer patients: a single-arm phase II trial. Translational Andrology and Urology, 6(3), 517-528.
- Nishikimi, M., et al. (1991). Molecular basis for the deficiency in humans of gulonolactone oxidase, a key enzyme for ascorbic acid biosynthesis. The American Journal of Clinical Nutrition, 54(6 Suppl), 1203S-1208S.
- Omaye, S. T., et al. (1987). Measurement of vitamin C in blood components by high-performance liquid chromatography. Implication in assessing vitamin C status. Annals of the New York Academy of Sciences, 498, 389-401.
- Packer, J. E., et al. (1979). Direct observation of a free radical interaction between vitamin E and vitamin C. Nature, 278(5706), 737-738.
- Padayatty, S. J., et al. (2004). Vitamin C pharmacokinetics: implications for oral and intravenous use. Annals of Internal Medicine, 140(7), 533-537.
- Padayatty, S. J., et al. (2006). Intravenously administered vitamin C as cancer therapy: three cases. CMAJ : Canadian Medical Association Journal = Journal de l'Association medicale canadienne, 174(7), 937-942.
- Padayatty, S. J., et al. (2010). Vitamin C: intravenous use by complementary

and alternative medicine practitioners and adverse effects. PLoS ONE, 5(7), e11414.
- Padayatty, S. J., et al. (2016). Vitamin C: the known and the unknown and Goldilocks. Oral Diseases, 22(6), 463-493.
- Paller, C. J., et al. (2024). High-dose intravenous vitamin C combined with docetaxel in men with metastatic castration-resistant prostate cancer: a randomized placebo-controlled phase II trial. Cancer Research Communications, 4(8), 2174-2182.
- Perrone, G., et al. (2009). Ascorbic acid inhibits antitumor activity of bortezomib in vivo. Leukemia, 23(9), 1679-1686.
- Petronek, M. S., et al. (2024). Magnetic Resonance Imaging of Iron Metabolism with T2* Mapping Predicts an Enhanced Clinical Response to Pharmacological Ascorbate in Patients with Glioblastoma. Clinical Cancer Research, 30(2), 283-293.
- Pinnell, S. R. (1985). Regulation of collagen biosynthesis by ascorbic acid: a review. The Yale Journal of Biology and Medicine, 58(6), 553-559.
- Prier, M., et al. (2018). No Reported Renal Stones with Intravenous Vitamin C Administration: A Prospective Case Series Study. Antioxidants (Basel, Switzerland), 7(5), 68.
- Riordan, H. D., et al. (1990). Case study: High-dose intravenous vitamin C in the treatment of a patient with adenocarcinoma of the kidney. Journal of Orthomolecular Medicine, 5(1), 5-7.
- Riordan, N. H., et al. (1996). Intravenous vitamin C in a terminal cancer patient. Journal of Orthomolecular Medicine, 11(2), 80-82.
- Riordan, H. D., et al. (2004). Intravenous vitamin C as a chemotherapy agent: a report on clinical cases. Puerto Rico Health Sciences Journal, 23(2), 115-118.
- Riordan Clinic IVC and Cancer Symposium. (2009). IVC Administration Nursing Concerns, Specimen Prep for Post IVC Levels [Video]. YouTube. Retrieved from https://youtu.be/0GT7ewA1BIs?si=tF4afD_V26Oh92C4
- Riordan Clinic Research Institute. (2013). The Riordan IVC protocol for adjunctive cancer care: Intravenous ascorbate as a chemotherapeutic and biological response modifying agent. Riordan Clinic.
- Robitaille, L., et al. (2009). Oxalic acid excretion after intravenous ascorbic acid administration. Metabolism: Clinical and Experimental, 58(2), 263-269.
- Rosenthal, G. (1971). Interaction of ascorbic acid and warfarin. JAMA,

215(10), 1671.
- Rumsey, S. C., et al. (1997). Glucose transporter isoforms GLUT1 and GLUT3 transport dehydroascorbic acid. The Journal of biological chemistry, 272(30), 18982-18989.
- Savini, I., et al. (2008). SVCT1 and SVCT2: key proteins for vitamin C uptake. Amino Acids, 34(3), 347-355.
- Schoenfeld, J. D., et al. (2017). $O_2^-$ and $H_2O_2$-Mediated Disruption of Fe Metabolism Causes the Differential Susceptibility of NSCLC and GBM Cancer Cells to Pharmacological Ascorbate. Cancer Cell, 31(4), 487–500.e8.
- Schoenfeld, J. D., et al. (2019). Pharmacological Ascorbate as a Means of Sensitizing Cancer Cells to Radio-Chemotherapy While Protecting Normal Tissue. Seminars in radiation oncology, 29(1), 25-32.
- Seo, M. S., et al. (2015). High-Dose Vitamin C Promotes Regression of Multiple Pulmonary Metastases Originating from Hepatocellular Carcinoma. Yonsei Medical Journal, 56(5), 1449-1452.
- Shahid, A., et al. (2025). Therapeutic Potential of Alpha-Lipoic Acid: Unraveling Its Role in Oxidative Stress and Inflammatory Conditions. Current Issues in Molecular Biology, 47 (5), 322.
- Shenoy, N., et al. (2018). Ascorbic acid in cancer treatment: let the phoenix fly. Cancer Cell, 34(5), 700-706.
- Smyth, J. F., et al. (1997). Glutathione reduces the toxicity and improves quality of life of women diagnosed with ovarian cancer treated with cisplatin: results of a double-blind, randomised trial. Annals of Oncology, 8(6), 569-573.
- Stephenson, C. M., et al. (2013). Phase I clinical trial to evaluate the safety, tolerability, and pharmacokinetics of high-dose intravenous ascorbic acid in patients with advanced cancer. Cancer Chemotherapy and Pharmacology, 72(1), 139-146.
- Ströhle, A., et al. (2011). Micronutrients at the interface between inflammation and infection--ascorbic acid and calciferol: part 1, general overview with a focus on ascorbic acid. Inflammation & Allergy - Drug Targets, 10(1), 54-63.
- Takahashi, H., et al. (2012). High-dose intravenous vitamin C improves quality of life in cancer patients. Personalized Medicine Universe, 1(1), 49-53.
- Tanaka, H., et al. (2000). Reduction of resuscitation fluid volumes in severely burned patients using ascorbic acid administration: a randomized, prospective study. Archives of Surgery, 135(3), 326-331.
- Takeyama, N., et al. (2002). Role of mitochondrial permeability transition and

cytochrome c release in hydrogen peroxide-induced apoptosis. Experimental Cell Research, 274(1), 16-24.
- Teichert, J., et al. (1998). Investigations on the pharmacokinetics of alpha-lipoic acid in healthy volunteers. International journal of clinical pharmacology and therapeutics, 36(12), 625-628.
- Therdyothin, A., et al. (2023). The effect of omega-3 fatty acids on sarcopenia: Mechanism of action and potential efficacy. Marine Drugs, 21(7), 399.
- Tsao, C. S., et al. (1984). Evidence of rebound effect with ascorbic acid. Medical Hypotheses, 13(3), 303-310.
- Uetaki, M., et al. (2015). Metabolomic alterations in human cancer cells by vitamin C-induced oxidative stress. Scientific Reports, 5, 13896.
- Vallés-Martí, A., et al. (2024). Large pan-cancer cell screen coupled to (phospho-)proteomics underscores high-dose vitamin C as a potent anti-cancer agent. eLife, 13, RP94988.
- Vera, J. C., et al. (1993). Mammalian facilitative hexose transporters mediate the transport of dehydroascorbic acid. Nature, 364(6432), 79-82.
- Vivarelli, S., et al. (2019). Gut Microbiota and Cancer: From Pathogenesis to Therapy. Cancers, 11(1), 38.
- Vollbracht, C., et al. (2011). Intravenous vitamin C administration improves quality of life in breast cancer patients during chemo-/radiotherapy and aftercare: results of a retrospective, multicentre, epidemiological cohort study in Germany. In Vivo (Athens, Greece), 25(6), 983-990.
- Wang, F., et al. (2022). A Randomized, Open-Label, Multicenter, Phase III Study of High-Dose Vitamin C Plus FOLFOX ± Bevacizumab Versus FOLFOX ± Bevacizumab in Unresectable Untreated Metastatic Colorectal Cancer (VITALITY Study). Clinical Cancer Research, 28(19), 4232-4239.
- Welsh, J. L., et al. (2013). Pharmacological ascorbate with gemcitabine for the control of metastatic and node-positive pancreatic cancer (PACMAN): results from a phase I clinical trial. Cancer Chemotherapy and Pharmacology, 71(3), 765-775.
- Wylon, K., et al. (2017). Pharmacokinetic Evaluation of a Single Intramuscular High Dose versus an Oral Long-Term Supplementation of Cholecalciferol. PloS one, 12(1), e0169620.
- Witt, C. M., et al. (2017). A Comprehensive Definition for Integrative Oncology. Journal of the National Cancer Institute. Monographs, 2017(52), 10.1093/jncimonographs/lgx012.

- World Cancer Research Fund/American Institute for Cancer Research. (2020). The World Cancer Research Fund/American Institute for Cancer Research Third Expert Report on diet, nutrition, physical activity, and cancer: Impact and future directions. The Journal of Nutrition, 150(4), 663-671.
- Xu, W., et al. (2011). Oncometabolite 2-hydroxyglutarate is a competitive inhibitor of $\alpha$-ketoglutarate-dependent dioxygenases. Cancer Cell, 19(1), 17-30.
- Yang, G., et al. (2017). Vitamin C at high concentrations induces cytotoxicity in malignant melanoma but promotes tumor growth at low concentrations. Molecular Carcinogenesis, 56(8), 1965-1976.
- Yeom, C. H., et al. (2007). Changes of terminal cancer patients' health-related quality of life after high dose vitamin C administration. Journal of Korean Medical Science, 22(1), 7-11.
- Yeom, C. H., et al. (2009). High dose concentration administration of ascorbic acid inhibits tumor growth in BALB/C mice implanted with sarcoma 180 cancer cells via the restriction of angiogenesis. Journal of Translational Medicine, 7, 70.
- Yin, R., et al. (2013). Ascorbic acid enhances Tet-mediated 5-methylcytosine oxidation and promotes DNA demethylation in mammals. Journal of the American Chemical Society, 135(28), 10396-10403.
- Young, J. I., et al. (2015). Regulation of the Epigenome by Vitamin C. Annual review of nutrition, 35, 545-564.
- Yun, J., et al. (2015). Vitamin C selectively kills KRAS and BRAF mutant colorectal cancer cells by targeting GAPDH. Science, 350(6266), 1391-1396.
- Zhao, H., et al. (2018). The synergy of Vitamin C with decitabine activates TET2 in leukemic cells and significantly improves overall survival in elderly patients with acute myeloid leukemia. Leukemia research, 66, 1-7.
- Zhao, X., et al. (2024). High dose Vitamin C inhibits PD-L1 by ROS-pSTAT3 signal pathway and enhances T cell function in TNBC. International Immunopharmacology, 126, 111321.
- 식품의약품안전처. (n.d.). 의약품안전나라 - 메리트씨주(아스코르브산). [2025년 5월 25일] 검색, https://nedrug.mfds.go.kr/pbp/CCBBB01/getItemDetail?itemSeq=200302136.
- 질병관리본부(KCDC). (2017). 의료관련감염 표준예방지침. 질병관리본부.
- 한국영양학회. (2020). 2020 한국인 영양소 섭취기준. 보건복지부.

# 색인

## ㄱ
거짓고혈당 226
고용량 비타민 C 정맥주사 51, 68, 113, 135, 175, 206, 237
고정 용량 점증법 183
과메틸화 130
과산화수소 42, 116, 119
과산화수소분해효소 119
괴혈병 28, 55
교모세포종 147, 160, 258, 264
금기증 210
급성 골수성 백혈병 150, 166
급성 신손상 216, 235
길항 작용 260

## ㄴ
나트륨 의존성 비타민 C 수송체 21, 113
난소암 157, 257

## ㄷ
대장암 147, 168
독성 146, 177, 207, 250
디하이드로아스코르브산 26, 116

## ㄹ
리오단 프로토콜 176
림프종 147

## ㅁ
마이어스 칵테일 252
만성 신부전 218, 220
멸균 증류수 221

## ㅂ
반동성 괴혈병 227
방광암 147
보르테조밉 230, 259
부작용 206
비소세포폐암 161

## ㅅ
산화 촉진제 41, 67
삶의 질 72, 156
선택적 독성 41, 119
신결석 218
신장 기능 219
심부전 187

## 부록

### ㅇ

아스코르브산 22, 56
악액질 238
알파리포산 247
암 관련 피로 162
약동학 66, 113
약력학 115
약물 상호 작용 229
옥살산염 신병증 216
용혈성 빈혈 210
유방암 147, 161, 265
의미 반응 85
이뇨 작용 208

### ㅈ

정맥염 186, 190, 208
종양 미세환경 44, 124

### ㅊ

체액 과부하 221
췌장암 158, 258

### ㅌ

통합 종양학 237

### ㅍ

피로감 55, 157, 162

### ㅎ

항산화 네트워크 109, 243
활성산소종 115, 121
후성유전체 129
후천 면역 46